# Clínica em
# Pequenos Animais

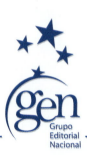

O GEN | Grupo Editorial Nacional – maior plataforma editorial brasileira no segmento científico, técnico e profissional – publica conteúdos nas áreas de ciências da saúde, exatas, humanas, jurídicas e sociais aplicadas, além de prover serviços direcionados à educação continuada e à preparação para concursos.

As editoras que integram o GEN, das mais respeitadas no mercado editorial, construíram catálogos inigualáveis, com obras decisivas para a formação acadêmica e o aperfeiçoamento de várias gerações de profissionais e estudantes, tendo se tornado sinônimo de qualidade e seriedade.

A missão do GEN e dos núcleos de conteúdo que o compõem é prover a melhor informação científica e distribuí-la de maneira flexível e conveniente, a preços justos, gerando benefícios e servindo a autores, docentes, livreiros, funcionários, colaboradores e acionistas.

Nosso comportamento ético incondicional e nossa responsabilidade social e ambiental são reforçados pela natureza educacional de nossa atividade e dão sustentabilidade ao crescimento contínuo e à rentabilidade do grupo.

# Clínica em Pequenos Animais

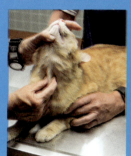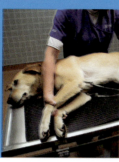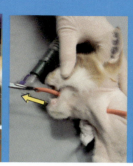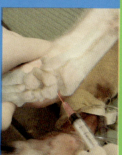

### SUSAN M. TAYLOR
**DVM, Diplomate ACVIM (Small Animal Internal Medicine)**

Professor Emeritus of Small Animal Medicine
Department of Small Animal Clinical Sciences
Western College of Veterinary Medicine
University of Saskatchewan
Saskatoon, Saskatchewan, Canada

**3ª edição**

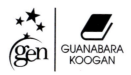

- A autora deste livro e a editora empenharam seus melhores esforços para assegurar que as informações e os procedimentos apresentados no texto estejam em acordo com os padrões aceitos à época da publicação, *e todos os dados foram atualizados pela autora até a data do fechamento do livro.* Entretanto, tendo em conta a evolução das ciências, as atualizações legislativas, as mudanças regulamentares governamentais e o constante fluxo de novas informações sobre os temas que constam do livro, recomendamos enfaticamente que os leitores consultem sempre outras fontes fidedignas, de modo a se certificarem de que as informações contidas no texto estão corretas e de que não houve alterações nas recomendações ou na legislação regulamentadora.

- Data do fechamento do livro: 28/02/2022

- A autora e a editora se empenharam para citar adequadamente e dar o devido crédito a todos os detentores de direitos autorais de qualquer material utilizado neste livro, dispondo-se a possíveis acertos posteriores caso, inadvertida e involuntariamente, a identificação de algum deles tenha sido omitida.

- **Atendimento ao cliente: (11) 5080-0751 | faleconosco@grupogen.com.br**

- Traduzido de:
SMALL ANIMAL CLINICAL TECHNIQUES, THIRD EDITION
Copyright © 2021 by Elsevier, Inc. All rights reserved.
Previous editions copyrighted 2016, 2010.
This edition of *Small Animal Clinical Techniques, 3rd edition,* by Susan M. Taylor, is published by arrangement with Elsevier Inc.
ISBN: 978-0-323-68027-1
Esta edição de *Small Animal Clinical Techniques, 3ª edição,* de Susan M. Taylor, é publicada por acordo com a Elsevier Inc.

- Direitos exclusivos para a língua portuguesa
Copyright © 2022 by
**GEN | Grupo Editorial Nacional S.A.**
*Publicado pelo selo Editora Guanabara Koogan Ltda.*
Travessa do Ouvidor, 11
Rio de Janeiro – RJ – 20040-040
www.grupogen.com.br

- Reservados todos os direitos. É proibida a duplicação ou reprodução deste volume, no todo ou em parte, em quaisquer formas ou por quaisquer meios (eletrônico, mecânico, gravação, fotocópia, distribuição pela Internet ou outros), sem permissão, por escrito, do GEN | Grupo Editorial Nacional Participações S/A.

- Capa: Bruno Sales

- Imagens da capa: iStock (© adogslifephoto; © Firn)

- Editoração eletrônica: R.O. Moura

---

**Nota**
Este livro foi produzido pelo GEN | Grupo Editorial Nacional, sob sua exclusiva responsabilidade. Profissionais da área da Saúde devem fundamentar-se em sua própria experiência e em seu conhecimento para avaliar quaisquer informações, métodos, substâncias ou experimentos descritos nesta publicação antes de empregá-los. O rápido avanço nas Ciências da Saúde requer que diagnósticos e posologias de fármacos, em especial, sejam confirmados em outras fontes confiáveis. Para todos os efeitos legais, a Elsevier, os autores, os editores ou colaboradores relacionados a esta obra não podem ser responsabilizados por qualquer dano ou prejuízo causado a pessoas físicas ou jurídicas em decorrência de produtos, recomendações, instruções ou aplicações de métodos, procedimentos ou ideias contidos neste livro.

---

- Ficha catalográfica

**CIP-BRASIL. CATALOGAÇÃO NA PUBLICAÇÃO**
**SINDICATO NACIONAL DOS EDITORES DE LIVROS, RJ**

T242c
3. ed.

Taylor, Susan M.
  Clínica em pequenos animais / Susan M. Taylor ; tradução Mateus de Souza Ribeiro Mioni ; revisão técnica André Lacerda. Rio de Janeiro : GEN | Grupo Editorial Nacional S.A. Publicado pelo selo Guanabara Koogan Ltda., 2022.
  328 p. : il. ; 24 cm.

  Tradução de: Small animal clinical techniques
  Inclui índice
  ISBN 9788595158832

  1. Medicina veterinária de pequenos animais. I. Mioni, Mateus de Souza Ribeiro. II. Oliveira, André Lacerda de Abreu. III. Morales, Isabella Cristina. IV. Carreirão, Claudia Paiva. V. Título.

22-75443         CDD: 636.089
                 CDU: 636.09

Meri Gleice Rodrigues de Souza - Bibliotecária - CRB-7/6439

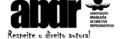

Para os incontáveis animais de estimação amados
*que me permitiram praticar e aperfeiçoar essas técnicas.*

Aos alunos, internos, residentes e técnicos de veterinária
*que me ensinaram a ser precisa e clara em meu ensino.*

# Tradução e Revisão Técnica

## Tradução

**Mateus de Souza Ribeiro Mioni**

## Coordenação da Revisão Técnica

**Prof. Dr. André Lacerda de Abreu Oliveira** (Capítulos 2, 3, 7, 9, 10, 12, 14 e 15)

Graduação em Medicina Veterinária pela Universidade Federal Fluminense.
Mestrado em Medicina Veterinária pela Universidade Federal Rural do Rio de Janeiro.
Doutorado em Medicina (Cirurgia Geral) pela Universidade Federal do Rio de Janeiro.
Pós-Doutorado em Cirurgia Cardíaca pelo Instituto de Cardiologia —
Fundação Universitária de Cardiologia de Porto Alegre.
Especialista em Cirurgia pelo Colégio Brasileiro de Cirurgia e Anestesiologia Veterinária (CBCAV).
Professor Associado do Departamento de Clínica e Cirurgia da
Universidade Estadual do Norte Fluminense Darcy Ribeiro.
Diretor Científico do CBCAV (2021-2022).
Diretor Científico da Anclivepa (2016-2018/2019-2021).
Presidente da Anclivepa Brasil (2021-2023).
Sócio-Fundador e Presidente da Associação Brasileira de Ortopedia e
Traumatologia Veterinária (2008-2010).
Cientista Pesquisador pelo CNPq/FAPERJ.

## Revisão Técnica

**Isabella Cristina Morales** (Capítulos 5, 6, 8, 11, 13, 16, 17 e 18)

Graduação em Medicina Veterinária pela
Universidade Estadual do Norte Fluminense Darcy Ribeiro.
Mobilidade acadêmica internacional pela Mississippi State University.
Mestrado em Ciência Animal pela
Universidade Estadual do Norte Fluminense Darcy Ribeiro,
com ênfase em Cirurgia Experimental.

**Claudia Paiva Pereira das Neves Carreirão** (Capítulos 1 e 4)

Graduação em Medicina Veterinária pela Universidade Castelo Branco do Rio de Janeiro.
Pós-graduação em Clínica Cirúrgica de Pequenos Animais pela Faculdade Qualittas.
Pós-graduanda em Endoscopia e Videocirurgia Veterinária pela
Universidade Federal do Agreste de Pernambuco.

# Prefácio

Esta obra foi elaborada para ser um guia visual para as técnicas clínicas diagnósticas e terapêuticas essenciais à prática de pequenos animais. O texto é organizado por sistemas do organismo, para referência rápida, e descreve mais de 100 técnicas clínicas. Para cada uma, são listadas indicações e contraindicações, bem como complicações potenciais.

Acredito que, em quase todos os casos, o "truque" para executar uma técnica de maneira adequada e com confiança é conhecer a anatomia relevante. Fotografias e desenhos, além de fornecerem um passo a passo para cada técnica, ilustram e auxiliam na compreensão aprofundada de importantes marcos anatômicos. Algumas das técnicas mais desafiadoras também são demonstradas nos vídeos *online*.

Este texto foi pensado como um recurso para ensinar alunos de Veterinária e de Tecnologia Veterinária, também para servir como auxílio na prática dessas técnicas pela primeira vez. A segunda edição adicionou algumas técnicas solicitadas por alunos, internos, residentes e profissionais, bem como um capítulo completamente novo, detalhando o exame neurológico, com uma série de vídeos que o acompanham. Esta terceira edição contém todas as técnicas da primeira e segunda edições (algumas modificadas), um novo capítulo dedicado ao exame físico, novas seções detalhando o exame cardíaco direcionado e a eletrocardiografia, além de diretrizes para interpretação de resultados de gasometria arterial e eletrocardiogramas. Há também novos vídeos, narrados em inglês, que descrevem o exame físico completo em cães e gatos e exames cardíacos e respiratórios, com excelentes gravações de sons cardíacos e pulmonares normais e anormais.

Com a ajuda deste livro, espero que alunos e profissionais sejam capazes de usar essas técnicas com confiança em pacientes clínicos, conforme a oportunidade surgir.

Originalmente, embarquei neste projeto com a esperança de que ter um manual clínico totalmente ilustrado e acesso a vídeos de algumas das técnicas mais desafiadoras torne mais fácil para os alunos o aprendizado desses procedimentos importantes, ao mesmo tempo que possibilita a redução do uso repetitivo de animais de pesquisa para fins de demonstração. Esses objetivos foram alcançados, e tem sido muito gratificante observar o entusiasmo com que os alunos têm usado os recursos a fim de aprimorarem suas habilidades. Estou confiante de que acharão esta terceira edição e seu conteúdo *online* ainda mais úteis.

## AGRADECIMENTOS

- Desenhos e figuras: Libby Wagner, Ted Huff, Charlotte, Michigan; Juliane Deubner, University of Saskatchewan, Saskatoon, SK, Canada; and Don O'Connor, St. Louis, Missouri
- Produção de vídeo: Wayne Giesbrecht and Peter Downing, Media Production, University of Saskatchewan, Saskatoon, SK, Canada
- Fotografia: Terry Allington and Jeff Cheveldeoff, Media Production, University of Saskatchewan, Saskatoon, SK, Canada; Stewart Auchterlonie, White Rock, BC, Canada
- Produção de mídia: John Ogresko and Bill Nixon, Media Production, University of Saskatchewan, Saskatoon, SK, Canada
- Assistência com *design* e produção (2ª edição): M. Casey Gaunt, DVM, Diplomate ACVIM, University of Saskatchewan, Saskatoon, SK, Canada
- Por me encorajarem a desenvolver este texto e me ajudarem a concluir este projeto: equipe da Elsevier, incluindo Brandi Graham, Rebecca Leenhouts e Manikandan Chandrasekaran.

# Material Suplementar

Este livro conta com o seguinte Material Suplementar:

- Vídeos com o passo a passo de técnicas clínicas e vídeos que ilustram condições clínicas.

O acesso ao material suplementar é gratuito. Basta que o leitor se cadastre e faça seu login em nosso site (www.grupogen.com.br), clique no menu superior do lado direito e, após, em GEN-IO. Em seguida, clique no menu retrátil (☰) e insira o código (PIN) de acesso localizado na primeira capa interna deste livro.

*O acesso ao material suplementar online fica disponível até seis meses após a edição do livro ser retirada do mercado.*

Caso haja alguma mudança no sistema ou dificuldade de acesso, entre em contato conosco (gendigital@grupogen.com.br).

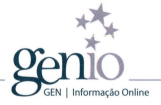

GEN-IO (GEN | Informação Online) é o ambiente virtual de aprendizagem do GEN | Grupo Editorial Nacional

# Sumário

## 1 Exame Físico, 1
Procedimento 1.1  Exame físico, 1

## 2 Coleta de Sangue Venoso, 33
Procedimento 2.1  Punção venosa da jugular, 33
Procedimento 2.2  Punção venosa da jugular, técnica invertida, 36
Procedimento 2.3  Punção venosa cefálica, 39
Procedimento 2.4  Punção venosa de safena lateral, 41
Procedimento 2.5  Punção venosa da safena medial, 43
Procedimento 2.6  Coleta de sangue da veia marginal da orelha, 45

## 3 Coleta de Sangue Arterial, 49
Procedimento 3.1  Coleta de sangue arterial da artéria femoral, 49
Procedimento 3.2  Coleta de sangue arterial da artéria dorsal pedal, 51
Procedimento 3.3  Interpretação dos resultados de gasometria arterial, 53

## 4 Técnicas de Injeção, 56
Procedimento 4.1  Injeções intravenosas, 56
Procedimento 4.2  Injeções intramusculares, 57
Procedimento 4.3  Injeções subcutâneas, 61

## 5 Técnicas de Acesso Vascular, 64
Procedimento 5.1  Posicionamento do cateter venoso periférico na veia cefálica, 64
Procedimento 5.2  Colocação do cateter venoso central na veia jugular, 67
Procedimento 5.3  Cateterização intraóssea, 73

## 6 Técnicas Dermatológicas, 79
Procedimento 6.1  Raspagem de pele, 79
Procedimento 6.2  Método da fita de celofane, 82
Procedimento 6.3  Aspiração, 84
Procedimento 6.4  Cultura bacteriana de pústula cutânea, 85
Procedimento 6.5  Coleta de células com agulha fina para avaliação citológica, 87
Procedimento 6.6  Biópsia de pele, 93
Procedimento 6.7  Exame da lâmpada de Wood, 99
Procedimento 6.8  Corte de unhas, 101

## 7 Exame Otológico, 104
Procedimento 7.1  Exame da orelha, 104

# 8 Técnicas Oftálmicas, 107

Procedimento 8.1   Teste de lágrima de Schirmer, 107
Procedimento 8.2   Cultura conjuntival, 109
Procedimento 8.3   Coloração com fluoresceína, 110
Procedimento 8.4   Lavagem dos ductos nasolacrimais, 113
Procedimento 8.5   Aplicação de medicamentos tópicos no olho, 115
Procedimento 8.6   Raspagem conjuntival, 116

# 9 Técnicas do Sistema Respiratório, 118

Procedimento 9.1   Exame e auscultação respiratórios, 118
Procedimento 9.2   Exame nasal interno, 130
Procedimento 9.3   Exame da faringe, 136
Procedimento 9.4   Exame da laringe, 140
Procedimento 9.5   Lavado transtraqueal: cães de pequeno e grande porte, 143
Procedimento 9.6   Lavado transtraqueal de cães de pequeno porte, 146
Procedimento 9.7   Lavado transtraqueal de cães de grande porte, 153
Procedimento 9.8   Lavado endotraqueal, 158
Procedimento 9.9   Lavado broncoalveolar por broncoscopia, 160
Procedimento 9.10  Aspiração pulmonar transtorácica, 162
Procedimento 9.11  Toracocentese, 166
Procedimento 9.12  Implantação do tubo torácico, 170

# 10 Técnicas Cardíacas, 176

Procedimento 10.1  Exame e auscultação cardíacos, 176
Procedimento 10.2  Eletrocardiograma, 184
Procedimento 10.3  Pericardiocentese, 192

# 11 Técnicas do Sistema Gastrintestinal, 195

Procedimento 11.1  Exame oral, 195
Procedimento 11.2  Intubação orogástrica (passagem de uma sonda gástrica), 201
Procedimento 11.3  Intubação gástrica de neonatos, 204
Procedimento 11.4  Intubação nasogástrica/nasoesofágica, 207
Procedimento 11.5  Implantação de sonda para alimentação esofágica em gatos, 210
Procedimento 11.6  Palpação e drenagem do saco anal, 217
Procedimento 11.7  Biópsia de fígado por aspiração com agulha fina, 219
Procedimento 11.8  Abdominocentese, 222
Procedimento 11.9  Lavado peritoneal diagnóstico, 225

# 12 Técnicas do Sistema Urinário, 227

Procedimento 12.1  Coleta de urina por cistocentese, 227
Procedimento 12.2  Cateterização urinária: gato macho, 231
Procedimento 12.3  Cateterização urinária: cão macho, 234
Procedimento 12.4  Cateterização urinária: cadela, 236
Procedimento 12.5  Lavagem prostática, 240

## 13 Citologia Vaginal, 244

Procedimento 13.1 Obter amostra vaginal, 244

## 14 Coleta de Medula Óssea, 248

Procedimento 14.1 Aspiração da medula óssea, 248
Procedimento 14.2 Núcleo da medula óssea, 263

## 15 Artrocentese, 269

Procedimento 15.1 Artrocentese, 269

## 16 Exame Neurológico, 282

Procedimento 16.1 Exame neurológico, 282

## 17 Coleta de Líquido Cefalorraquidiano, 300

Procedimento 17.1 Coleta de líquido cefalorraquidiano, 300

## 18 Testes para Avaliação da Coagulação, 308

Procedimento 18.1 Tempo de sangramento da mucosa bucal, 308
Procedimento 18.2 Tempo de coagulação ativado, 310

## Índice Alfabético, 313

# Exame Físico

## PROCEDIMENTO 1.1 — Exame físico

### OBJETIVO
Avaliar minuciosa e sistematicamente o paciente, a fim de identificar, localizar e caracterizar quaisquer anomalias.

### INDICAÇÕES
1. Um exame físico completo deve ser realizado em todos os animais apresentados ao veterinário.
2. O exame físico é a habilidade mais importante a ser desenvolvida por um clínico, pois pode detectar anomalias menores antes de se tornarem problemas sérios; achados anormais podem direcionar avaliações diagnósticas adicionais, levando a um diagnóstico.
3. Um exame físico completo deve ser realizado ao menos uma vez ao dia em todos os animais hospitalizados para tratamento de doenças ou ferimentos.

### CONTRAINDICAÇÕES E PREOCUPAÇÕES
1. A familiaridade com os achados normais de exames físicos pode ser alcançada somente pela prática da técnica. Com frequência, a identificação de achados anormais requer o reconhecimento de diferenças sutis em relação ao que é normal.
2. Deve-se desenvolver uma técnica de exame físico consistente e completa, evitando o impulso de focar imediatamente os achados relacionados às queixas apresentadas. "**Mais se perde por não olhar do que por não saber**" é uma citação creditada a Thomas McCrae, que foi um médico e renomado professor no início de 1900.
3. Pacientes instáveis devem ter um exame físico abreviado, para avaliar os sistemas cardiovascular, respiratório e neurológico, seguido de uma avaliação física completa, uma vez que estejam mais estáveis.
4. Animais estressados e agressivos podem ser difíceis de examinar. Conclua o máximo possível do exame físico a distância antes de prosseguir para o exame com as mãos. Para um exame físico completo, a sedação pode ser necessária em alguns pacientes.

### EQUIPAMENTO
- Estetoscópio
- Lanterna de mão, ou outra fonte de luz
- Ambiente silencioso

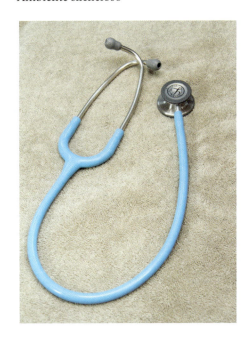

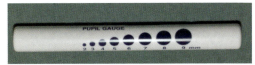

## PROCEDIMENTO 1.1 — Exame físico (continuação)

### POSICIONAMENTO E CONTENÇÃO

1. O animal deve permanecer calmo, sobre a mesa ou no chão, durante grande parte do exame físico.
2. Em geral, ter um assistente para controlar a cabeça do animal é vantajoso.
3. Gatos parecem preferir a mínima contenção e gostam de locais para se esconder. Eles podem estar mais confortáveis em uma caixa com uma toalha, com o olhar oposto ao do examinador.

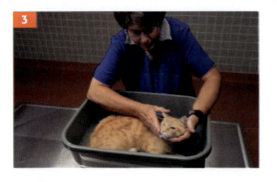

### ANATOMIA ESPECIAL

Conhecer e compreender a anatomia normal é a chave para realizar e interpretar um exame físico completo. Neste capítulo, achados anatômicos normais importantes serão descritos para cada etapa do exame físico. Achados anormais estão descritos e ilustrados em capítulos subsequentes, tratando de sistemas específicos (p. ex., respiratório, cardíaco, gastrintestinal).

### TÉCNICA: EXAME FÍSICO

1. O exame físico consiste em observações gerais e avaliação manual.
2. Várias etapas importantes devem ser incluídas no exame físico de cães e gatos. Embora a ordem específica das etapas não seja crítica, é importante que cada clínico desenvolva um método consistente e o utilize sempre, de modo que as etapas não sejam esquecidas (Boxe 1.1).
3. Anotar todos os achados normais e anormais do exame físico no registro médico.

### BOXE 1.1 — Exame físico

**Observações (*sem as mãos*)**
Estado mental/comportamento
Postura
Marcha
Condição corporal
Frequência/esforço/padrão respiratório

**Exame físico manual**

*Avaliação geral*
Sinais vitais: peso/frequência respiratória/frequência cardíaca/temperatura
Coloração da membrana mucosa
Avaliação da hidratação
Tempo de preenchimento capilar
Escore da condição corporal
Escore da condição muscular
Avaliação da pele

*Cabeça e pescoço*
Exame ocular
Exame da orelha
    Posição/simetria
    Movimento
    Canal da orelha externa: avaliação/palpação/cheiro
*Exame nasal*
    Simetria
    Plano nasal
    Narinas
    Fluxo de ar
*Exame da boca/oral*
    Coloração da membrana mucosa
    Tempo de preenchimento capilar
    Avaliação dentária
    Avaliação com a boca aberta
        Palato duro/palato mole/língua/faringe
        Criptas tonsilares/tonsilas
        Avaliar embaixo da língua
*Linfonodos*
    Mandibular/pré-escapular/poplíteo
*Glândulas salivares*
    Parótida/mandibular
*Exame do pescoço*
    Laringe
    Porção cervical traqueia

*(continua)*

## PROCEDIMENTO 1.1 Exame físico *(continuação)*

### BOXE 1.1 Exame físico *(continuação)*

Região da tireoide
Veia jugular

**Exame torácico**

*Respiratório*
Observar a frequência respiratória/esforço/ruído
Palpar o tórax durante a respiração
Auscultar a laringe/traqueia extratorácica
Provocar uma tosse
Auscultar os pulmões: quatro quadrantes bilateralmente
Percussão

*Cardíaco*
Auscultar o coração
Palpar o pulso femoral

*Palpação abdominal*

*Exame musculoesquelético e espinal*
Palpar e manipular cada membro
Avaliar as patas
Teste de reação postural (propriocepção)
Manipular pescoço e palpar a coluna espinal, para dor

*Urogenital externo e períneo*
Avaliar ânus/pele do períneo/vulva/testículos
Avaliar o pênis
Palpar glândulas mamárias
Palpação retal

## OBSERVAÇÕES GERAIS

1. O exame geral começa quando o clínico entra na sala de exame e tem uma impressão da condição corporal e do esforço respiratório do animal, assim como uma avaliação de postura, comportamento e marcha.
2. O clínico deve observar o animal a distância, enquanto discute, com o tutor, o histórico e a queixa médica atual.

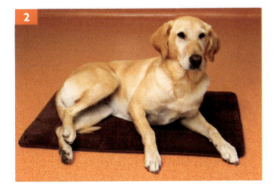

3. Gatos geralmente são bastante estressados e difíceis de examinar. Borrifar superfícies e toalhas com Feliway, um feromônio sintético calmante, ou utilizar difusores de Feliway são providências que podem auxiliar a reduzir o estresse na clínica.
4. Anomalias acentuadas da condição corporal geral (emagrecimento, obesidade) serão visíveis a distância, assim como serão achados anormais, a exemplo da distensão abdominal causada pela ascite.
5. Observar a frequência respiratória (registrar respirações/min) e padrão respiratório antes que o animal seja incomodado. A respiração normal em cães e gatos em repouso é quase sem esforço, com mínimas excursões torácicas, pois o diafragma e os músculos intercostais contraem para expandir o tórax durante a inspiração, e então relaxam, permitindo a exalação passiva. Quando um paciente tem uma respiração ruidosa ou difícil, é importante identificar a fase da respiração associada ao aumento do ruído e o esforço, para localizar o local da obstrução respiratória.
6. Deve se observar a postura em repouso. Um *head tilt* geralmente sugere um problema vestibular. Um dorso arqueado pode sugerir dor espinal ou na porção cranial do abdome. Animais com dor no pescoço são relutantes para olhar para cima em direção ao examinador, ou para virar a cabeça. Gatos com fraqueza muscular frequentemente apresentam flexão ventral do pescoço. Uma postura plantígrada pode sugerir neuropatias periféricas ou doença muscular.
7. Estado mental e comportamento podem ser avaliados determinando o nível de consciência e reação do animal ao seu entorno.

## PROCEDIMENTO 1.1 Exame físico *(continuação)*

Animais normais são espertos e alertas, além de curiosos ou apreensivos à medida que alguém se aproxima ou se move ao redor deles na sala de exame.

8. A marcha pode ser avaliada conforme o animal se levanta a partir de uma posição de repouso e à medida que se movimenta pela sala de exame. Avaliar fraqueza, rigidez, claudicação e ataxia. Se a observação inicial ou o histórico de um paciente canino sugere um problema de marcha, pedir ao tutor do animal que caminhe com o cão para frente e para trás na guia.

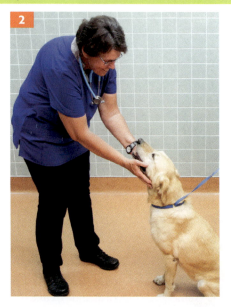

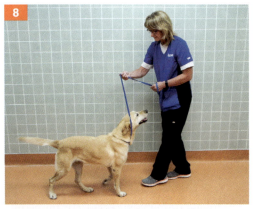

Avaliar a marcha em gatos pode ser um desafio, porém alguns gatos andarão pela sala de exame se deixados no chão, e outros gatos podem ser atraídos para caminhar ao ver uma porta se abrir ou quando sua caixa de transporte, aberta, é posicionada no lado oposto da sala.

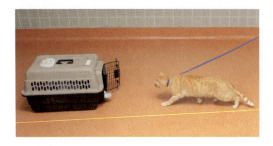

### EXAME MANUAL

1. O exame manual deve incluir cada aspecto do animal, do nariz à cauda e da cabeça aos pés.
2. Apresente-se ao animal gentilmente, assim ele não se assusta quando o exame começar.

3. Cães podem ser examinados no chão ou sobre uma mesa, ou em uma combinação de ambos os meios.
4. Gatos geralmente são examinados sobre a mesa ou em uma caixa sobre a mesa de exame. Durante a avaliação, mova-se calma e lentamente, use um tom de voz calmo e mantenha contato físico constante. Posicionar-se atrás do gato durante o exame e evitar o contato visual são atitudes que podem reduzir ansiedade e agressividade.

### SINAIS VITAIS

1. Registrar o peso corporal.
2. Registrar a frequência respiratória (respirações/min) contada durante a observação, antes de abordar o animal.
   *Normal: 10 a 30 respirações/min*
3. Auscultar o coração e registrar os batimentos/min (bpm).
   *Normal para cães: 60 a 160 bpm*
   *Normal para gatos: 140 a 210 bpm*
4. Aferir e registrar a temperatura corporal em todo animal doente. Esse teste pode ser evitado em gatos normais e cães pequenos que estão no veterinário para avaliações de rotina, e pode ser realizado ao final do exame em animais ansiosos ou agressivos.

## PROCEDIMENTO 1.1 Exame físico *(continuação)*

**TEMPO DE PREENCHIMENTO CAPILAR E HIDRATAÇÃO**

1. O Tempo de Preenchimento Capilar (TPC) pode ser avaliado empalidecendo as membranas mucosas orais com a pressão do dedo polegar e medindo o tempo que leva até que a coloração retorne. Normalmente são 2 s ou menos. O TPC prolongado pode indicar desidratação ou redução da perfusão periférica.

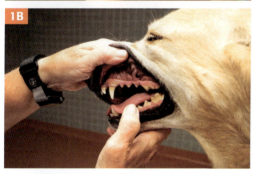

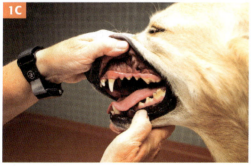

2. Membranas mucosas devem ser rosadas e parecer úmidas. Membranas mucosas secas ou viscosas talvez sejam um sinal de desidratação, embora o paciente ofegante possa fazer com que as membranas mucosas pareçam secas em um animal de hidratação normal, e a salivação causada por náuseas possa umedecer membranas mucosas em um paciente desidratado.

3. Avaliar o turgor da pele tracionando-a para cima, em uma região na qual ela esteja solta, e então soltá-la. Se a pele permanecer elevada ou tensa, o animal pode estar desidratado. Locais comuns para avaliar a tensão da pele em cães e gatos são: lateral sobre as costelas, região dorso cervical ou torácica e sobre o olho.

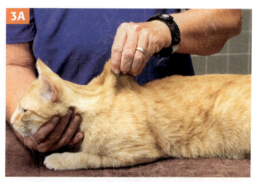

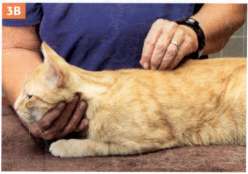

4. Em animais com desidratação moderada a grave, os olhos podem parecer fundos.
5. Estimar o percentual de desidratação (Boxe 1.2) oferece ao clínico uma diretriz para as necessidades iniciais do volume de fluido, porém essa estimativa é aproximada e, em geral, é grosseiramente imprecisa devido à idade, ao estado nutricional e à respiração ofegante.

## PROCEDIMENTO 1.1 Exame físico (continuação)

### BOXE 1.2 Avaliação do estado de hidratação

**Normal**
Exame normal

**Desidratação leve (5%)**
Perda mínima do turgor da pele ± pele com tensão leve
Membranas mucosas ligeiramente viscosas
Olho normal

**Moderada (8%)**
Perda moderada do turgor da pele
Pele tensa
Membranas mucosas secas
Pulsos rápidos fracos
Córneas opacas ± enoftalmia

**Grave (> 10%)**
Perda considerável do turgor da pele
Membranas mucosas muito secas
Enoftalmia grave
Taquicardia
Pulsos fracos/filiformes
Hipotensão
Consciência alterada

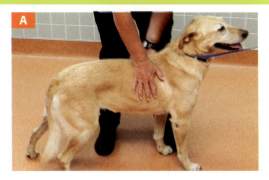

**B.** Concavidade abdominal. Visualizar animais em estação a partir da lateral e correr as mãos de cranial para caudal sobre a superfície ventral do esterno e a caixa torácica em direção à pelve, para determinar se o abdome está com a concavidade voltada para cima, em direção à pelve.

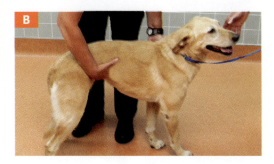

## CONDIÇÃO CORPORAL E MASSA MUSCULAR

**1.** O Escore de Condição Corporal (ECC) é uma avaliação da quantidade de gordura em um animal. O escore é determinado pela palpação das costelas e pela busca de concavidade abdominal e cintura pronunciada.

**C.** Cintura. Palpar o recuo entre as costelas e a pelve e observar, de cima, o animal em estação, a fim de determinar se uma cintura marcada pode ser observada entre as costelas e a pelve, fornecendo uma aparência de ampulheta.

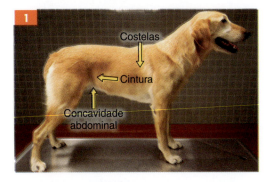

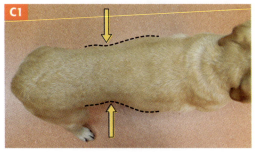

**A.** Costelas. Palpar as costelas sobre o tórax, com as mãos abertas, para determinar o quão fácil é palpá-las e contá-las.

## PROCEDIMENTO 1.1 Exame físico *(continuação)*

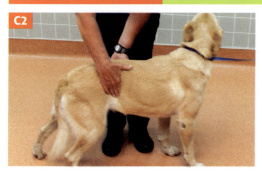

D. Existem dois sistemas de escore para o ECC: um sistema de escala de 9 pontos (na qual o ideal é 5) e um de 5 pontos (em que o ideal é 3 pontos) (Boxe 1.3). Este autor prefere o sistema de 5 pontos.

### BOXE 1.3 Avaliação do escore de condição corporal

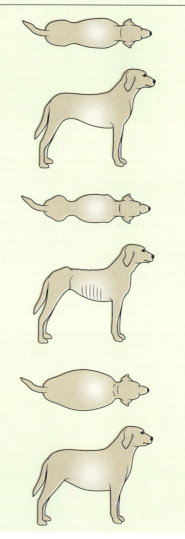

**Ideal (3/5)**

Costelas palpáveis com mínima cobertura de gordura

Cintura visualizada com facilidade, caudal às costelas ou palpadas por cima (ampulheta)

Concavidade abdominal evidente quando visualizada da lateral ou palpada

Gordura abdominal ausente ou mínima (gatos)

**Abaixo do ideal: magro (2/5) ou muito magro (1/5)**

Costelas visíveis ou facilmente palpáveis, com nenhuma cobertura de gordura

Parte superior das vértebras lombares e ossos pélvicos proeminentes e visíveis

Cintura e concavidade abdominal muito evidentes

**Acima do ideal: condicionamento acima do ideal (4/5), condicionamento muito acima do ideal (5/5)**

Costelas pouco palpáveis ou não palpáveis devido ao excesso da cobertura de gordura

Pode haver depósitos de gordura sobre coluna espinal e base da cauda

Cintura não marcada

Sem concavidade abdominal

Cobertura de gordura abdominal proeminente (gatos)

## PROCEDIMENTO 1.1 Exame físico *(continuação)*

**E.** O ECC é um componente importante da avaliação nutricional de um animal. Manter um ECC ideal tem demonstrado melhorar a longevidade e qualidade de vida em cães e gatos.

**B.** A perda muscular sobre os membros proximais é, em geral, pronunciada, tornando a espinha escapular e o fêmur facilmente palpáveis ou visíveis.

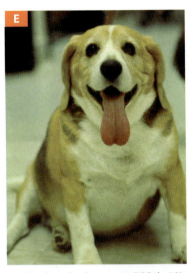

Um beagle obeso, com ECC de 5/5.

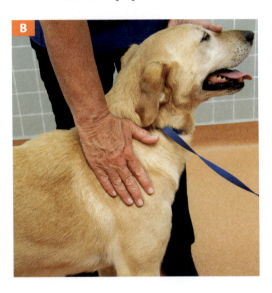

2. Escore de Condição Muscular (ECM) é uma avaliação da massa muscular presente. O escore é determinado pela avaliação e palpação de áreas nas quais o músculo, em geral, está acentuado, e a perda será evidente.

**A.** Os músculos masseter e temporal podem estar atrofiados, dando à cabeça uma aparência semelhante à de uma caveira.

**C.** Os músculos epaxiais de cada lado da espinha geralmente são mais pronunciados que os processos espinhosos dorsais das vértebras, mas, quando estão atrofiados, as espinhas vertebrais se tornam muito proeminentes. A espinha é o local mais sensível e específico para avaliar o ECM em cães e gatos.

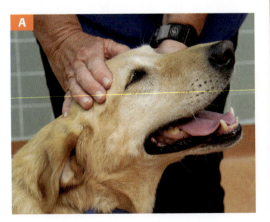

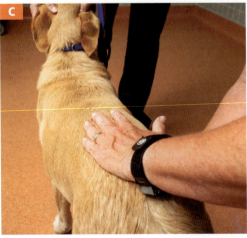

## PROCEDIMENTO 1.1 Exame físico *(continuação)*

D. O ílio e o ísquio tornam-se mais proeminentes à medida que os músculos da pelve ficam atrofiados.

E. O ECM é avaliado como normal, perda leve, perda moderada ou perda grave.

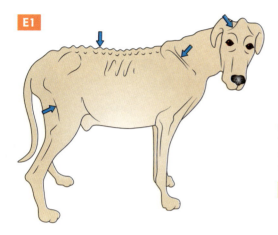

E1

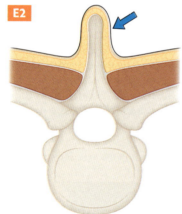

E2

Perda grave da massa muscular torna as proeminências ósseas – incluindo as espinhas vertebrais – mais proeminentes.

F. A perda muscular (*caquexia*) é definida como uma perda de massa corporal magra. A caquexia pode ocorrer por doença crônica, câncer, doença aguda, doença cardíaca, doença muscular ou doença neurológica.

G. A perda de massa muscular durante o envelhecimento, denominada *sarcopenia*, é comum em cães e gatos geriátricos.

### AVALIAÇÃO GERAL E PELE

1. Passar as duas mãos sobre toda a superfície do corpo, avaliando massas cutâneas e subcutâneas e regiões de desconforto.
2. Examinar de perto a pelagem e a pele, e observar regiões de alopecia, ectoparasitas, pústulas, pápulas, descamação, eritema, dermatite, petéquias e equimoses.
3. Quaisquer anomalias identificadas devem ser examinadas mais cuidadosamente, dimensionadas, descritas e, de forma ideal, fotografadas para comparações futuras.

### CABEÇA E PESCOÇO

Avaliar formato e simetria de crânio e face; avaliar olhos, orelhas, nariz, cavidade oral e pescoço.

1. **Exame ocular.** Examinar cada olho separadamente e compará-los um com o outro (Boxe 1.4).

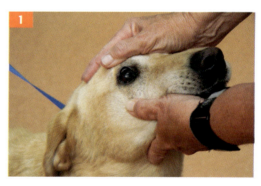

A. Avaliar a visão (resposta à ameaça) e a habilidade de piscar completamente.

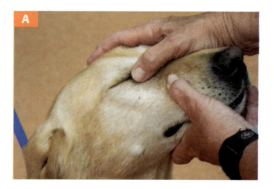

## PROCEDIMENTO 1.1 Exame físico *(continuação)*

### BOXE 1.4 Exame ocular

Visão, resposta à ameaça
Reflexo palpebral
Secreção ocular
Conjuntiva
Esclera
Pálpebras
Córnea
Tamanho da fissura palpebral
Tamanho da pupila em repouso
Grau de protusão
Posição dentro do globo
Retropulsão
Terceira pálpebra
Reflexo oculocefálico
    Posição e movimento do olho
Câmara anterior, íris
Reflexo luminoso direto e consensual da pupila
Reflexo retinoso

E. Comprimir cada olho com a pressão dos dedos, para avaliar a terceira pálpebra e dor ou massas retrobulbares limitando a retropulsão.

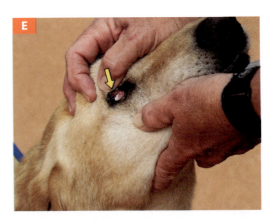

B. Avaliar qualquer secreção ocular e, se presente, caracterizá-la como epífora (lágrimas) ou serosa, mucoide, purulenta ou hemorrágica.

C. Avaliar cuidadosamente conjuntiva, esclera, pálpebras e córnea.

F. Avaliar a posição de cada olho conforme a cabeça se move em posições diferentes. Normalmente, os olhos devem ser orientados na mesma direção, olhando para a frente. O movimento da cabeça deve provocar o nistagmo fisiológico normal (movimentos oculares rítmicos), com a fase rápida na direção do movimento da cabeça (ver "Exame neurológico"). O nistagmo que acontece quando a cabeça do animal está em repouso sugere um problema vestibular.

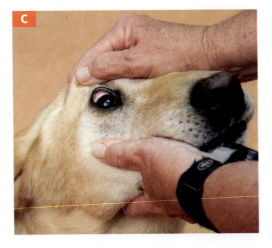

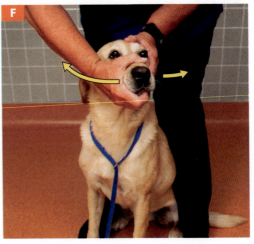

D. Comparar os olhos em relação à aparência geral, tamanho da fissura palpebral, tamanho da pupila em repouso, grau de protusão e posição dentro do globo ocular.

## PROCEDIMENTO 1.1 Exame físico *(continuação)*

G. Utilizando uma lanterna, avaliar a superfície da córnea. A córnea deve apresentar um contorno suave, úmido e regular, e deve estar transparente.

H. Utilizando uma lanterna, avaliar a transparência da câmara anterior. Uma inflamação na câmara anterior (*uveíte anterior*) pode fazer com que essa porção do olho pareça opaca (*humor aquoso*).

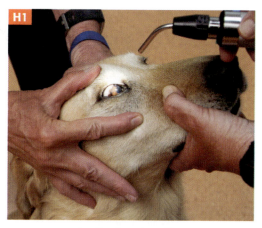

Luz iluminando o olho.

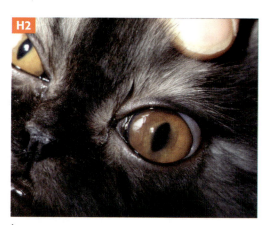

Íris esquerda opaca e humor aquoso em um felino com uveíte anterior causada por peritonite infecciosa felina.

I. Avaliar a íris e margem pupilar para evidências de atrofia da íris. Animais com atrofia de íris terão a íris com uma aparência de renda ou roída por traças e podem ter faixas da íris na margem pupilar. A atrofia de íris não interfere na visão, embora possa causar anisocoria e comprometimento da constrição pupilar à luz.

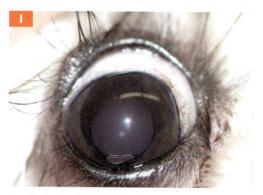

Atrofia de íris causando dilatação pupilar e comprometimento do reflexo pupilar à luz em um cão. (Cortesia de Dr. Bruce Grahn, Universidade de Saskatchewan.)

J. Avaliar a dimensão pupilar em repouso e a resposta direta e consensual ao estímulo luminoso.

K. Utilizar uma lanterna para avaliar o reflexo da retina. Opacidades (cataratas) e luxações das lentes serão visíveis. Se a pupila está dilatada em repouso, pode-se realizar uma avaliação como parte do exame físico de rotina, embora isso nem sempre seja possível sem a dilatação farmacológica.

2. **Exame otológico.** Examinar cada orelha.

   A. Observar a simetria relacionada à posição e ao movimento da orelha. Determinar se há um *head tilt*.

   B. Determinar se os pavilhões auriculares são capazes de se mover em resposta ao toque e ao som. Animais com paralisia do nervo cranial (NC7; nervo facial) podem apresentar uma orelha caída ou incapacidade de movê-la do lado afetado.

   C. Examinar os canais da orelha externa para secreções, palpar para avaliar se o canal da orelha está dolorido e cheirar as orelhas para determinar se há um odor sugestivo de infecção fúngica.

## PROCEDIMENTO 1.1 Exame físico (continuação)

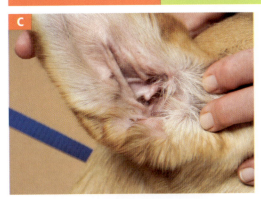

Examinar o canal externo da orelha.

D. Se necessário, examinar o canal da orelha externa e a membrana timpânica com um otoscópio. Para isso, é necessária a sedação de alguns pacientes (ver "Procedimento 7.1 | Exame da orelha").

3. **Exame nasal**
   A. Avaliar a face e a margem do nariz para formato, simetria, massas, crostas, erosões ou ulcerações.
   B. Examinar o plano nasal, para evidências de despigmentação ou erosões.
   C. Avaliar secreções oculares. Epífora (lacrimejamento) pode ocorrer quando o ducto nasolacrimal, responsável pela drenagem ocular, está comprimido ou obstruído por uma massa na cavidade nasal (Procedimento 9.1 Exame respiratório, Página 119).
   D. Examinar as duas narinas, para secreções, erosões.

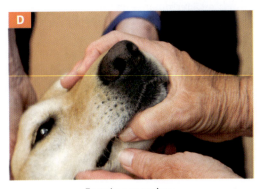

Examinar as narinas.

E. Sempre que houver qualquer histórico de secreção nasal, espirros e dificuldade de respirar, é importante avaliar se há obstrução de cada lado do nariz, comprimindo um lado enquanto o animal está de boca fechada. Se um lado da via respiratória estiver obstruído por uma massa, então o animal rejeitará quando o lado oposto for comprimido.

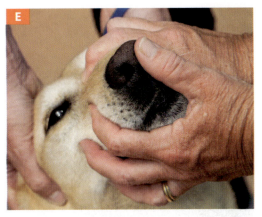

Comprimir um lado do nariz.

4. **Exame da boca/oral**
   A. Examinar cor, presença de petéquias e/ou equimoses nas membranas da mucosa oral.

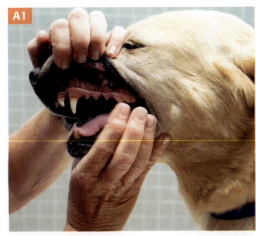

Membranas mucosas orais normais são de cor rosa-claro a rosa-escuro em cães.

## PROCEDIMENTO 1.1 Exame físico (continuação)

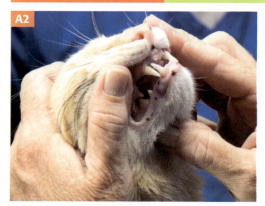

Membranas mucosas orais normais de gatos geralmente são mais pálidas que em cães.

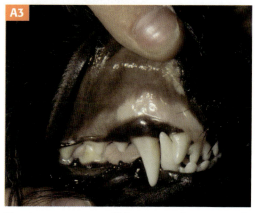

Membranas mucosas pálidas em um cão com anemia hemolítica.

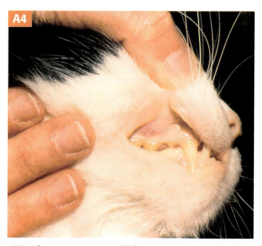

Membranas mucosas pálidas em um gato anêmico.

Membranas mucosas pálidas podem indicar anemia ou baixa perfusão sanguínea. A icterícia ocorre (membranas mucosas amareladas) em doença hepática, obstrução biliar ou hemólise. A cianose (membranas mucosas azuladas) pode ser observada em animais hipoxêmicos.

B. Avaliar o TPC empalidecendo as membranas mucosas orais com a pressão dos dedos e mensurar o tempo que leva para a cor retornar. O normal são 2 segundos ou menos. O TPC prolongado pode indicar desidratação ou perfusão periférica reduzida.

C. Examinar os dentes e a gengiva.

Avaliar a oclusão dentária. A oclusão correta dos incisivos ocorre quando os dentes incisivos maxilares estão todos posicionados ligeiramente rostral aos dentes incisivos mandibulares correspondentes.

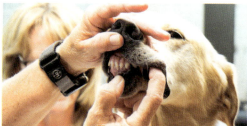

Oclusão normal dos incisivos.

Avaliar a presença de tártaro, dentes rachados ou quebrados, dor e perda dentária.

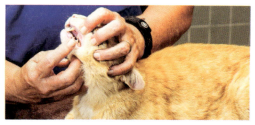

Examinar os dentes de felinos.

Observar quaisquer anomalias e registrar a localização do dente utilizando o sistema triadan modificado.

**14** Capítulo 1 Exame Físico

## PROCEDIMENTO 1.1 Exame físico (continuação)

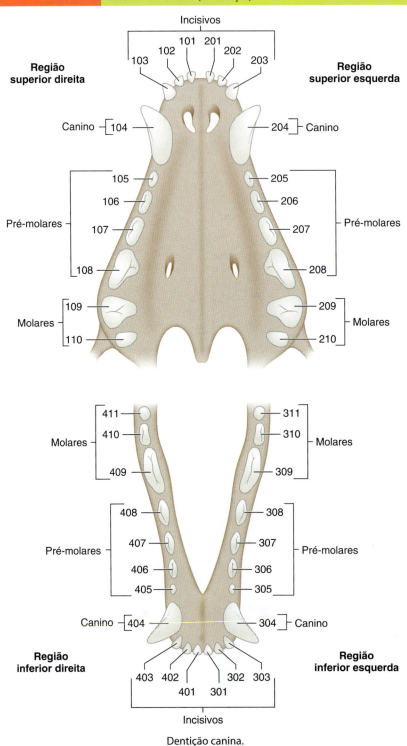

Dentição canina.

## PROCEDIMENTO 1.1 Exame físico (continuação)

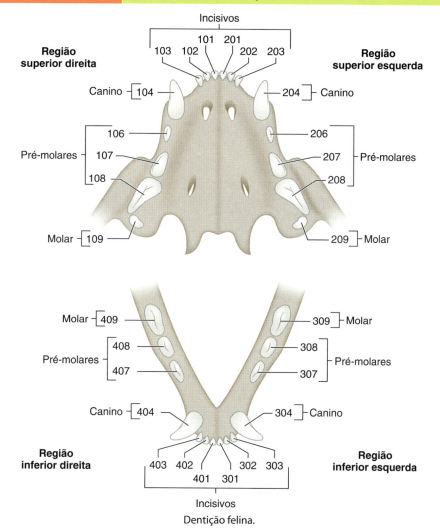

Dentição felina.

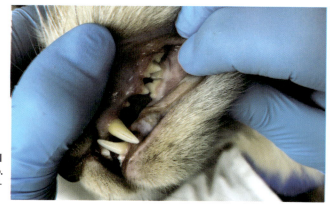

Reabsorção dentária e doença periodontal afetando dentes 207 e 307 em um felino. (Cortesia de Dr. Candace Grier-Lowe, Universidade de Saskatchewan.)

## PROCEDIMENTO 1.1 Exame físico *(continuação)*

**D.** Abrir a boca segurando o maxilar com uma mão e a mandíbula com a outra, para avaliar o interior da cavidade oral. A resistência ao abrir a boca pode indicar dor na articulação temporomandibular (ATM) ou nos músculos da mastigação, ou a presença de uma massa retrobulbar ou abscesso. Ausência de tônus mandibular e uma incapacidade de fechar a boca completamente sugere disfunção bilateral do nervo trigêmeo (NC5).

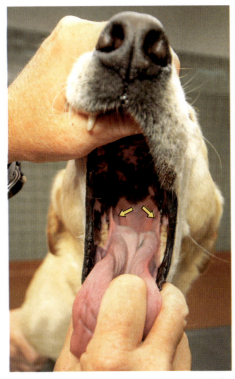

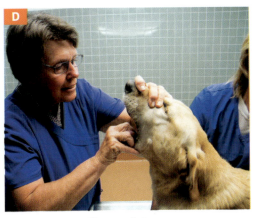

Abertura da boca.

Em geral, as tonsilas não estão visíveis, a menos que estejam aumentadas, mas as criptas tonsilares (*setas*) devem ser avaliadas em busca de eritemas, inchaços, secreções ou corpos estranhos evidentes.

**E.** Examinar os palatos duro e mole, língua e faringe. Com frequência, o palato mole é o local mais fácil para reconhecer icterícia em gatos.

Examinar as estruturas orais, para massas, erosões e ulceração. Palpar o palato duro. Examinar o topo da língua, para cor e movimentação; as margens laterais, para ulceração; e a região inferior, para fios ou outros corpos estranhos, massas ou lacerações do frênulo.

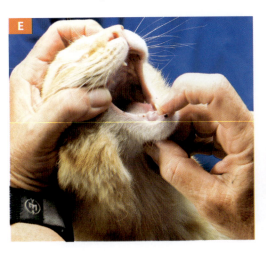

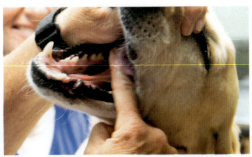

Levantar a língua do cão para examinar a região inferior e o frênulo.

**PROCEDIMENTO 1.1** **Exame físico** *(continuação)*

Gatos normalmente ingerem corpos estranhos lineares, que podem se prender ao redor da base da língua, tornando a porção inferior da língua uma parte importante a observar em todo exame físico felino. Conter a cabeça e abrir a boca. Utilizar o polegar para empurrar para cima o espaço intermandibular e utilizar um dedo ou uma haste de algodão para empurrar a língua para cima e expor o frênulo.

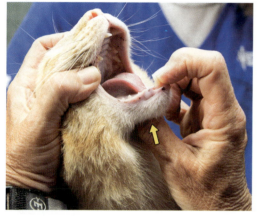

Utilizar o polegar para empurrar o espaço intermandibular para cima.

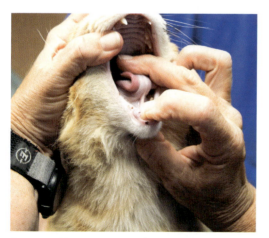

Empurrar a língua para cima, a fim de visualizar o frênulo.

5. **Linfonodos**
   **A.** Na maior parte dos cães e gatos normais, os linfonodos periféricos palpáveis são os mandibulares, pré-escapulares e poplíteos. Palpar de modo bilateral cada um desses nodos e observar se estão aumentados, deformados ou doloridos.

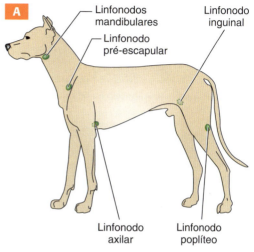

Os linfonodos mandibular, pré-escapular e poplíteo sempre devem ser palpados. Os linfonodos axilar e inguinal podem ser palpados quando estão aumentados.

**B.** Os linfonodos mandibulares estão ligeiramente craniais e ligeiramente ventrais e superficiais às glândulas salivares mandibulares. Esses linfonodos drenam a cavidade oral e a cabeça; é comum que estejam aumentados em resposta à doença dentária ou oral.

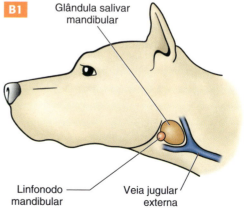

Anatomia normal da região do linfonodo mandibular.

## PROCEDIMENTO 1.1 Exame físico (continuação)

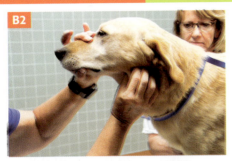

Palpação do linfonodo mandibular.

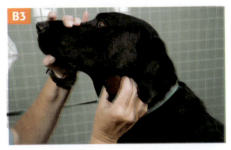

Palpação de um linfonodo mandibular bastante aumentado em um cão com linfoma.

**C.** Os linfonodos pré-escapulares, ou linfonodos cervicais superficiais, estão localizados em um tecido conectivo em frente à articulação do ombro. Quando não estão aumentados, pode ser necessário palpar no sulco onde os músculos do pescoço e músculos craniais da escápula distal se encontram e orientam o linfonodo em direção à superfície da pele, na qual ele pode ser palpado. Esses linfonodos drenam a região superficial do pescoço, orelhas, faringe e membros torácicos.

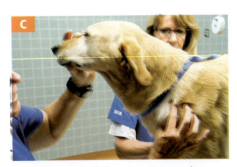

Palpação do linfonodo pré-escapular.

**D.** Os linfonodos poplíteos estão localizados no tecido adiposo, na angulação do membro posterior, logo atrás do joelho. A palpação cautelosa permite que o linfonodo seja diferenciado do tecido adiposo adjacente. Esses linfonodos drenam as patas e a porção distal dos membros posteriores.

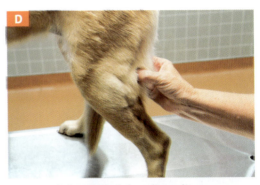

Palpação do linfonodo poplíteo.

**E.** As tentativas de palpar os linfonodos axilares e inguinais também podem ser realizadas. Os linfonodos axilares estão localizados na região axilar, contra as costelas. Os linfonodos inguinais estão localizados craniais à margem cranial do púbis, sobre o aspecto dorsolateral da cadeia mamária em cadelas, e dorsolateral ao pênis em cães machos. Os linfonodos axilares e inguinais normalmente não são palpáveis em cães e gatos.

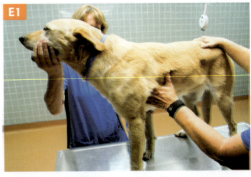

Palpar a parede torácica na região axilar, para linfonodos axilares.

## PROCEDIMENTO 1.1 Exame físico *(continuação)*

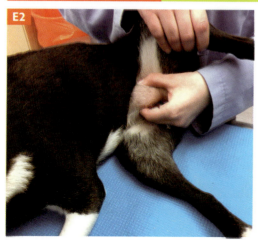

Palpação de um linfonodo inguinal bastante aumentado em um cão com linfoma.

6. **Glândulas salivares**
   A. As principais glândulas salivares do cão são parótida, mandibular, sublingual e zigomática. Deve-se palpar essas glândulas, pois elas podem estar aumentadas e sensíveis em decorrência de uma neoplasia ou inflamação. Alternativamente, grandes coleções de saliva (sialocele, mucocele salivar) podem ocorrer quando há o extravasamento de saliva das glândulas ou seus ductos para o tecido subcutâneo.
   B. A glândula salivar parótida tem formato de V ao redor do canal auditivo horizontal. O ducto corre sobre o músculo masseter e penetra na boca no mesmo nível do quarto dente pré-molar maxilar.
   C. A glândula salivar mandibular é uma estrutura esférica, ventral à glândula parótida e caudomedial ao linfonodo mandibular, posicionada na bifurcação da veia jugular externa. O ducto corre rostral, entre a mandíbula e a raiz da língua, e se abre na boca na abertura mais rostral das carúnculas sublinguais.
   D. A porção maior e mais caudal da glândula salivar sublingual está intimamente associada à glândula salivar mandibular. A glândula continua rostral, como pequenos feixes de tecido glandular que se esvaziam diretamente na cavidade oral. A causa mais comum para uma sialocele é o extravasamento dessa glândula ou ducto, resultando em um acúmulo sublingual de saliva, também conhecido como uma *rânula*.
   E. A glândula salivar zigomática está localizada dentro da órbita, ventral ao arco zigomático. O aumento dessa glândula provoca sinais clínicos semelhantes à doença retrobulbar, incluindo exoftalmia, protrusão da membrana nictitante, dor ao abrir a boca ou na palpação da órbita e congestão ou inchaço da conjuntiva.

7. **Exame do pescoço**
   A. Palpar a laringe e a traqueia cervical. O colapso dorsoventral da traqueia extratorácica algumas vezes pode ser palpado.
   B. Palpar a região da tireoide, adjacente à traqueia, ventral à laringe nos cães. A glândula tireoide normal é uma estrutura bilobulada pequena, que não pode ser palpada, embora um carcinoma de tireoide possa estar presente como uma massa grande aderida na porção ventral da laringe. As massas na tireoide podem comprimir ou danificar os nervos laríngeos recorrentes, causando a paralisia laríngea.

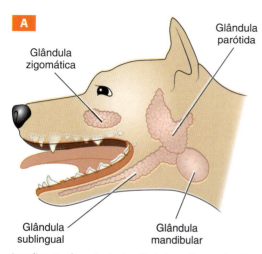

Localização das principais glândulas salivares do cão.

## PROCEDIMENTO 1.1 Exame físico *(continuação)*

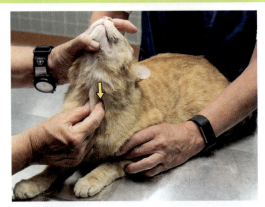

Palpação de um *deslizamento da tireoide* em um gato.

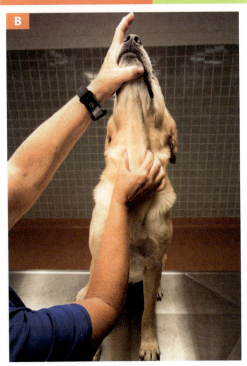

Palpação da região tireoide em um cão.

**D.** Para avaliar a distensão venosa jugular, deve-se estender a cabeça e o pescoço do animal, ocluindo cada veia jugular na entrada torácica. Liberar a oclusão e palpar a veia mais uma vez, para determinar se ela permanece distendida. A persistência da distensão jugular ou um pulso jugular pode sugerir doença cardíaca do lado direito.

**C.** Deve ser feita uma tentativa de palpar a glândula tireoide em todos os gatos adultos, devido à elevada prevalência de hipertireoidismo felino.

A tireoide sem alterações não é palpável. Os lobos da tireoide, em gatos, estão fracamente aderidos uns aos outros, portanto, quando é observado o aumento de um lobo, é importante também tentar palpar o lado oposto.

Para palpar a tireoide em gatos, deve-se estender a cabeça e o pescoço e posicionar polegar e dedo indicador de cada lado da laringe, aplicando uma leve pressão em direção à linha média. Deslizar a mão em palpação ventralmente enquanto mantém-se uma leve pressão, contornando as margens da traqueia da laringe à entrada torácica. Um lobo da tireoide aumentado pode ser palpado à medida que desliza pelos dedos, sendo denominado *deslizamento da tireoide*. Lobos da tireoide significativamente aumentados podem ser palpados como massas adjacentes à traqueia cervical.

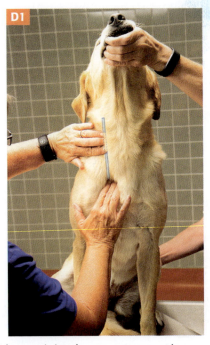

Palpar a veia jugular enquanto a mantém segura.

Procedimento 1.1 Exame físico 21

## PROCEDIMENTO 1.1 Exame físico (continuação)

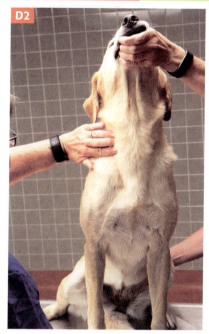

Palpar o pescoço para detectar a distensão da veia jugular quando a veia não está ocluída.

## AVALIAÇÃO TORÁCICA INCLUI OS EXAMES RESPIRATÓRIO E CARDÍACO

1. **Exame respiratório**
   A. Observar a respiração do paciente; palpar o tórax durante a respiração, para determinar se a profundidade do movimento torácico e o esforço associado estão normais ou reduzidos durante cada fase da respiração. A inalação normal é ativa, mas quase sem esforço, e a exalação é passiva.

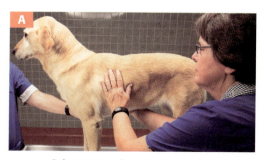

Palpar o tórax durante a respiração.

B. Escutar sem o estetoscópio, buscando qualquer ronco, chiado, estridor ou estertor.

C. Quando um paciente apresenta respiração ruidosa ou com esforço, é importante identificar a fase da respiração associada a ruído e esforço, para localizar o local da obstrução respiratória (ver Boxe 9.3).

D. Auscultar sobre a laringe e traqueia extratorácica para determinar se há uma região de restrição do fluxo de ar. Os sons referentes aos pulmões, das vias respiratórias superiores, são mais altos quando o estetoscópio é posicionado diretamente sobre o local da obstrução.

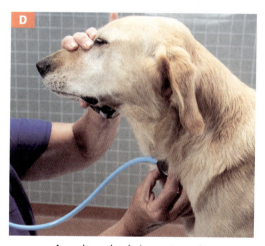

Auscultar sobre laringe e traqueia.

E. Tentar incitar uma tosse com a palpação traqueal. Animais normais podem tossir uma ou duas vezes na palpação da traqueia, porém a tosse repetitiva sugere aumento da sensibilidade traqueal. Se um animal tossir, deve-se observá-lo com atenção, para determinar se ocorre a deglutição após a tosse, sugerindo que a tosse é produtiva. Histórico de tosse raramente é um sinal de doença cardíaca em gatos; é mais sugestivo de doença brônquica.

## PROCEDIMENTO 1.1 Exame físico (continuação)

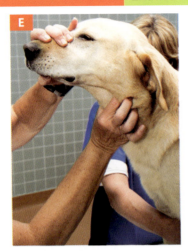

Incitar uma tosse com a palpação traqueal.

G. Sons pulmonares anormais devem ser caracterizados como crepitações, chiados ou roncos, e suas localizações precisam ser descritas (ver "Exame respiratório").

H. A percussão envolve a tapotagem vigorosa na parede torácica enquanto se ausculta com um estetoscópio. O pulmão normal estará ressonante.

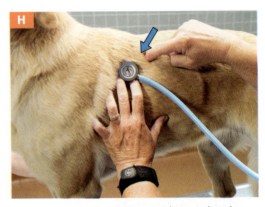

Percussão sobre o campo pulmonar dorsal.

F. Auscultar, com um estetoscópio e de modo sistemático, os campos pulmonares, dividindo cada lado do tórax em quadrantes; auscultar em cada um.
- Ruídos respiratórios normais são suaves e como sussurros: *sons ouvidos por meio da inspiração e durante o início da exalação*. Esses sons originam-se nas vias respiratórias grandes e são transmitidos pelo parênquima pulmonar e pela parede torácica.
- Sons normais podem estar mais altos que o esperado para cães que estão respirando profundamente e em cães muito magros.
- Sons de respiração normais podem ser difíceis de apreciar em gatos normais e impossíveis de escutar em gatos obesos.

Quando os sons pulmonares estão reduzidos ou ausentes sobre uma região do tórax, a percussão pode auxiliar a determinar se a causa mais provável é fluido pleural (percussão hiporressonante) ou pneumotórax (percussão hiper-ressonante).

I. Em gatos jovens, tentar palpar o tórax cranial, anterior ao coração. Essa área normalmente é bastante flexível em gatos jovens, porém não estará compressível, e pode, na verdade, estar expandida em gatos com linfoma mediastinal anterior.

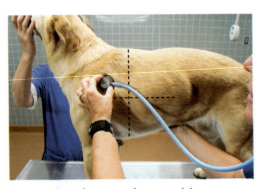

Auscultar os quadrantes torácicos.

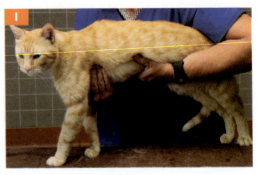

Palpação do tórax anterior em um gato.

## PROCEDIMENTO 1.1 | Exame físico *(continuação)*

J. Para desencorajar um cão ofegante durante a auscultação torácica, segurar a boca fechada. Em gatos, o ronronar pode ser interrompido segurando um dedo sobre uma ou as duas narinas do gato.

2. **Exame cardíaco**

   A. O animal deve estar em estação durante a auscultação cardíaca, para que o coração esteja na posição normal.

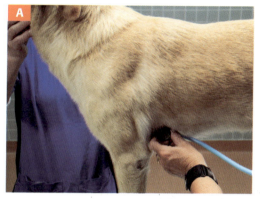

Auscultação do coração.

   B. Avaliar o ritmo cardíaco. O coração deve bater com intervalos regulares entre os batimentos. Uma arritmia está presente se o coração apresenta batimentos irregulares, desacelerados ou acelerados.

   C. Palpar os pulsos das artérias femorais para garantir que ambos os pulsos estão fortes e iguais.

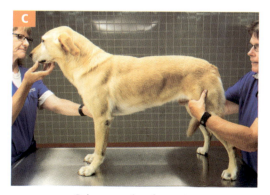

Palpar os pulsos femorais.

Palpar o pulso da artéria femoral enquanto se ausculta o coração, para garantir que um pulso pode ser palpado para cada batimento cardíaco auscultado. Se existem alguns batimentos sem um pulso palpável, há um *déficit de pulso*.

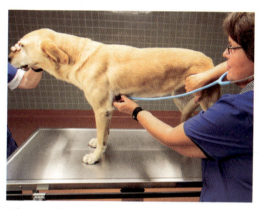

Palpar o pulso da artéria femoral enquanto se ausculta o coração.

   D. Auscultar com cuidado o coração dos dois lados do tórax, prestando atenção especial nas áreas das válvulas cardíacas, para ouvir sopros. A maioria dos sopros em gatos é auscultada na região paraesternal.

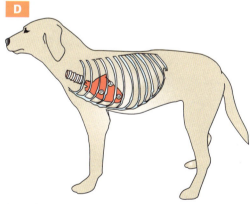

Áreas de auscultação no tórax esquerdo para as válvulas cardíacas pulmonar (*P*), aórtica (*A*) e mitral (*M*).

## PROCEDIMENTO 1.1 Exame físico (continuação)

3. Desenvolver um sistema para a palpação, avaliando primeiro o abdome cranial e então se movendo em uma direção cranial para caudal.
4. É importante saber onde todos os órgãos estão localizados, mesmo que eles não sejam normalmente palpáveis, para que possa ser identificado qualquer aumento ou massa associada (Boxe 1.5).

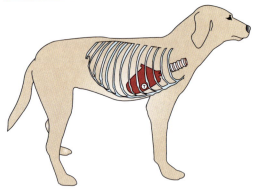

Área de auscultação no tórax direito para a válvula cardíaca tricúspide (T).

E. Se houver a presença do sopro, deve-se caracterizá-lo em relação à localização, ao tempo (sistólico, diastólico), à altura (grau) e à qualidade do som (ver "Exame cardíaco, no Capítulo 10, "Técnicas cardíacas").

### PALPAÇÃO ABDOMINAL

1. Posicionar o animal em estação sobre a mesa ou no chão, com a contenção da cabeça.
2. Utilizar um toque leve, mas com o aumento progressivo da força, semelhante a uma massagem; palpar o abdome utilizando as pontas dos dedos e palmas das mãos.

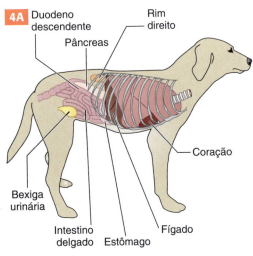

Localização dos órgãos no abdome, visão lateral direita.

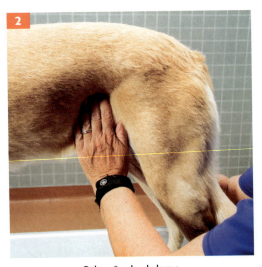

Palpação do abdome.

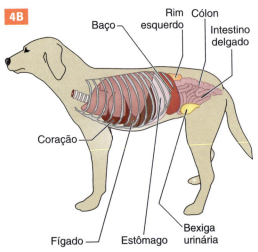

Localização dos órgãos no abdome, visão lateral esquerda.

# PROCEDIMENTO 1.1 Exame físico (continuação)

**4C**

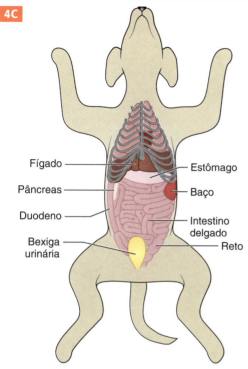

Localização dos órgãos no abdome, visão ventral.

## BOXE 1.5 Palpação abdominal

**Pode ser palpado:**

Intestinos (se houver presença de fezes)
Bexiga (se repleta)
Polo caudal do rim esquerdo (cães), ambos os rins (gatos)

**Não pode ser palpado frequentemente (quando normal)**[a]

Fígado
Pâncreas
Estômago/Piloro
Glândulas adrenais
Baço
Útero (a menos que gestante ou com piometra)

[a]**Importante** saber como esses órgãos são, para identificá-los se estiverem aumentados ou com massas associadas.

5. Alguns animais, mesmo quando não estão com dor, tencionam o abdome em resposta à palpação.

6. Utilizar as pontas dos dedos para sentir o tamanho e formato dos órgãos, ou para detectar quaisquer massas.
7. Observar qualquer distensão abdominal, dor aparente ou massas.
8. O fígado é o órgão mais cranial no abdome, e não pode ser palpado, a menos que esteja aumentado, pois não ultrapassa a margem costal.
9. Os rins estão no abdome dorsocranial, com o rim direito mais cranial que o esquerdo. Os rins dos caninos estão fixos no espaço retroperitoneal, e podem ser difíceis de palpar; porém, em cães magros, jovens e relaxados, geralmente o polo caudal do rim esquerdo pode ser palpado.

Em gatos, os rins são mais móveis; em geral, cada rim pode ser gentilmente mobilizado, palpado inteiramente e avaliado em relação a tamanho, formato e maciez.

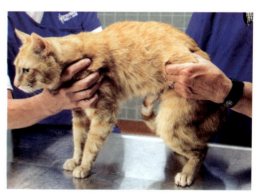

Palpando rins de gato.

10. O baço localiza-se na lateral esquerda do abdome cranial. Sua cauda pode ser palpada no assoalho abdominal ventral em alguns cães normais.
11. Palpar as alças intestinais à medida que elas deslizam pelos dedos; avaliar regiões espessas, corpos estranhos e massas. Em animais com efusão peritoneal, as alças do intestino podem parecer mais escorregadias que o normal.
12. O cólon é maior que as alças individuais do intestino delgado e pode ser palpado dorsalmente no abdome.

## PROCEDIMENTO 1.1  Exame físico *(continuação)*

13. Ao final da palpação, o assistente eleva a dianteira do animal para que desçam os intestinos e órgãos craniais à região palpável, fora da caixa torácica. Isso é especialmente importante em cães de grande porte ou de peito profundo, e pode auxiliar a palpação de massas esplênicas e hepáticas, intussuscepções ileocecocólicas e corpos estranhos intestinais.

B. Avaliar atrofia regional; palpar músculos, tendões, massas em ossos longos, inchaços, dor ou calor.
C. Palpar as articulações do carpo e cotovelo, para inchaço, dor ou calor.
D. Flexionar e estender cada articulação; se isso provocar dor ou resistência, ou se o animal tiver alguma deficiência, realizar um exame musculoesquelético mais focado.

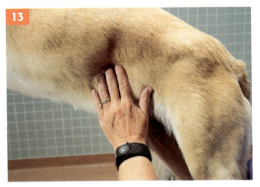

Elevar a dianteira durante a palpação.

### EXAMES MUSCULOESQUELÉTICO E ESPINAL

1. **Membros torácicos**
   A. Examinar os membros torácicos dos dígitos às escápulas.

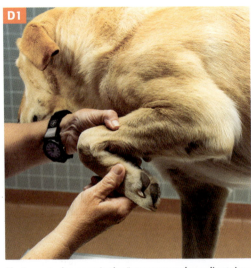

Flexionar todas as articulações nos membros dianteiros.

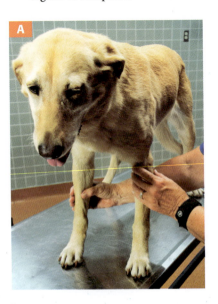

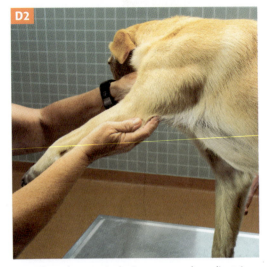

Estender todas as articulações nos membros dianteiros.

## PROCEDIMENTO 1.1 Exame físico (continuação)

E. Examinar unhas, leitos ungueais e coxins em cada pata, avaliando cor, simetria, erosões, massas, corpos estranhos, dermatite interdigital, cistos e massas. Avaliar desgastes anormais nas unhas.

2. **Membros pélvicos e cauda**
   A. Examinar cada membro, dos dígitos até a pelve.

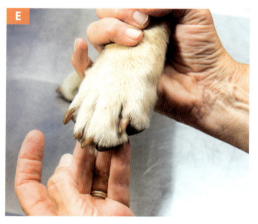

Avaliar as patas.

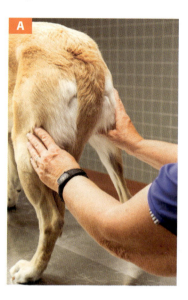

F. Avaliar o calor do membro e o pulso da artéria braquial, se o membro não é utilizado normalmente.
G. Avaliar a propriocepção, testando cada pata.

B. Avaliar atrofia regional e palpar músculos, tendões e ossos longos, para massas, inchaços, dor ou calor.
C. Palpar as articulações do jarrete e joelho, para inchaço, dor ou calor.
D. Flexionar e estender cada articulação; se isso provocar dor ou resistência, ou se o animal tiver alguma deficiência, realizar um exame musculoesquelético mais focado.

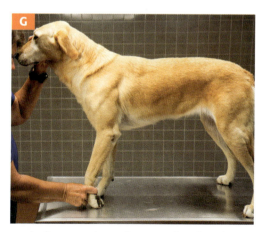

Avaliar a propriocepção no membro dianteiro.

H. Palpar o linfonodo pré-escapular (superfície cervical) e tentar palpar os linfonodos axilares.

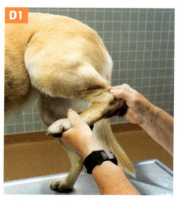

Flexionar todas as articulações dos membros posteriores.

## PROCEDIMENTO 1.1 Exame físico (continuação)

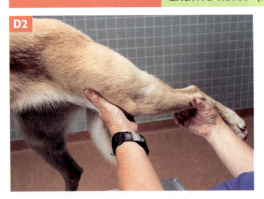

Estender todas as articulações dos membros posteriores.

E. Examinar todas as unhas, leitos ungueais e coxins plantares em cada pata, para avaliar cor, simetria, erosões, massas, corpos estranhos, dermatites interdigitais, cistos e massas. Avaliar desgastes anormais das unhas.

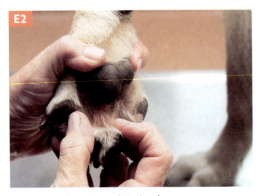

Examinar o espaço interdigital.

Examinar o interior das patas.

F. Avaliar o calor do membro e o pulso da artéria femoral, se o membro não é utilizado normalmente.
G. Avaliar a propriocepção, testando cada pata.

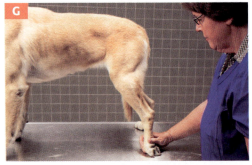

Avaliar a propriocepção.

H. Palpar o linfonodo poplíteo.
I. Examinar a cauda em relação a movimento e tônus, e avaliar a resistência à flexão dorsal da cauda.

3. **Pescoço e espinha**
   A. Com uma mão no pescoço, para sentir os espasmos musculares, flexionar e estender gentilmente o pescoço; virar a cabeça para cada lado, para avaliar dor, resistência ou redução da amplitude de movimento. O profissional deve ser capaz de levar o focinho de um cão ou gato normal em direção ao flanco, sem causar desconforto.

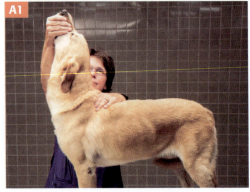

Flexionar e estender o pescoço.

## PROCEDIMENTO 1.1 Exame físico *(continuação)*

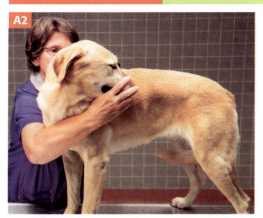

Virar a cabeça para cada lado. Animais normais devem ser capazes de tocar o flanco com seu focinho, sem desconforto.

**B.** Animais agressivos que resistem à manipulação do pescoço podem ser observados conforme viram a cabeça em resposta a sons ou sinais visuais, ou podem ser atraídos com um petisco, para virar suas cabeças.

**C.** Aplicar uma pressão firme sobre os corpos vertebrais na espinha torácica e lombar, para determinar se há um local sensível. Se a palpação em uma região provoca consistentemente uma resposta de dor, deve-se palpar sobre cada corpo vertebral naquela região, para determinar especificamente o local da dor.

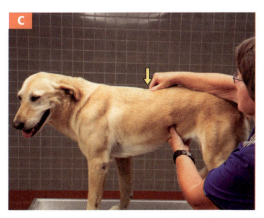

Palpar sobre os corpos vertebrais na espinha.

**D.** Pressionar a articulação lombossacral para baixo e flexionar a cauda para a dorsal. Essas manipulações causarão desconforto em cães com compressão da cauda equina.

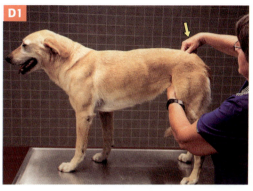

Palpar sobre a articulação lombossacral, aplicando pressão para baixo.

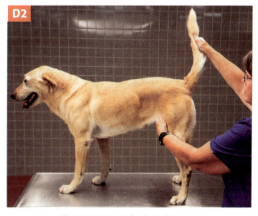

Flexionar a cauda dorsalmente.

### EXAME UROGENITAL EXTERNO E PERITONEAL

**1.** Avaliar o ânus e a pele adjacente, para notar inchaços, massas, erosões ou fístulas. O ânus deve parecer firmemente fechado em um animal não sedado.

## PROCEDIMENTO 1.1 Exame físico *(continuação)*

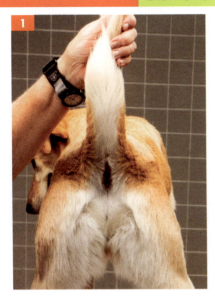

Examinar ânus e períneo.

2. Estimular o períneo com um termômetro ou toque leve para iniciar contração do esfíncter anal e flexão da cauda.
3. Em uma fêmea, examinar as membranas mucosas da vulva e avaliar a área perivulvar, para corrimentos e dermatites.

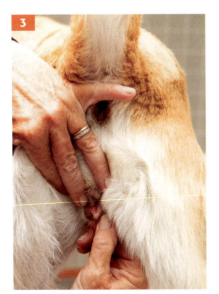

Examinar as membranas mucosas da vulva e a pele perivulvar.

4. Em um macho não castrado, palpar ambos os testículos, para avaliar inchaço, regiões firmes, massas e a pele do escroto, para dermatite.

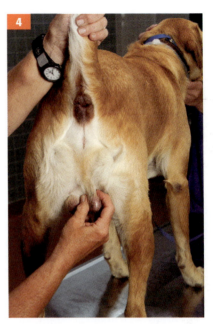

Palpar ambos os testículos.

5. Em cães machos, examinar o prepúcio, para verificar secreções, massas ou inchaços. Exteriorizar o pênis para examiná-lo.

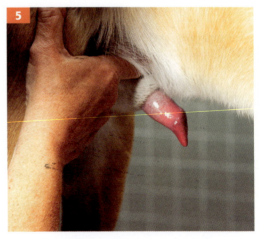

Exteriorizar o pênis em um cão macho.

## PROCEDIMENTO 1.1 Exame físico (continuação)

6. A obstrução uretral causando bloqueio urinário e dor é uma queixa comum em gatos machos, portanto é importante ser capaz de conter o gato para exteriorizar o pênis e observar evidências de um autotrauma.

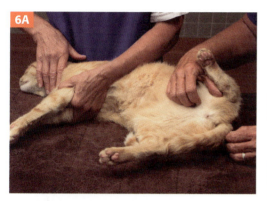

Conter o gato para exteriorizar o pênis.

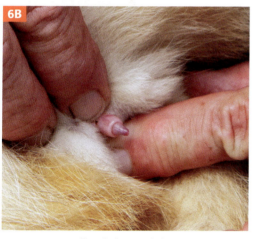

Exteriorizar o pênis.

7. Palpar as glândulas mamárias e tentar palpar os linfonodos axilares e inguinais. Os cães geralmente têm 5 pares de glândulas mamárias, ao passo que os gatos têm quatro pares. A neoplasia de glândula mamária afeta mais comumente as fêmeas de cães e gatos não castradas, e as castradas em idade mais avançada. Quando uma massa é palpada em uma glândula mamária, certificar-se de avaliar o linfonodo drenante (Boxe 1.6).

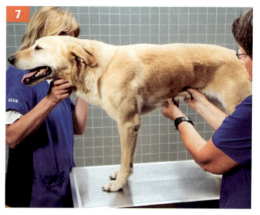

Palpar as glândulas mamárias.

### BOXE 1.6 Linfonodo drenante das glândulas mamárias em cadelas e gatas

| Glândula mamária | Linfonodo drenante |
|---|---|
| **Cadelas** | |
| Cranial torácica, glândula 1 | LN axilar e esterno |
| Cranial torácica, glândula 2 | LN axilar e esterno |
| Cranial abdominal, glândula 3 | Axilar e/ou inguinal |
| Caudal abdominal, glândula 4 | Inguinal ± LN ilíaco medial |
| Inguinal, glândula 5 | LN inguinal ± poplíteo |
| **Gatas** | |
| Cranial torácica, glândula 1 | Axilar |
| Caudal torácica, glândula 2 | Axilar e inguinal |
| Cranial abdominal, glândula 3 | Axilar e inguinal |
| Caudal abdominal, glândula 4 | Inguinal |

*LN*, linfonodo.

### TEMPERATURA RETAL E PALPAÇÃO RETAL

1. Aferir a temperatura retal com um termômetro lubrificado. A amplitude normal da temperatura corpórea em indivíduos calmos e normais em um ambiente fresco é de 37,9 a 39,1°C (100,2 a 102,5°F) em cães e 38 a 39,1°C (100,5 a 102,5°F) em gatos.

## PROCEDIMENTO 1.1  Exame físico *(continuação)*

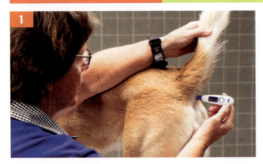

Temperatura retal.

2. Em um paciente estressado, a temperatura retal às vezes é aferida no início do exame, para evitar hipertermia induzida por estresse. Aferir a temperatura nem sempre é necessário em gatos normais e cães pequenos nas avaliações de bem-estar.
3. Para animais que são grandes o suficiente para tolerá-lo, inserir um dedo protegido no reto. Avaliar espessura da parede retal, glândulas anais, uretra pélvica, contornos da pelve e sacro, e próstata.

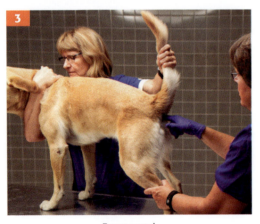

Exame retal.

4. A próstata normal deve ser pequena, simétrica e indolor à palpação.
5. As glândulas anais normalmente são pequenas bolsas, sem sensibilidade à palpação, nas posições 4 e 8 h.

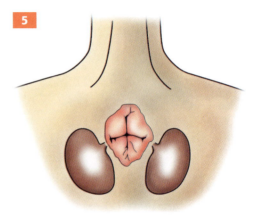

Localização da glândula anal.

6. Palpar dorsal e cranialmente, para detectar linfadenopatia sublombar.
7. Palpar dorsalmente, para detectar dor vertebral ventral.
8. Examinar as fezes no termômetro ou no dedo enluvado, para qualquer evidência de melena, sangue ou muco.

# Coleta de Sangue Venoso

**2**

## PROCEDIMENTO 2.1 | Punção venosa da jugular

### OBJETIVO
Obter uma amostra de sangue venoso para análise.

### INDICAÇÕES
Coleta de uma amostra de sangue para testes de patologia clínica.

### CONTRAINDICAÇÕES E PREOCUPAÇÕES
1. A punção venosa da jugular deve ser evitada em pacientes com coagulopatia grave.
2. A contenção adequada é importante para evitar trauma excessivo na veia, resultando na formação de hematoma.
3. Aplique apenas uma sucção suave ao coletar amostras de sangue, pois uma sucção vigorosa pode levar à hemólise.

### COMPLICAÇÕES
1. Hemorragia.
2. Formação de hematoma subcutâneo.

### ANATOMIA ESPECIAL
Veia jugular: as veias jugulares externas direita e esquerda são grandes veias superficiais que ficam dentro do sulco jugular, que é um sulco em cada lado do pescoço, dorsolateral à traqueia.

### EQUIPAMENTO
- Agulha calibre 22G a 20G, de 1 polegada, ou cateter borboleta
- Seringa
- Álcool 70%

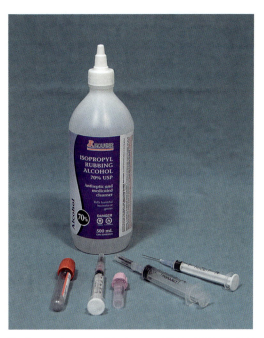

Equipamento necessário para punção venosa em cães e gatos.

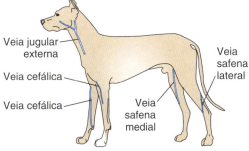

Veias acessíveis para coleta de sangue venoso em cães e gatos.

### CONTENÇÃO
1. Cães e gatos pequenos devem ser contidos sobre uma mesa em decúbito esternal para a punção venosa da jugular. Segurar as patas dianteiras logo acima das articulações do carpo e puxá-las para fora da borda da mesa. Estender o pescoço do animal de forma que seu nariz aponte para o teto.

## PROCEDIMENTO 2.1 — Punção venosa da jugular *(continuação)*

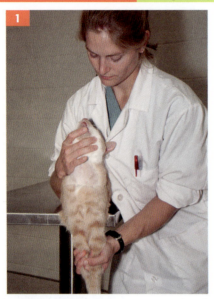

Contendo um gato para punção venosa jugular.

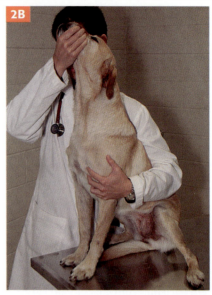

Contendo um cão de tamanho médio para punção venosa da jugular.

2. Cães de tamanho médio podem ser contidos na posição esternal ou sentados em uma mesa, aninhados contra o corpo do tutor com um braço enquanto a cabeça é contida e, o focinho, apontado para o teto.

3. A punção venosa da jugular pode ser realizada em cães grandes: eles devem estar sentados no chão, montados por quem os está contendo, com o nariz apontando para o teto.

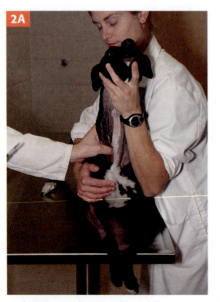

Contendo um cão de tamanho médio para punção venosa da jugular.

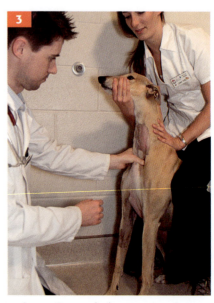

Contendo um cão grande durante a punção venosa da jugular.

# PROCEDIMENTO 2.1 Punção venosa da jugular *(continuação)*

## TÉCNICA

**1.** Anatomia

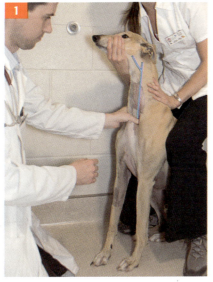

A veia jugular externa está localizada dentro do sulco jugular, que é um sulco na lateral do pescoço, dorsolateral à traqueia.

**2.** Distender a veia com sangue (eleve a veia) aplicando pressão firme na entrada torácica na porção mais ventral do sulco jugular, lateral à traqueia.

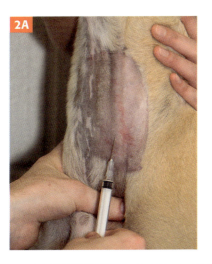

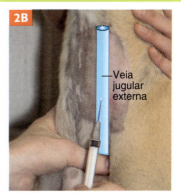

Distendendo a veia jugular.

**3.** Palpar a veia distendida. Se a veia não puder ser vista ou palpada, cortar o pelo de uma pequena área sobre o sulco jugular.
**4.** Aplicar álcool e palpar a veia distendida, traçando seu trajeto desde o ângulo da mandíbula até a abertura torácica.
**5.** Inserir a agulha, com o bisel para cima, em um ângulo de 20 a 30° em relação à veia. Assim que a ponta da agulha estiver na veia, aplicar sucção para coletar a amostra. Se o fluxo parar, tentar retirar a agulha ligeiramente, para restabelecer o fluxo.

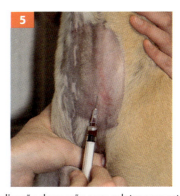

Aplicação de sucção para coletar a amostra.

**6.** Assim que a amostra estiver coletada, liberar a pressão na veia, interromper a sucção e retirar a agulha da veia. Aplicar uma leve pressão no local da punção venosa e segurar por aproximadamente 60 segundos.

## PROCEDIMENTO 2.2 — Punção venosa da jugular, técnica invertida

### OBJETIVO
Obter uma amostra de sangue venoso para análise.

### INDICAÇÕES
1. Coleta de uma amostra de sangue para exames de patologia clínica.
2. Pacientes pequenos que lutam vigorosamente podem ser contidos de forma mais eficaz e segura para punção venosa da jugular usando a técnica invertida, pois eles podem ser impedidos de ventroflexionar repentinamente o pescoço e causar trauma durante a coleta de sangue.

### CONTRAINDICAÇÕES E PREOCUPAÇÕES
1. A punção venosa jugular deve ser evitada em pacientes com coagulopatia grave.
2. A contenção adequada é importante para evitar trauma excessivo na veia, resultando na formação de hematoma.

### COMPLICAÇÕES
1. Hemorragia.
2. Formação de hematoma subcutâneo.

### ANATOMIA ESPECIAL
Veia jugular: as veias jugulares externas direita e esquerda são grandes veias superficiais que ficam dentro do sulco jugular, que é um sulco em cada lado do pescoço, dorsolateral à traqueia.

### EQUIPAMENTO
- Agulha de calibre 22G a 20G, 1 polegada
- Seringa
- Álcool 70%

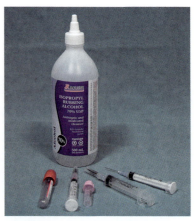

Equipamento necessário para punção venosa em cães e gatos.

### CONTENÇÃO
1. Alguns gatos se opõem violentamente à contenção para punção venosa jugular de rotina. Nesses gatos, e em gatos e cachorros jovens, uma técnica invertida é frequentemente melhor.
2. Colocar o animal em uma bolsa para gatos ou embrulhá-lo em uma toalha, deixando apenas a cabeça e o pescoço acessíveis (Boxes 2.1 e 2.2).

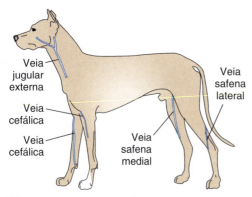

Veias acessíveis para coleta de sangue venoso em cães e gatos.

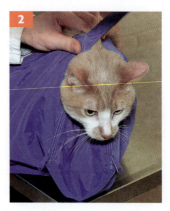

Gato contido em uma bolsa de gato.

Procedimento 2.2 Punção venosa da jugular, técnica invertida 37

## PROCEDIMENTO 2.2 Punção venosa da jugular, técnica invertida *(continuação)*

### BOXE 2.1 Colocando um gato em uma bolsa de gato

**A.** Fazer tricotomia no gato; colocá-lo em cima da bolsa aberta, em uma mesa.

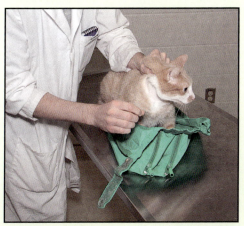

**B.** Apertar a faixa de velcro confortavelmente em volta do pescoço do gato.

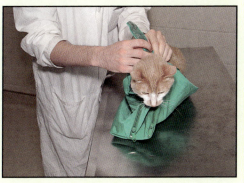

**C.** Segurar as patas traseiras do gato com uma mão e curvá-las para frente em direção ao peito do gato.

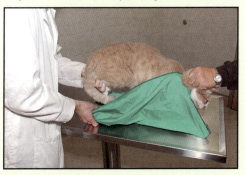

**D.** Fechar a parte de trás da bolsa do gato.

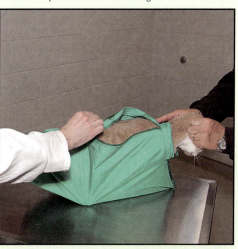

**E.** Gato em bolsa de gato.

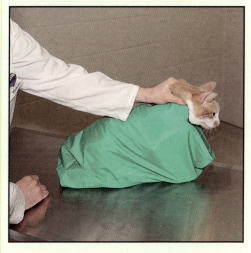

## PROCEDIMENTO 2.2 — Punção venosa da jugular, técnica invertida *(continuação)*

### BOXE 2.2 — Método Burrito de embrulhar um gato em uma toalha

Muitos preferem embrulhar os gatos em uma toalha em vez de usar uma sacola, pois pode ser menos estressante para o gato.

**A.** Deitar o gato em uma toalha na mesa.

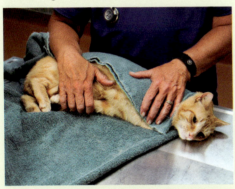

**B.** Enrolar a toalha confortavelmente em torno do gato.

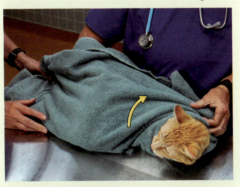

**C.** Continuar a enrolar até o que gato esteja contido firmemente dentro da toalha.

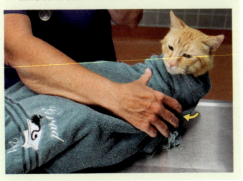

### TÉCNICA

1. Colocar o animal em decúbito dorsal sobre uma mesa e fazer com que o tutor o embale contra seu corpo, com um braço. O auxiliar deve comprimir a veia jugular na entrada torácica na base do sulco jugular, lateralmente à traqueia. Isso faz com que a veia jugular se distenda com sangue.
2. O veterinário deve segurar a cabeça do animal com uma mão e girar ou manipular o pescoço até que a veia distendida esteja visível ou palpável. Realizar a tricotomia do pelo em uma pequena área sobre o sulco jugular, se necessário, e aplicar álcool.

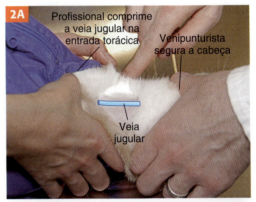

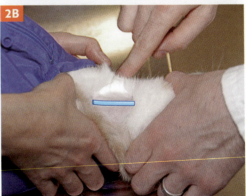

Gato contido para punção venosa jugular invertida. O gato está em decúbito dorsal, com o focinho para a direita.

3. Inserir a agulha, com o bisel para cima, em um ângulo de 20 a 30° em relação à veia. Se o animal pular ou lutar, o profissional pode

## PROCEDIMENTO 2.2  Punção venosa da jugular, técnica invertida *(continuação)*

mover-se com o animal, porque tem o controle da cabeça. Assim que a ponta da agulha estiver na veia, aplicar sucção para coletar a amostra.

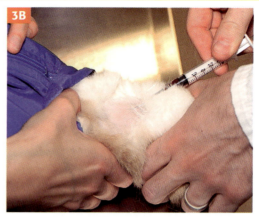

A sucção é aplicada para coletar a amostra de sangue.

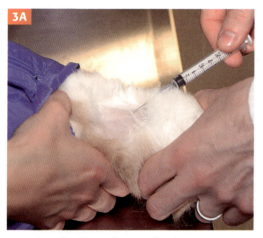

A agulha é inserida com o bisel para cima.

4. Assim que a amostra for coletada, o auxiliar deve liberar a pressão na veia. Interromper a sucção e retirar a agulha da veia. Aplicar uma leve pressão no local da punção venosa e segurar por aproximadamente 60 segundos.

---

## PROCEDIMENTO 2.3  Punção venosa cefálica

### OBJETIVO
Obter uma amostra de sangue venoso para análise.

### INDICAÇÕES
Coleta de uma amostra de sangue para testes de patologia clínica.

### CONTRAINDICAÇÕES E PREOCUPAÇÕES
A contenção adequada é importante para evitar trauma excessivo na veia, resultando na formação de hematoma.

### COMPLICAÇÕES
1. Hemorragia.
2. Formação de hematoma subcutâneo.

### ANATOMIA ESPECIAL
Veia cefálica: as veias cefálicas direita e esquerda são veias superficiais que se encontram na superfície anterior do membro dianteiro, tornando-as muito acessíveis para punção venosa.

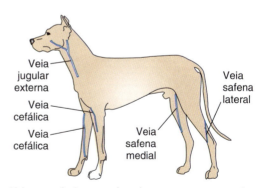

Veias acessíveis para coleta de sangue venoso em cães e gatos.

### EQUIPAMENTO
- Agulha de calibre 22G a 20G, 1 polegada
- Seringa
- Álcool 70%

## Capítulo 2 Coleta de Sangue Venoso

### PROCEDIMENTO 2.3 Punção venosa cefálica (continuação)

### TÉCNICA

**1.** Rolar lateralmente e comprimir a veia cefálica.

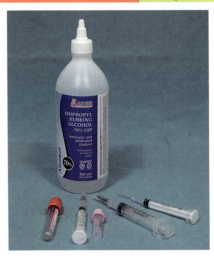

Equipamento necessário para punção venosa em cães e gatos.

### CONTENÇÃO

1. Colocar o animal na posição sentada ou em decúbito esternal sobre uma mesa ou (para cães grandes) no chão.
2. O auxiliar deve ficar do lado oposto ao membro a ser puncionado e usar um braço para conter a cabeça do animal, envolvendo o pescoço e virando o focinho para longe desse membro. O auxiliar deve usar o outro braço para estender a pata dianteira do animal, segurando o cotovelo e empurrando a pata para a frente.

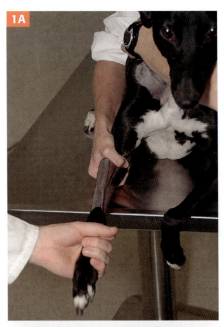

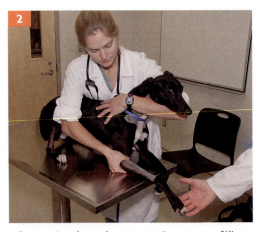

Contenção adequada para punção venosa cefálica.

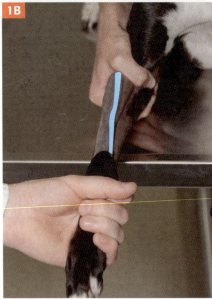

Usando o polegar da mão segurando a pata, a veia cefálica é rolada lateralmente e comprimida, de modo que se distenda com sangue.

## PROCEDIMENTO 2.3 Punção venosa cefálica (continuação)

2. Se a veia não puder ser vista ou palpada, realizar a tricotomia de uma pequena área sobre o antebraço dorsal e aplicar álcool.
3. O venipunturista deve segurar a pata para mantê-la estendida. Ele deve identificar a veia cefálica distendida e colocar o polegar ao lado da veia para estabilizá-la durante a punção venosa.
4. Inserir a agulha com o bisel para cima, em um ângulo de 20 a 30° em relação à veia. Assim que a ponta da agulha estiver na veia, aplicar sucção para coletar a amostra.
5. Assim que a amostra for coletada, o auxiliar deve liberar a pressão na veia. Interromper a sucção e retirar a agulha da veia. Colocar uma leve pressão no local da punção venosa e segurar por aproximadamente 60 segundos.

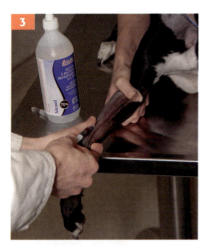

Estabilizando a veia cefálica.

---

## PROCEDIMENTO 2.4 Punção venosa de safena lateral

### OBJETIVO
Obter uma amostra de sangue venoso para análise.

### INDICAÇÕES
Coleta de uma amostra de sangue para testes de patologia clínica.

### CONTRAINDICAÇÕES E PREOCUPAÇÕES
A contenção adequada é importante para evitar trauma excessivo na veia, resultando na formação de hematoma.

### COMPLICAÇÕES
1. Hemorragia.
2. Formação de hematoma subcutâneo.

### ANATOMIA ESPECIAL
Veia safena lateral: as veias safenas laterais direita e esquerda são pequenas veias superficiais que correm diagonalmente pela superfície lateral da tíbia distal.

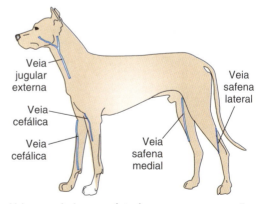

Veias acessíveis para coleta de sangue venoso em cães e gatos.

## PROCEDIMENTO 2.4 — Punção venosa de safena lateral (continuação)

### EQUIPAMENTO
- Agulha de calibre 22G a 20G, 1 polegada
- Seringa
- Álcool 70%

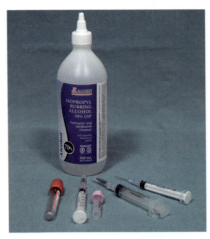

Equipamento necessário para punção venosa em cães e gatos.

### CONTENÇÃO
1. Segurar o animal em decúbito lateral, com as pernas voltadas para o venipunturista e as costas voltadas para o auxiliar.
2. O auxiliar deve conter o animal segurando os membros anteriores com uma das mãos e elevando-os ligeiramente para fora da mesa, enquanto aplica pressão para baixo no pescoço do paciente, com o mesmo antebraço. Segurar o último membro posterior com a outra mão.

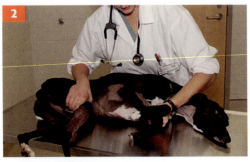

Contenção adequada para punção venosa da safena lateral.

### TÉCNICA
1. O auxiliar deve circundar a face caudal do membro posterior superior, aplicando uma pressão firme no nível do joelho, para comprimir a veia safena lateral e fazer com que ela se distenda com sangue.

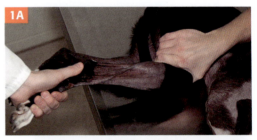

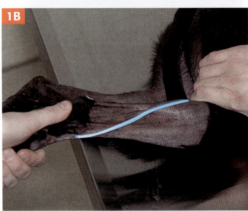

Comprimindo a veia safena lateral, causando sua distensão com sangue.

2. O venipunturista deve segurar a pata traseira e palpar a veia distendida. Se a veia não puder ser vista ou palpada, raspar o pelo de uma pequena área sobre a veia e aplicar álcool, enquanto se certifica de que o auxiliar está comprimindo a veia adequadamente.
3. Assim que a veia for identificada, o venipunturista deve colocar o polegar adjacente à veia, para estabilizá-la, e evitar movimento durante a punção venosa. Inserir a agulha com o bisel para cima, em um ângulo de 20 a 30° em relação à veia. Assim que a ponta da agulha estiver na veia, aplicar sucção para coletar a amostra.

## PROCEDIMENTO 2.4 Punção venosa de safena lateral (continuação)

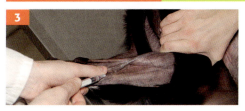

Estabilizando a veia safena lateral colocando o polegar adjacente à veia durante a punção venosa.

4. Assim que a amostra for coletada, o auxiliar deve liberar a pressão na veia. Interromper a sucção e retirar a agulha da veia. Aplicar uma leve pressão no local da punção venosa e segurar por aproximadamente 60 segundos.

---

## PROCEDIMENTO 2.5 Punção venosa da safena medial

### OBJETIVO
Obter uma amostra de sangue venoso para análise.

### INDICAÇÕES
Coleta de uma amostra de sangue para testes de patologia clínica.

### CONTRAINDICAÇÕES E PREOCUPAÇÕES
A contenção adequada é importante para evitar trauma excessivo na veia, resultando na formação de hematoma.

### COMPLICAÇÕES
1. Hemorragia.
2. Formação de hematoma subcutâneo.

### ANATOMIA ESPECIAL
Veia safena medial: as veias safenas mediais direita e esquerda são muito superficiais, com um longo curso reto na linha média da superfície medial do membro posterior, tornando-as o local preferido para punção venosa em gatos.

### EQUIPAMENTO
- Agulha de calibre 22G a 20G, 1 polegada
- Seringa
- Álcool 70%

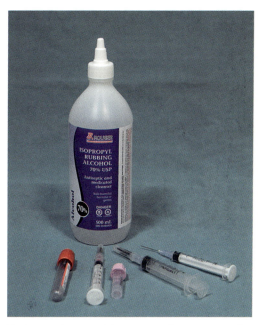

Equipamento necessário para punção venosa em cães e gatos.

### CONTENÇÃO
1. A veia safena medial é mais útil em gatos. Conter o gato em decúbito lateral, com as patas voltadas para o venipunturista e as costas voltadas para o auxiliar.

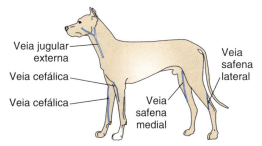

Veias acessíveis para coleta de sangue venoso em cães e gatos.

## PROCEDIMENTO 2.5 — Punção venosa da safena medial (continuação)

2. O auxiliar deve esticar o gato, segurando-o pela nuca com uma das mãos enquanto retrai o posterior superior com a outra mão. Como alternativa, pode-se enrolar o gato em uma toalha, para proporcionar uma contenção menos estressante, enquanto mantém o acesso à parte interna da pata traseira.

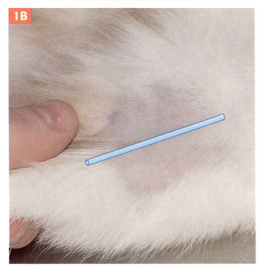

Ocluindo a veia safena medial, causando sua distensão com sangue.

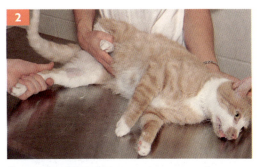

Contenção adequada de um gato para punção venosa da safena medial.

3. O venipunturista deve segurar a região metatarsal do membro posterior o mais próximo da mesa, e estender a pata.

### TÉCNICA

1. O auxiliar deve aplicar pressão na região inguinal para ocluir a veia safena medial e fazer com que ela se distenda com sangue.

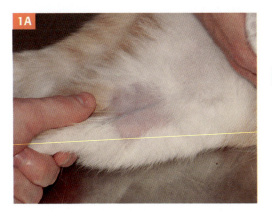

2. O venipunturista deve observar e palpar a veia distendida. Se a veia não pode ser vista ou palpada, ou se houver uma pelagem densa no membro medial, raspar uma pequena área do pelo sobre a veia e aplicar álcool, garantindo que o auxiliar esteja comprimindo a veia adequadamente.
3. Assim que a veia for identificada, o venipunturista deve colocar o polegar adjacente à veia, para estabilizá-la e impedir o movimento durante a punção venosa.
4. Idealmente, as tentativas de punção venosa devem começar bem distais no membro, para o caso de ser necessário fazer mais do que uma tentativa de punção venosa.
5. Enquanto se segura a perna para evitar movimento e se estabiliza a veia com o polegar, a agulha deve ser inserida na veia com o bisel para cima. Assim que a ponta da agulha estiver na veia, aplicar uma sucção muito leve para coletar a amostra. Essa veia tem um diâmetro pequeno, portanto a sucção excessiva pode causar o colapso do vaso e também levar à hemólise da amostra.

## PROCEDIMENTO 2.5   Punção venosa da safena medial *(continuação)*

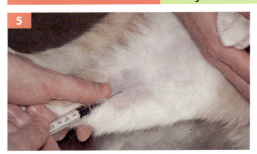

6. Assim que a amostra for coletada, faça com que o auxiliar libere a pressão na veia. Interromper a sucção e retirar a agulha da veia. Aplicar uma leve pressão no local da punção venosa e segurar por aproximadamente 60 segundos.

Inserção da agulha, com o bisel para cima, na veia safena medial.

---

## PROCEDIMENTO 2.6   Coleta de sangue da veia marginal da orelha

### OBJETIVO
Obter uma gota de sangue para análise com restrição mínima.

### INDICAÇÕES
1. Mais comumente utilizada para coletar uma gota de sangue para medição de glicose em cães e gatos.
2. Utilizada para avaliação de múltiplas medições sequenciais de glicose no sangue, quando a punção venosa repetida seria estressante e difícil.
3. Coleta sangue capilar e não requer habilidades de punção venosa, portanto pode ser realizada pelo tutor, em casa.

### CONTRAINDICAÇÕES E PREOCUPAÇÕES
1. É necessária alguma contenção para coletar a amostra de sangue.
2. Deve-se aplicar pressão após a amostragem, para evitar hematomas.
3. Às vezes, uma gota de sangue inadequada é obtida se as técnicas para melhorar o fluxo sanguíneo (massagem, aquecimento) não forem utilizadas.

### ANATOMIA ESPECIAL
1. A veia marginal da orelha, ou veia auricular lateral, corre ao longo da margem lateral do pavilhão auricular.

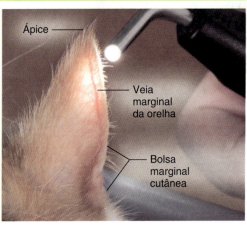

A veia marginal da orelha corre ao longo da margem lateral do pavilhão auricular.

2. A punção é geralmente realizada no lado externo (posterior) (com pelo) da orelha, entre a veia visível e a borda externa da orelha – entre o ápice (ponta) da orelha e a bolsa marginal cutânea –, para iniciar o sangramento capilar. Se a veia for seccionada, é mais provável que ocorram hematomas.

### EQUIPAMENTO
- Glicosímetro e tiras de teste
- Agulha de calibre 25G ou dispositivo de punção com lanceta
- Gaze ou bolas de algodão

## PROCEDIMENTO 2.6 — Coleta de sangue da veia marginal da orelha (continuação)

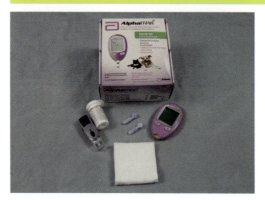

Equipamento necessário para medir a glicose no sangue coletado na veia marginal da orelha.

### TÉCNICA: PREPARAR A LANCETA PARA USO

1. Inserir uma nova lanceta no dispositivo de punção, empurrando-a firmemente no copo.

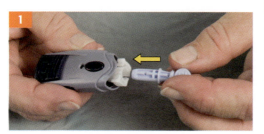

Inserindo uma nova lanceta no dispositivo de punção (*seta*).

2. Torcer a proteção arredondada, expondo a agulha.

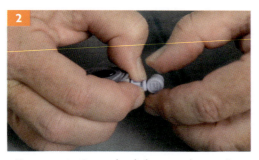

Torça a proteção arredondada, expondo a agulha.

3. Recolocar a tampa de proteção de plástico, que tem um orifício na extremidade, para permitir que a agulha perfure o local quando acionada.

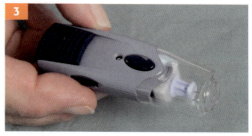

Recolocar a proteção de plástico transparente.

4. Ajustar a configuração de profundidade usando o seletor na lateral do dispositivo de punção.

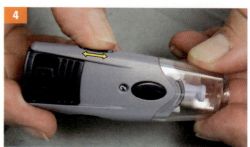

Ajustar a configuração de profundidade movendo o seletor (*seta*).

5. Puxar a alça escura para fora, até ouvir um clique.

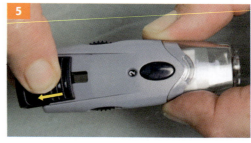

Puxar a alça escura para ativar o dispositivo (*seta*).

## PROCEDIMENTO 2.6 — Coleta de sangue da veia marginal da orelha *(continuação)*

### TÉCNICA: PREPARAR O GATO

1. Segurar o gato em uma posição confortável.
2. Identificar a veia marginal da orelha.
3. Se desejar, aplicar um pouco de vaselina na área a ser perfurada, para tornar o vaso mais visível e fazer com que o sangue goteje em vez de se espalhar para o pelo.
4. Se desejar, aplicar uma compressa quente e seca na margem lateral da orelha por 20 a 60 segundos antes da punção, para aumentar o fluxo sanguíneo.

### TÉCNICA: COLETAR A AMOSTRA

1. Inserir a tira de teste no glicosímetro, para ligá-lo.

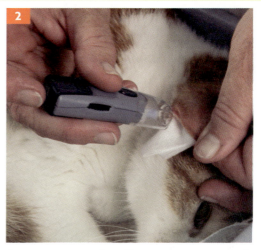

Segurar a margem da orelha contra uma esponja de gaze enrolada em seu dedo.

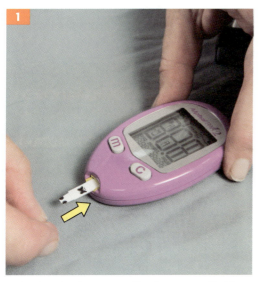

Inserir a tira de teste no glicosímetro para ligá-lo.

2. Segurar a borda da orelha com uma esponja de gaze dobrada ou bola de algodão entre o dedo e a superfície interna da margem da orelha, para evitar uma lesão acidental do dedo.

3. Posicionar a lanceta entre a veia e a margem externa da orelha.
4. Pressionar o botão de disparo para liberar a lanceta com mola e furar a orelha.

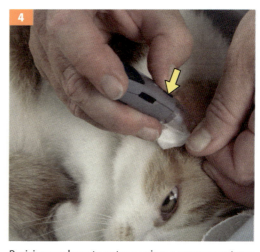

Posicionar a lanceta entre a veia e a margem externa da orelha e pressionar o botão de disparo (seta), lancetando a orelha.

## PROCEDIMENTO 2.6 — Coleta de sangue da veia marginal da orelha (continuação)

**5.** Massagear suavemente a orelha em direção ao local da punção, até que haja uma gota de sangue visível. Não soltar a orelha.

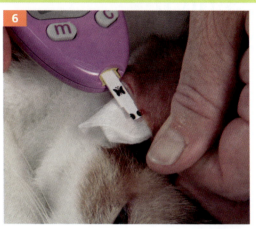

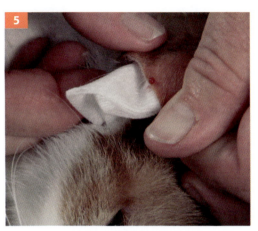

Massagear a orelha em direção ao local da punção, até que haja uma gota de sangue visível.

**6.** Assim que a gota de sangue se formar, segurar a ponta da tira de teste na base da gota de sangue e absorvê-la.

Deixar a tira de teste absorver a gota de sangue.

**7.** Assim que a tira estiver com sangue suficiente, aplicar pressão suave na orelha por 15 segundos, para evitar hematomas.

# Coleta de Sangue Arterial

## PROCEDIMENTO 3.1 — Coleta de sangue arterial da artéria femoral

### OBJETIVO
Obter uma amostra de sangue arterial para análise.

### INDICAÇÕES
1. Monitorar a função respiratória.
2. Avaliar o equilíbrio ácido-básico em animais gravemente doentes.
3. Avaliar a oxigenação durante a avaliação diagnóstica de policitemia.

### CONTRAINDICAÇÕES E PREOCUPAÇÕES
1. A punção arterial deve ser evitada em pacientes com coagulopatia ou trombocitopenia significantes.
2. A coleta de sangue arterial é difícil em pacientes com hipotensão e má perfusão, dificultando a palpação do pulso arterial.
3. A interpretação pode ser difícil se uma amostra mista de sangue arterial-venoso for coletada.

### COMPLICAÇÕES
1. A formação de hematoma é comum se não for aplicada pressão na artéria após a amostragem.
2. Quando as bolhas de ar não são removidas da amostra ou a amostra não é tampada, os valores dos gases sanguíneos mudam conforme a amostra se equilibra com o ar ambiente.
3. A heparinização excessiva da amostra reduz o conteúdo medido de dióxido de carbono ($PaCO_2$).
4. O armazenamento da amostra por mais de 2 a 4 horas, mesmo no gelo, pode levar a resultados errôneos.

### ANATOMIA ESPECIAL
A artéria femoral pode ser palpada próximo à linha média da face medial proximal da coxa, cranial ao músculo pectíneo palpável. Essa artéria vai de proximal para distal, adjacente e imediatamente anterior à veia femoral.

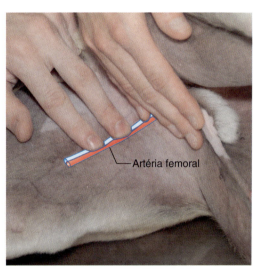

A artéria femoral pode ser palpada perto da linha média da face medial proximal da coxa.

### EQUIPAMENTO
- Seringa de 3 m$\ell$
- Agulha calibre 25 ou calibre 22
- Heparina sódica 1.000 unidades/m$\ell$ *ou*
- Seringa para gasometria arterial contendo um comprimido de heparina liofilizada

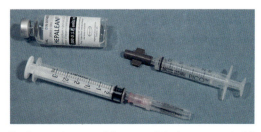

Equipamento necessário para coleta de sangue arterial.

## PROCEDIMENTO 3.1 — Coleta de sangue arterial da artéria femoral (continuação)

### PREPARO

1. Aferir e registrar a temperatura do paciente se o analisador de gases sanguíneos usado se ajustar à temperatura corporal.
2. Usar uma seringa pré-heparinizada para gasometria arterial, se disponível, ou heparinizar uma seringa succionando a heparina (1.000 unidades/m$\ell$) em uma seringa de 3 m$\ell$ com uma agulha de calibre 25 para rinsar a seringa e, em seguida, expulsar toda a heparina da seringa.

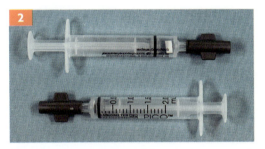

Seringa para gasometria arterial contendo um comprimido de heparina liofilizada.

### TÉCNICA

1. Segure o paciente em decúbito lateral; abduza e flexione a parte superior da pata traseira, para permitir o acesso ao membro inferior. Estender a parte inferior da perna, mantendo alguma tração no pé. Pode ser necessário que um assistente retraia dobras de pele, glândulas mamárias caudais ou prepúcio, para permitir o acesso à região inguinal.

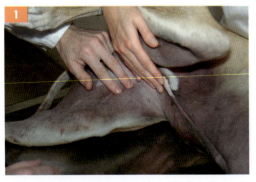

Contenção para coleta de sangue da artéria femoral.

2. Prender sobre a artéria femoral, se necessário, e aplicar álcool no local.
3. Palpar a artéria femoral o mais alto possível na área inguinal, com o primeiro e o segundo dedo da mão não dominante. Delicadamente, manter as pontas dos dedos contra a artéria, para que o pulso arterial possa ser palpado com ambos os dedos.

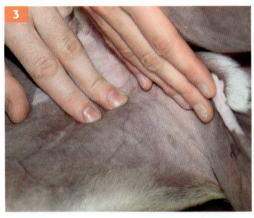

Palpando o pulso arterial femoral com o primeiro e o segundo dedo da mão não dominante.

4. Inserir a agulha conectada à seringa heparinizada na artéria pulsante entre os dois dedos.

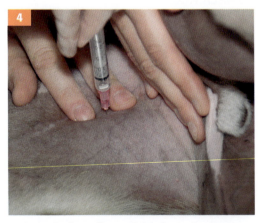

Inserção da agulha na artéria femoral pulsante.

5. Quando a artéria for penetrada, um ponto de sangue aparecerá no centro da agulha.

## PROCEDIMENTO 3.1 — Coleta de sangue arterial da artéria femoral *(continuação)*

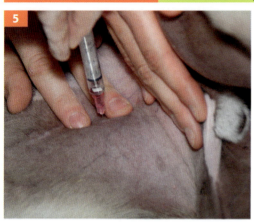

Um ponto de sangue aparece no centro da agulha.

8. Remover todas as bolhas de ar da seringa e da agulha; tampar a amostra de maneira hermética. Analisar a amostra o mais breve possível. Se houver demora, a amostra deve ser mantida em gelo.

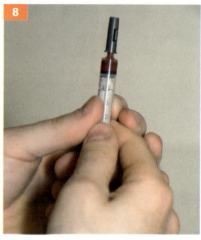

6. Segurar a agulha com firmeza e obter a amostra por aspiração.
7. Assim que a amostra for obtida, retirar a agulha e imediatamente aplicar pressão direta sobre o local da punção. Mantenha a pressão por 3 minutos, para evitar a formação de hematoma.

Remover as bolhas de ar da seringa e tampar a amostra de forma hermética.

---

## PROCEDIMENTO 3.2 — Coleta de sangue arterial da artéria dorsal pedal

### OBJETIVO
Obter uma amostra de sangue arterial para análise.

### INDICAÇÕES
1. Monitorar a função respiratória.
2. Avaliar o equilíbrio ácido-básico em animais gravemente doentes.
3. Avaliar a oxigenação durante a avaliação diagnóstica de policitemia.

### CONTRAINDICAÇÕES E PREOCUPAÇÕES
1. A punção arterial deve ser evitada em pacientes com significativa coagulopatia ou trombocitopenia.
2. A coleta de sangue arterial é difícil em pacientes com hipotensão e má perfusão, dificultando a palpação do pulso arterial.
3. A interpretação pode ser difícil se uma amostra mista de sangue arterial-venoso for coletada. A coleta de sangue da artéria dorsal pedal tem menos probabilidade de ser contaminada por sangue venoso do que a coleta da artéria femoral.

### COMPLICAÇÕES
1. A formação de hematoma é comum se a pressão não for aplicada à artéria após a coleta.
2. Quando as bolhas de ar não são removidas da amostra ou a amostra não é tampada, os valores dos gases sanguíneos mudam conforme a amostra se equilibra com o ar ambiente.
3. A heparinização excessiva da amostra reduz a $PaCO_2$ aferida.
4. O armazenamento da amostra por mais de 2 a 4 horas, mesmo no gelo, pode levar a resultados errôneos.

## 52 Capítulo 3 Coleta de Sangue Arterial

### PROCEDIMENTO 3.2 — Coleta de sangue arterial da artéria dorsal pedal (continuação)

#### ANATOMIA ESPECIAL

A artéria dorsal pedal, ou metatarsal, está localizada na superfície anterior da pata traseira, ligeiramente medial à linha média, sobre o jarrete e os metatarsos proximais. Essa artéria é paralela e fica imediatamente medial ao curso distal do tendão extensor digital longo, entre o segundo e o terceiro ossos do metacarpo.

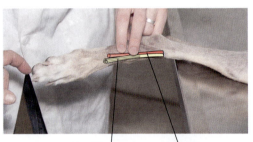

Tendão extensor digital longo — Artéria dorsal pedal

A artéria dorsal pedal está localizada ligeiramente medial à linha média, sobre o jarrete e os ossos metatarsais proximais.

#### EQUIPAMENTO

- Seringa de 3 mℓ
- Agulha calibre 25 ou 22
- Heparina sódica 1.000 unidades/mℓ *ou*
- Seringa para gasometria arterial contendo um comprimido de heparina liofilizada

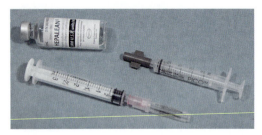

Equipamento necessário para coleta de sangue arterial.

#### PREPARO

1. Aferir e registrar a temperatura do paciente se o analisador de gases sanguíneos utilizado contiver um termômetro.

2. Usar uma seringa pré-heparinizada para gasometria arterial, se disponível, ou heparinizar uma seringa succionando heparina (1.000 unidades/mℓ) em uma seringa de 3 mℓ com uma agulha de calibre 25, para rinsar a seringa e, em seguida, expulsar toda a heparina da seringa.

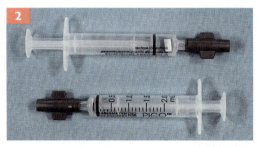

Seringa para gasometria arterial contendo comprimido de heparina liofilizada.

#### TÉCNICA

1. Conter o paciente em uma posição confortável. Pode ser decúbito lateral ou dorsal, ou ser aninhado no colo do tutor.
2. Segurar sobre a região cranial do metatarso e do tarso e aplicar álcool no local.
3. Identificar um pulso pela palpação da artéria dorsal pedal, que está localizada imediatamente medial ao curso distal do tendão extensor digital longo na superfície anterior da região metatarsal.

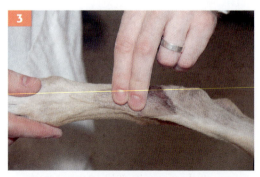

Palpando a artéria dorsal pedal imediatamente medial ao curso distal do tendão extensor digital longo na superfície anterior da região metatarsal.

| Procedimento 3.3 Interpretação dos resultados de gasometria arterial | 53 |

## PROCEDIMENTO 3.2 — Coleta de sangue arterial da artéria dorsal pedal (continuação)

**4.** Palpar a artéria com o primeiro e o segundo dedos da mão não dominante, descansando suavemente as pontas dos dígitos contra a artéria, para que o pulso arterial possa ser palpado com ambos os dedos.

**6.** Quando a artéria for penetrada, um ponto de sangue aparecerá no centro da agulha.

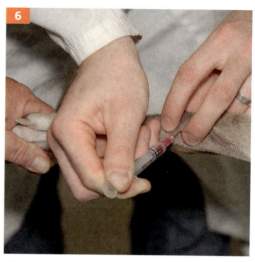

Palpar a artéria dorsal pedal com o primeiro e o segundo dedo da mão não dominante.

**5.** Inserir a agulha conectada à seringa heparinizada na artéria pulsante entre os dois dedos.

Um ponto de sangue aparecerá no centro da agulha.

**7.** Segurar a agulha com firmeza e obter a amostra por aspiração.
**8.** Assim que a amostra for obtida, retirar a agulha e imediatamente aplicar pressão direta sobre o local da punção. Mantenha a pressão por 3 minutos, para evitar a formação de hematoma.
**9.** Remover todas as bolhas de ar da seringa e da agulha e tampar a amostra de maneira hermética. Analisar a amostra o mais rápido possível. Se houver um atraso, a amostra deve ser mantida em gelo.

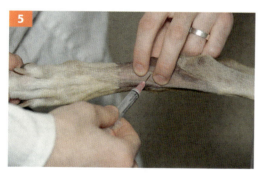

Inserção da agulha na artéria dorsal do pedal pulsante.

## PROCEDIMENTO 3.3 — Interpretação dos resultados de gasometria arterial

**RESULTADOS**

1. Parâmetros medidos (Boxe 3.1)
   A. **pH**: um pH baixo (acidemia) é compatível com muito ácido no sangue, e um pH alto (alcalemia) indica muita base no sangue.
   B. **$PaO_2$**: é a pressão parcial de oxigênio no sangue. A $PaO_2$ será diminuída por ventilação inadequada, por doença pulmonar (pneumonia, edema pulmonar, neoplasia difusa, fibrose pulmonar, entre outras), por tromboembolismo pulmonar e por

# PROCEDIMENTO 3.3 — Interpretação dos resultados de gasometria arterial *(continuação)*

## BOXE 3.1 — Valores de referência normais para gasometria arterial

| | |
|---|---|
| pH | 7,35 a 7,45 |
| $PaCO_2$ | 36 a 40 mmHg |
| $PaO_2$ | 90 a 100 mmHg |
| $HCO_3$ | 20 a 24 mEq/$\ell$ |

## BOXE 3.2 — Desequilíbrios ácido-básicos

| Desequilíbrio ácido-base | Distúrbio primário | Alteração compensatória |
|---|---|---|
| Acidose metabólica | ↓pH, ↓$HCO_3$ | ↓$PaCO_2$ |
| Alcalose metabólica | ↑pH, ↑$HCO_3$ | ↑$PaCO_2$ |
| Acidose respiratória | ↓pH, ↑$PaCO_2$ | ↑$HCO_3$ |
| Alcalose respiratória | ↑pH, ↓$PaCO_2$ | ↓$HCO_3$ |

desvio de sangue devido a *shunt* cardíaco congênito direita para a esquerda. A $PaO_2$ aumentará quando um animal normal estiver respirando um gás oxigênio enriquecido. Em animais normais, a $PaO_2$ deve ser aproximadamente 5 vezes a porcentagem de $O_2$ no ar que eles estão respirando (o ar ambiente tem 21% de oxigênio).

C. **$PaO_2$:** é a pressão parcial do dióxido de carbono no sangue. A $PaO_2$ estará diminuída em animais que estão hiperventilando, e aumentada em animais com ventilação inadequada causada por sedação, fraqueza neuromuscular, obstrução das vias respiratórias ou doença do espaço pleural.

D. **$HCO_3$:** concentração de bicarbonato no sangue. O bicarbonato baixo indica uma acidose metabólica, e o bicarbonato acima do normal indica uma alcalose metabólica.

2. Interpretando o equilíbrio ácido-base da gasometria arterial

A. Examine o pH, para determinar o distúrbio primário. A direção da mudança do paciente no pH reflete o distúrbio primário.

pH < 7,35 acidose, pH > 7,45 alcalose

B. Observe o $HCO_3$ e a $PaCO_2$ para determinar se estão alterados como parte do distúrbio primário ou se está ocorrendo compensação respiratória ou metabólica (Boxe 3.2):

**Causas primárias de acidose**

Acidose metabólica primária: ↓$HCO_3$

Acidose respiratória primária: ↑$PaCO_2$

**Compensação em pacientes com acidose**

$HCO_3$ pode ser aumentado por compensação metabólica para acidose respiratória primária

$PaCO_2$ pode ser diminuída por compensação respiratória para acidose metabólica primária

**Causas primárias de alcalose**

Alcalose metabólica primária: ↑$HCO_3$

Alcalose respiratória primária: ↓$PaCO_2$

**Compensação em pacientes com alcalose**

$HCO_3$ pode ser diminuído por compensação metabólica para alcalose respiratória primária

$PaCO_2$ pode ser aumentada por compensação respiratória para acidose metabólica primária

3. Interpretação de gases no sangue arterial: ventilação e oxigenação

A. $PaCO_2$ aumenta com hipoventilação e diminui com hiperventilação.

B. A $PaO_2$ pode estar diminuída em animais hipoventilando; em pacientes com doenças pulmonares que causam incompatibilidade ventilação-perfusão, incluindo pneumonia, edema pulmonar, neoplasia pulmonar, fibrose pulmonar ou asma, e em animais com doença cardíaca adquirida ou congênita causando desvio de sangue da direita para a esquerda.

# PROCEDIMENTO 3.3 — Interpretação dos resultados de gasometria arterial *(continuação)*

**C.** Sempre que a $PaO_2$ aferida está diminuída, a diferença de oxigênio alveolar-arterial (Boxe 3.3) deve ser calculada, fornecendo uma medida da transferência de oxigênio dos alvéolos para o sangue arterial. O normal é de 5 a 15 mmHg. O gradiente alveolar-arterial será normal em animais com hipoxemia causada por hipoventilação, aumentado em animais com doença pulmonar, e bastante aumentado (>25 mmHg) em animais com incompatibilidade ventilação-perfusão grave ou desvio de sangue.

---

**BOXE 3.3 — Cálculo da diferença de oxigênio alveolar-arterial**

$PAO_2$: $PO_2$ alveolar ideal

$PaCO_2$: $CO_2$ arterial medido

$PaO_2$: $O_2$ arterial medido

$PAO_2$: ($PO_2$ alveolar ideal) $= 150 - (1,2 \times PaCO_2)$

**Diferença Alveolar-Arterial $= PAO_2 - PaO_2$**

(Normal: 5 a 15 mmHg)

# 4 Técnicas de Injeção

## PROCEDIMENTO 4.1  Injeções intravenosas

### OBJETIVO
Administrar fluidos, medicamentos, preparações biológicas ou testar substâncias por injeção.

### INDICAÇÕES
Administração parenteral de medicamentos, preparações biológicas, teste de substâncias para tratamento ou avaliação diagnóstica.

### CONTRAINDICAÇÕES E PREOCUPAÇÕES
1. Injeções intravenosas e intramusculares devem ser evitadas em pacientes com coagulopatia grave.
2. Para evitar reações locais ou sistêmicas potencialmente graves, todas as substâncias injetáveis devem ser administradas apenas pela via recomendada pelo fabricante.

### ANATOMIA ESPECIAL
Injeções intravenosas são geralmente administradas nas veias cefálica, safena lateral ou safena medial.

### EQUIPAMENTO
- Agulha de calibre 25G a 20G, 1 polegada
- Seringa
- Álcool 70%

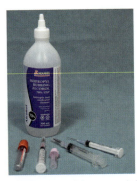
Equipamento necessário para as injeções.

### TÉCNICA
1. Aspirar, em uma seringa, o material a ser administrado.
2. Colocar o animal na posição apropriada para acesso às veias cefálica, safena lateral ou safena medial; conter, conforme descrito para a punção venosa.
3. Seguir o procedimento descrito para coleta de sangue de cada veia; identificar a veia distendida.
4. Assim que a agulha for inserida na veia, aspirar uma pequena quantidade de sangue no canhão, para confirmar a colocação intravenosa da agulha.

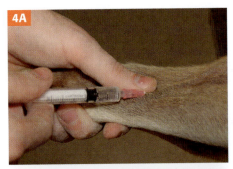

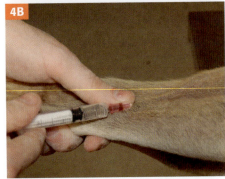
Aspiração de uma pequena quantidade de sangue no canhão, para confirmar a punção intravenosa da agulha.

## PROCEDIMENTO 4.1 — Injeções intravenosas (continuação)

5. Assim que a punção da agulha na veia é confirmada, deve-se liberar a pressão que oclui a veia, permitindo a inoculação intravenosa.

6. Assim que a injeção estiver concluída, retirar a agulha da veia e aplicar imediatamente pressão no local da punção venosa. Manter a pressão por pelo menos 60 segundos.
7. Se necessário, para prevenir hemorragias, aplicar uma leve bandagem compressiva sobre o local.

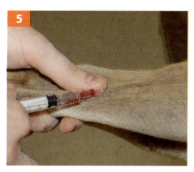

Liberando a pressão que oclui a veia, permitindo a injeção.

## PROCEDIMENTO 4.2 — Injeções intramusculares

### OBJETIVO
Administrar fluidos, drogas, preparações biológicas ou testar substâncias por injeção.

### INDICAÇÕES
Administração parenteral de medicamentos, preparações biológicas, teste de substâncias para tratamento ou avaliação diagnóstica.

### CONTRAINDICAÇÕES E PREOCUPAÇÕES
1. Injeções intravenosas e intramusculares devem ser evitadas em pacientes com coagulopatia grave.
2. Para evitar reações locais ou sistêmicas potencialmente graves, todas as substâncias injetáveis devem ser administradas apenas pela via recomendada pelo fabricante.

### ANATOMIA ESPECIAL
As injeções intramusculares podem ser administradas no grupo do músculo quadríceps da parte anterior da coxa, no grupo dos músculos semimembranosos-semitendinosos, na parte caudal da coxa, no grupo do músculo tríceps, na porção proximal caudal dos membros anteriores, ou nos músculos lombodorsais, em ambos os lados das vértebras lombares. Quando os músculos da coxa são utilizados para injeções, é importante evitar a punção da agulha ou injeção no nervo ciático, que se estende caudal ao fêmur.

### EQUIPAMENTO
- Agulha de calibre 25G a 20G, 1 polegada
- Seringa
- Álcool 70%

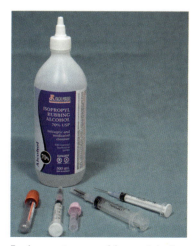

Equipamento necessário para injeções.

## PROCEDIMENTO 4.2 — Injeções intramusculares (continuação)

### TÉCNICA

1. Aspirar, em uma seringa, o material a ser administrado. O volume máximo que deve ser injetado por via intramuscular é de 2 ml em um gato e de 3 a 5 ml em um cão.
2. Conter o animal em pé, sentado ou em decúbito lateral. As injeções intramusculares costumam causar algum desconforto, por isso é importante manter o controle da cabeça e do pescoço dos cães durante esse procedimento. Os gatos devem ser contidos pela nuca e ter seu corpo mantido em posição alongada, conforme descrito para a punção venosa da safena medial.

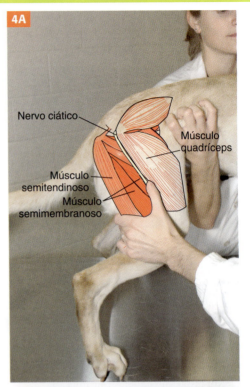

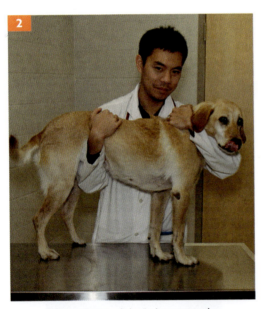

Contenção para injeção intramuscular.

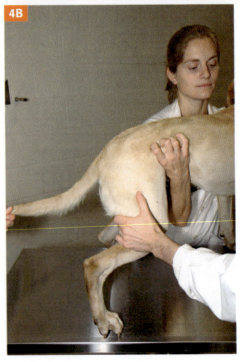

3. Com álcool 70%, limpar a pele sobre o local de injeção pretendido.
4. Quando uma injeção é administrada no grupo muscular semimembranoso – semitendinoso (isquiotibiais), o polegar da mão livre deve ser colocado no sulco caudal ao fêmur, e a agulha deve ser inserida caudal ao fêmur, com sua ponta direcionada caudalmente, de forma que, mesmo que o animal pule ou se mova, não haja risco de lesão do nervo ciático.

Procedimento 4.2 Injeções intramusculares | 59

## PROCEDIMENTO 4.2 Injeções intramusculares (continuação)

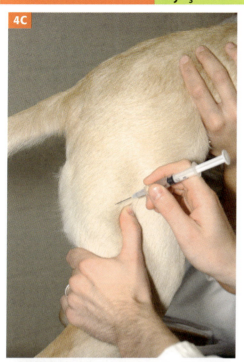

4C

5. Quando uma injeção é administrada no músculo quadríceps, o polegar da mão livre deve ser colocado na lateral do fêmur e a agulha deve ser inserida cranialmente ao fêmur, com sua ponta direcionada cranialmente.

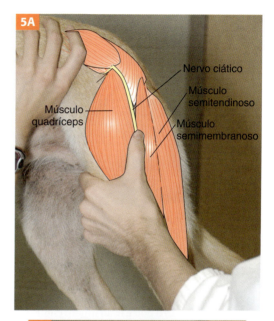

5A

Nervo ciático
Músculo semitendinoso
Músculo quadríceps
Músculo semimembranoso

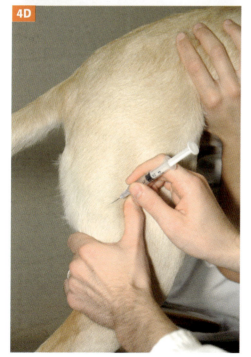

4D

Técnica adequada para administrar uma injeção nos músculos isquiotibiais de um cão.

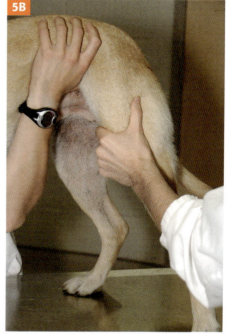

5B

## PROCEDIMENTO 4.2 — Injeções intramusculares (continuação)

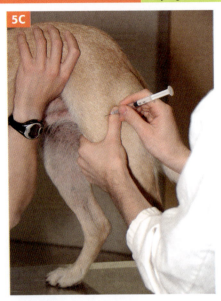

Técnica adequada para administrar uma injeção no músculo quadríceps de um cão.

6. Ao administrar uma injeção no grupo de músculos tríceps do membro anterior, o ventre do músculo deve ser agarrado com a mão livre, com o polegar no úmero enquanto a agulha é inserida caudal ao úmero e direcionada caudalmente.

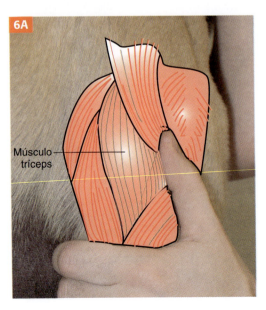

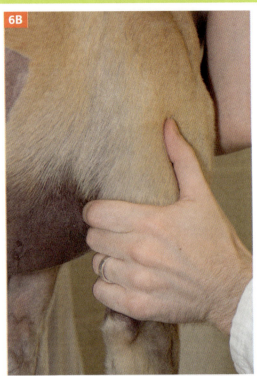

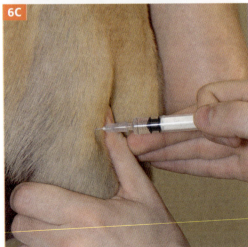

Técnica adequada para administrar uma injeção no músculo tríceps de um cão.

7. Ao administrar uma injeção nos músculos lombares, selecione um local entre a 13ª costela e a crista ilíaca. Palpe os processos espinhosos dorsais e insira a agulha 2 a 3 cm

## PROCEDIMENTO 4.2 Injeções intramusculares *(continuação)*

fora da linha média, diretamente nos músculos lombares, perpendicularmente à pele naquele local.

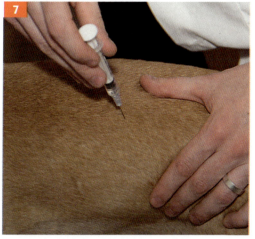

Administração de uma injeção nos músculos lombares de um cão.

8. Assim que a agulha for inserida, para uma injeção intramuscular, puxe o êmbolo da seringa, para criar pressão negativa. Se for aspirado sangue, retirar a agulha e a seringa e substituir a agulha antes de reinseri-la em outro local.
9. Se nenhum sangue for aspirado quando a pressão negativa for aplicada, prosseguir com a injeção intramuscular.
10. Assim que a injeção estiver concluída, remover a agulha do músculo e massagear suavemente o local.

## PROCEDIMENTO 4.3 Injeções subcutâneas

### OBJETIVO
Administrar fluidos, medicamentos, preparações biológicas ou testar substâncias por injeção.

### INDICAÇÕES
Administração parenteral de medicamentos, preparações biológicas, teste de substâncias para tratamento ou avaliação diagnóstica.

### CONTRAINDICAÇÕES E PREOCUPAÇÕES
Para evitar reações locais ou sistêmicas potencialmente graves, todas as substâncias injetáveis devem ser administradas apenas pela via recomendada pelo fabricante.

### ANATOMIA ESPECIAL
As injeções subcutâneas são frequentemente administradas sob a pele solta ao longo da parte dorsal do pescoço e nas costas.

### EQUIPAMENTO
- Agulha de calibre 25G a 20G, 1 polegada
- Seringa
- Álcool 70%

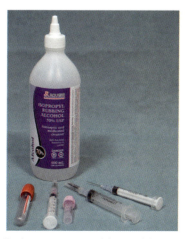

Equipamento necessário para injeções.

## PROCEDIMENTO 4.3 — Injeções subcutâneas (continuação)

1. Aspirar, em uma seringa, o material a ser administrado. Cães e gatos têm um espaço subcutâneo extenso; portanto, volumes relativamente grandes de líquido (de 30 a 60 mℓ) podem ser injetados em um único local. Quando grandes volumes precisarem ser injetados por via subcutânea, use um sistema de distribuição flexível, como um conjunto de extensão de fluido para conectar a agulha e a seringa, a fim de minimizar o desconforto associado ao movimento do aparelho de injeção uma vez inserido.

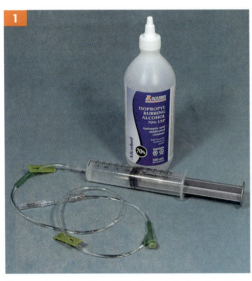

Sistema de entrega flexível ideal para injeção subcutânea de grandes volumes de fluido.

2. Conter, gentilmente, o animal em pé, sentado ou em decúbito esternal. A maioria dos cães e gatos tolera bem as injeções subcutâneas, portanto é necessária uma contenção mínima.
3. Pegar uma dobra de pele sobre pescoço ou costas do animal e inserir a agulha, perpendicular à dobra cutânea, no tecido subcutâneo. A agulha deve passar facilmente. Se houver resistência, a ponta da agulha deve ser reposicionada, porque provavelmente está em localização intradérmica ou intramuscular.

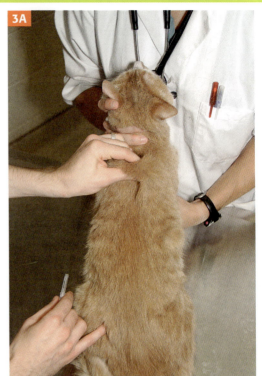

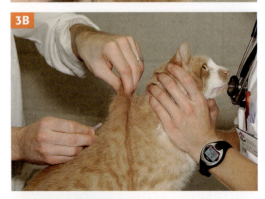

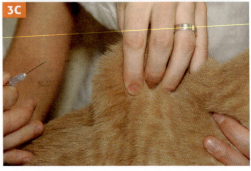

## PROCEDIMENTO 4.3 Injeções subcutâneas *(continuação)*

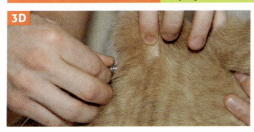

Técnica adequada de inserção de agulha para administração de injeção subcutânea em gato.

4. Soltar a dobra cutânea para deixá-la retornar ao lugar. Isso garante que a ponta da agulha não penetre ambas as dobras da pele.

Liberar a dobra da pele após a inserção da agulha ajuda a garantir que a injeção seja administrada por via subcutânea.

5. Assim que a agulha for inserida, puxar o êmbolo, para criar pressão negativa. Se for aspirado sangue, retirar a agulha e a seringa e substituir a agulha antes de reinseri-la em outro local.
6. Se nenhum sangue for aspirado quando a pressão negativa for aplicada, prosseguir com a injeção subcutânea.

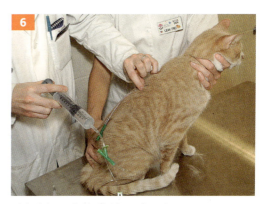

Administração de fluidos subcutâneos em um gato.

7. Assim que a injeção estiver concluída, remover a agulha da pele e massagear suavemente o local, para distribuir o fluido.

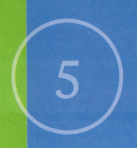

# Técnicas de Acesso Vascular

## OBJETIVO
Proporcionar acesso a uma veia periférica ou central.

## INDICAÇÕES
1. Necessidade de administração repetida ou contínua de fluidos intravenosos (IV), medicamentos ou hemoderivados.
2. Os acessos centrais também podem ser usados para administrar nutrição parenteral total, para coletar várias amostras de sangue de um animal e para medir a pressão venosa central.
3. Cateteres intraósseos podem ser usados para fornecer acesso vascular temporário quando o acesso venoso de rotina for impossível.

## CONTRAINDICAÇÕES E COMPLICAÇÕES
1. Pacientes com coagulopatias ou trombocitopenia podem sangrar excessivamente após a inserção do cateter. Os cateteres venosos periféricos podem ser enfaixados para aplicar pressão e manter a hemostasia, mas os cateteres jugulares venosos centrais não devem ser colocados em animais com distúrbios hemorrágicos.
2. A tromboflebite e a infecção relacionadas ao cateter podem resultar em febre, eritema ou sensibilidade no local da inserção. Os locais dos cateteres devem ser inspecionados diariamente e enxaguados de forma intermitente, para mantê-los patentes quando não estiverem em uso.
3. A substituição de cateteres a cada 3 dias nem sempre é prática, mas têm demonstrado diminuir as taxas de tromboflebite e infecção.

## POSICIONAMENTO
1. Cateteres venosos periféricos são geralmente colocados na veia cefálica, safena medial ou safena lateral.
2. Cateteres venosos centrais são geralmente colocados na veia jugular externa em cães e gatos, e podem se estender profundamente na veia cava craniana, permitindo a medição da pressão venosa central. O acesso venoso central também pode ser fornecido avançando um longo cateter venoso periférico em uma grande veia central.
3. Cateteres intraósseos devem ser usados para acesso vascular quando o cateterismo IV não for possível.

---

## PROCEDIMENTO 5.1 — Posicionamento do cateter venoso periférico na veia cefálica

### OBJETIVO
Proporcionar acesso vascular.

### INDICAÇÕES
Quando o acesso venoso é necessário para administrar medicamentos intravenosos, fluidos ou hemoderivados.

### ANATOMIA ESPECIAL
As veias cefálicas direita e esquerda são veias superficiais que se encontram na face anterior do antebraço, tornando-as muito acessíveis para a colocação do cateter.

## PROCEDIMENTO 5.1 Posicionamento do cateter venoso periférico na veia cefálica *(continuação)*

### CONTRAINDICAÇÕES E PREOCUPAÇÕES

Coagulopatias significativas aumentam o risco de hemorragia durante a inserção do cateter em qualquer local, mas é relativamente fácil aplicar uma bandagem de pressão sobre esse local, minimizando o sangramento.

### POSICIONAMENTO E CONTENÇÃO

1. Colocar o animal na posição sentada ou em decúbito esternal sobre uma mesa ou (para cães grandes) no chão.
2. O auxiliar precisa ficar do lado oposto ao membro a ser usado; deve usar um braço para conter a cabeça do animal e o outro braço para estender a pata dianteira, segurando o cotovelo e empurrando a perna para frente.
3. Usando o polegar da mão que segura o membro, a veia cefálica é deslocada lateralmente e comprimida, de modo que se distenda com sangue durante a colocação do cateter.

### EQUIPAMENTO

- Um cateter sobre a agulha, apropriado para o tamanho do paciente
  - Calibre 24G para cachorros e gatos filhotes
  - Calibre 22G para gatos e cães pequenos
  - Calibre 20G para cães de médio porte
  - Calibre 18G para cães grandes
- Solução salina heparinizada em uma seringa
- Fita adesiva branca de 1,5 e 2,5 cm
- Materiais para curativos

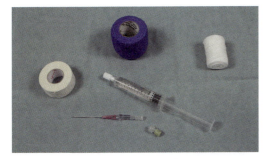

Equipamento necessário para colocar um cateter na veia cefálica.

### TÉCNICA

1. Raspar o pelo na superfície anterior do antebraço distal ao cotovelo.
2. Preparar a área usando uma técnica de assepsia cirúrgica e, em seguida, esfregar álcool.
3. Enxaguar o cateter IV com solução salina, a menos que a intenção seja analisar as primeiras gotas de sangue obtidas durante a colocação do cateter.
4. Fazer com que o assistente contenha o animal conforme descrito e empurre o membro anterior cranialmente enquanto desloca a veia lateralmente e a comprime, de modo que fique distendida com sangue.
5. Inserir a agulha pela pele, em um ângulo de aproximadamente 15° sobre a veia, e inserir na veia, mantendo a direção da agulha paralela à veia.

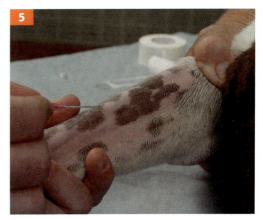

Enquanto a veia é comprimida e deslocada lateralmente, inserir a agulha, mantendo a direção da agulha paralela à veia.

6. Um ponto de sangue aparecerá no canhão da agulha quando a ponta do cateter entrar na veia.
7. Avançar o cateter sobre o estilete da agulha para dentro da veia. O cateter deve avançar suavemente, sem resistência, e o sangue deve continuar a fluir para o canhão da agulha do cateter.

## PROCEDIMENTO 5.1 — Posicionamento do cateter venoso periférico na veia cefálica *(continuação)*

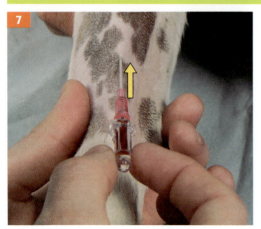

Quando o sangue preencher o canhão, avançar o cateter sobre o estilete para dentro da veia.

8. Remover o estilete enquanto um assistente aplica pressão ao vaso logo acima da extremidade do cateter, para diminuir o fluxo de sangue.

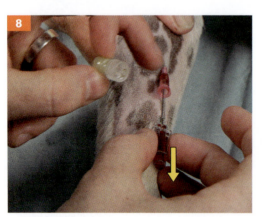

Remover o estilete e tampar o cateter.

9. Colocar uma tampa ou um conector em T rinsado com solução salina heparinizada no cateter.
10. Secar a pele e o cateter, para que a fita fique bem presa.
11. Passar um pedaço de fita adesiva de 1,5 cm com o lado adesivo para cima, sob e ao redor do canhão do cateter; em seguida, prenda-o ao redor do membro, para fixar o cateter. Deixe uma aba da fita adesiva para facilitar a remoção do cateter e do envoltório.

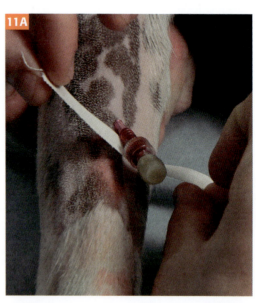

Passar um pedaço de fita adesiva, com o lado adesivo para cima, sob o cateter e, em seguida, ao redor do membro.

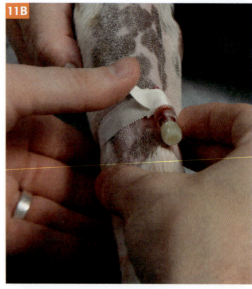

Deixar abas para facilitar a remoção do cateter.

## PROCEDIMENTO 5.1 Posicionamento do cateter venoso periférico na veia cefálica (continuação)

**12.** Passar um segundo pedaço de fita, com a face adesiva para baixo, sob o cateter; em seguida, enrole-o ao redor da perna, para prender o cateter, deixando uma aba de fita adesiva.

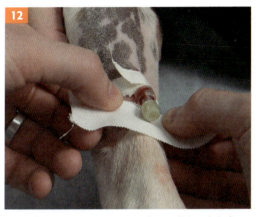

Prender o cateter com um pedaço adicional de fita.

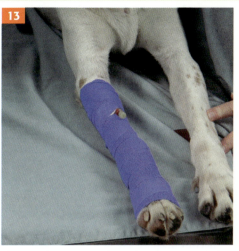

Enfaixar toda a perna pode ajudar a prevenir o inchaço dos membros.

**13.** Enxaguar o cateter com solução salina; em seguida, terminar de enfaixar o cateter com gaze enrolada; depois, com Vetrap®.

**14.** Os dígitos dos pés na perna enfaixada devem ser avaliados para inchaço em 30 e 60 minutos após a colocação do cateter e, a seguir, periodicamente, a fim de garantir que o curativo não esteja muito apertado.

---

## PROCEDIMENTO 5.2 Colocação do cateter venoso central na veia jugular

### OBJETIVO
Proporcionar acesso vascular a uma grande veia central.

### INDICAÇÕES
1. Quando o acesso venoso é necessário para repetidas coletas de sangue.
2. Quando é necessária infusão intravenosa repetida ou contínua de medicamentos, fluidos, hemoderivados ou nutrição parenteral.
3. Quando a medição da pressão venosa central é desejável.
4. Cateteres multilúmen são especialmente úteis quando vários produtos devem ser infundidos simultaneamente em um paciente.
5. Cateteres multilúmen de grande calibre são mais confiáveis e sujeitos a menos falhas do que cateteres de lúmen único.

### ANATOMIA ESPECIAL
1. Cateteres venosos centrais são frequentemente colocados na veia jugular externa em cães e gatos.
2. A veia jugular externa está localizada paralela, lateral e superficialmente à artéria carótida, que corre ao longo da margem dorsolateral da traqueia.
3. A compressão da veia jugular na entrada torácica faz com que a veia se distenda, tornando-se visível e palpável na região cervical.

## PROCEDIMENTO 5.2 — Colocação do cateter venoso central na veia jugular (continuação)

4. A ponta de um cateter venoso central jugular a ser usado para medir a pressão venosa central deve ficar 1 a 3 cm cranial ao coração, aproximadamente no nível do espaço intercostal entre a quarta e a quinta costela.

### CONTRAINDICAÇÕES E PREOCUPAÇÕES

1. As coagulopatias aumentam o risco de hemorragia grave durante a colocação do cateter.
2. Pacientes com hipercoagulabilidade ou evidência de trombose venosa estão sob risco de trombose dentro da veia jugular e da veia cava cranial quando os cateteres venosos jugulares estão posicionados.
3. A colocação de um cateter venoso central jugular não é recomendada em pacientes com aumento da pressão intracraniana (PIC), porque a oclusão da veia jugular aumenta a PIC.
4. A inserção de um cateter de veia jugular ou fio-guia muito longo para o paciente pode resultar em arritmias cardíacas quando o dispositivo entra em contato com o coração.

### POSICIONAMENTO E CONTENÇÃO

1. O paciente deve ser sedado ou colocado sob anestesia geral, posicionado em decúbito lateral, com os membros dianteiros puxados para trás; cabeça e pescoço estendidos.
2. Quando a anestesia geral não é realizada, um pequeno volume de solução de bloqueio de lidocaína (lidocaína 2% misturada 9:1 com bicarbonato de sódio 8,4%) deve ser injetado sobre o local de inserção do cateter, a fim de manter o paciente confortável.

### COLOCAR UM CATETER DE MULTILÚMEN COM FIO-GUIA NA VEIA JUGULAR (TÉCNICA DE SELDINGER)

### EQUIPAMENTO

- Cateter de longa permanência MILA, kit triplo lúmen 7-Fr com fio-guia
- Solução salina heparinizada em três seringas de 10 m$\ell$
- Campos cirúrgicos esterilizados
- Sutura não absorvível 3-0
- Três oclusores de linha de extensão azul
- Três tampas de cateter/plugues de infusão
- Cateter IV sobre a agulha de calibre 16G a 18G
- Luvas esterilizadas
- Tegaderm®/material de bandagem 6×7 cm
- Bisturi com lâmina nº 11

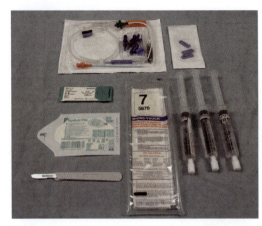

Equipamento necessário para colocação de cateter jugular multilúmen.

### TÉCNICA

1. Raspar amplamente o pelo que recobre o sulco jugular do ramo da mandíbula caudalmente à entrada torácica e dorsal e ventralmente à linha média.
2. Preparar a área usando uma técnica de assepsia cirúrgica; cobrir o local preparado, para fornecer um campo de trabalho estéril.

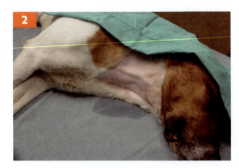

Raspar, preparar e cobrir o local.

## PROCEDIMENTO 5.2 Colocação do cateter venoso central na veia jugular *(continuação)*

3. Ao inserir um cateter longo para medição da pressão venosa central, medir a distância do ponto de inserção desejado na veia até a quarta ou quinta costela, a fim de determinar o comprimento apropriado para avançar o fio-guia em J e o cateter.
4. Enxaguar com solução salina heparinizada (1 UI de heparina/m$\ell$) todas as portas do cateter; colocar oclusores azuis em cada porta.
5. Ocluir a veia jugular, de modo que fique aparente no sulco jugular e possa ser palpada.

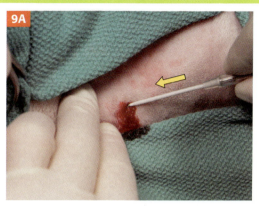

Inserir um cateter IV sobre a agulha por meio da incisão na pele e na veia jugular em direção ao coração. O focinho do cachorro está à direita.

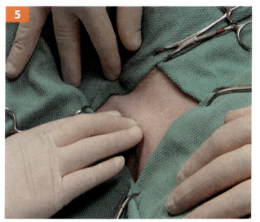

A veia jugular direita é ocluída na entrada torácica, de forma que se distenda com sangue e seja palpável.

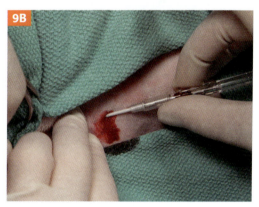

Um ponto de sangue aparecerá no canhão da agulha quando a veia for perfurada.

6. Se o animal não estiver anestesiado, a anestesia local pode ser fornecida injetando solução bloqueadora de lidocaína no local de inserção da agulha.
7. Estender a pele sobre a veia jugular e fazer uma incisão na pele, cortando para cima, a fim de evitar incisar o vaso subjacente.
8. Inserir um cateter IV sobre a agulha, grande o suficiente para permitir que o fio-guia em J passe (normalmente, calibre 16G ou 18G) pelo corte da pele e pela veia.
9. Quando um ponto de sangue aparecer no canhão, avançar o cateter na veia e remover o estilete do cateter.

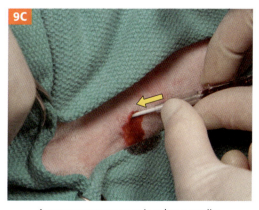

Avançar o cateter na veia sobre a agulha.

## PROCEDIMENTO 5.2 — Colocação do cateter venoso central na veia jugular *(continuação)*

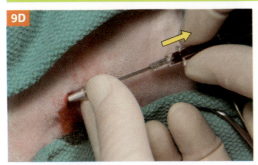

Remover o estilete do cateter.

10. O fio que será introduzido na veia tem uma curva em sua ponta, para permitir a passagem atraumática. Usando o polegar, colocar a ponta curva do fio-guia em J no dispositivo de inserção.

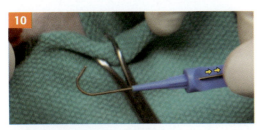

Usando o polegar, colocar o fio-guia em J no dispositivo de inserção.

11. Encaixar a ponta do introdutor de fio-guia em J no canhão do cateter interno.
12. Usando o polegar, alimentar o fio-guia em J por meio do cateter, até as marcações pré-medidas.

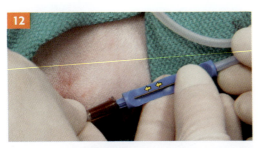

Encaixar o introdutor do fio-guia em J no canhão do cateter; usando o polegar, avançar o fio-guia em J para dentro da veia.

13. Remover o introdutor do fio-guia em J enquanto segura o fio-guia em J no lugar. O fio-guia em J deve ser segurado e estabilizado em TODOS os momentos, para evitar que saia da veia.

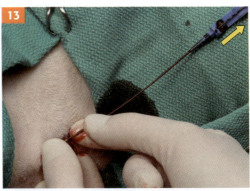

Segurar o fio-guia em J no lugar enquanto remove o introdutor.

14. Remover o cateter IV de cima do fio-guia em J, enquanto segura o fio-guia em J no lugar, para evitar que ele saia da veia. O sangramento menor pode ser controlado aplicando-se pressão digital suave com ataduras de gaze esterilizadas.

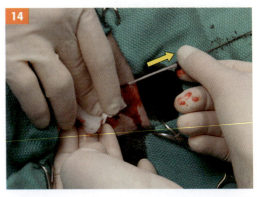

Segurando o fio-guia em J no lugar, remover o cateter IV.

15. Empurrar até o nível da pele o cateter dilatador vascular azul rígido sobre o fio-guia em J e, em seguida, por meio da pele para

## PROCEDIMENTO 5.2 Colocação do cateter venoso central na veia jugular *(continuação)*

o vaso. Haverá resistência ao passar pela pele. Segurar o dilatador o mais próximo possível da pele e, com uma pressão firme e constante, e em movimento de torção, empurrar o dilatador pela pele e aproximadamente 2 cm para dentro da veia jugular. Deixar o dilatador permanecer no lugar por 10 a 20 segundos.

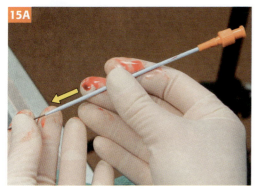

Avançar o dilatador vascular azul rígido sobre o fio até a pele.

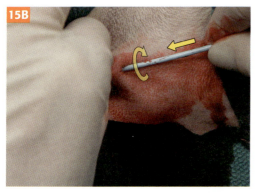

Com uma pressão firme e constante, e em movimento de torção, empurrar o dilatador pela pele e para dentro da veia.

**16.** Retirar o dilatador do vaso, tendo o cuidado de deixar o fio-guia em J bem encaixado na veia jugular. Sangramentos leves e formação de hematoma podem ser controlados aplicando uma leve pressão digital com ataduras de gaze esterilizadas.

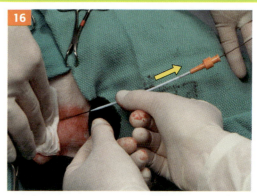

Após 10 a 20 segundos, retirar o dilatador do vaso enquanto deixa o fio-guia em J bem encaixado.

**17.** Soltar o clipe da porta distal (central) do cateter jugular e passar o cateter sobre o fio-guia em J no vaso, usando a porta distal.

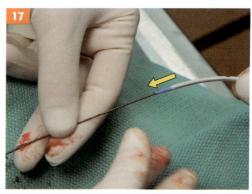

Passar a porta distal (central) do cateter jugular sobre o fio-guia em J e para dentro da veia.

**18.** Deve haver resistência mínima à medida que o cateter entra no vaso por meio do fio-guia. Use um movimento de torção para frente e para trás conforme necessário, puxando o fio lentamente para fora do vaso conforme o cateter é avançado para dentro do vaso, permitindo que o fio passe pelo cateter. Alimentar o cateter de linha central por todo o caminho até o canhão. O fio-guia em J aparecerá fora do canhão para a porta distal do cateter.

Capítulo 5  Técnicas de Acesso Vascular

**PROCEDIMENTO 5.2** Colocação do cateter venoso central na veia jugular (*continuação*)

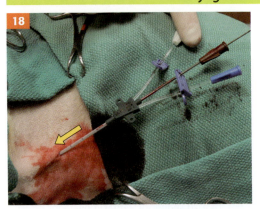

Conforme o cateter é avançado na veia, o fio-guia em J aparecerá no canhão para a porta distal do cateter.

19. Assim que o cateter estiver colocado no lugar, segurar o fio-guia em J no canhão do cateter da porta distal e removê-lo.

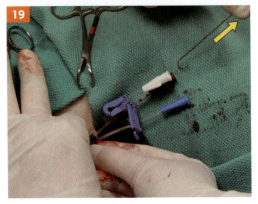

Assim que o cateter estiver no lugar, remover o fio-guia em J.

20. Conectar uma seringa repleta de solução salina estéril ao canhão da porta distal do cateter; aplicar uma pressão negativa suave para puxar o sangue de volta à seringa, confirmando que o cateter está inserido na veia jugular. Lavar o cateter com solução salina estéril e conectar um plugue de infusão ou porta em T ao canhão.
21. Repetir esse processo para cada um dos canhões do cateter.

22. Prender os oclusores azuis em todas as portas quando não estiverem em uso.
23. Suturar a linha central no lugar com uma sutura simples interrompida por meio de ambos os ilhós, e uma terceira sutura ao redor do sulco em direção à parte inferior do canhão principal.

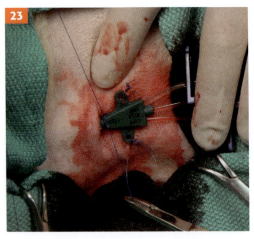

Suturar a linha central no lugar.

24. Colocar um curativo adesivo estéril com pomada antibacteriana sobre o local de inserção.

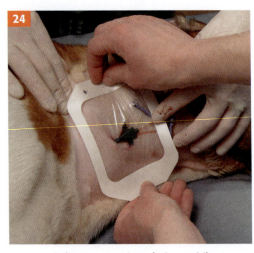

Aplicar um curativo adesivo estéril.

## PROCEDIMENTO 5.2 — Colocação do cateter venoso central na veia jugular (continuação)

**25.** Envolver o pescoço com uma fina camada de acolchoamento fundido, Kling® e Vetrap®, para prender o cateter e manter o local limpo.

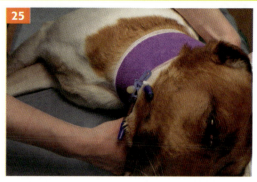

Envolver o pescoço para prender o cateter e manter o local limpo.

---

## PROCEDIMENTO 5.3 — Cateterização intraóssea

### OBJETIVO
Proporcionar acesso vascular rápido na cavidade medular de um osso quando um cateter venoso não pode ser colocado.

### INDICAÇÕES
1. Quando o acesso venoso é necessário para administrar medicamentos IV, fluidos, hemoderivados ou nutrição parenteral, e um cateter venoso não pode ser colocado.
2. O uso primário é em pacientes pediátricos que sejam filhotes de pequenos animais e espécies exóticas, mas também pode fornecer acesso vascular rápido em pacientes criticamente enfermos, com hipotensão grave, e durante a reanimação cardiopulmonar e cerebral.
3. As doses de medicamentos para administração intraóssea são as mesmas que as doses IV.

### CONTRAINDICAÇÕES E PREOCUPAÇÕES
1. Um local alternativo deve ser selecionado quando um pioderma for evidente sobre o local de inserção desejado ou houver uma fratura em qualquer parte do osso que está sendo considerado.
2. Cateteres intraósseos podem ser difíceis de manter em animais ambulatoriais, particularmente quando a tíbia e o úmero são selecionados para a colocação.
3. A distribuição de fluidos pela via intraóssea pode ser limitada pela taxa de fluxo (fluxo de gravidade de 11 m$\ell$/min; 24 m$\ell$/min com pressão de 300 mmHg). Quando taxas de fluido mais rápidas são necessárias, um segundo cateter intraósseo deve ser inserido em outro osso.
4. A dor pode estar associada a altas taxas de administração de fluidos por meio de cateteres intraósseos. Isso pode ser reduzido pela infusão de 1 mg/kg de lidocaína a 2%, pelo cateter.
5. Sempre que possível, os cateteres intraósseos devem ser removidos dentro de 24 horas após a inserção.

### ANATOMIA ESPECIAL
Os locais preferidos para cateterização intraóssea incluem:

1. Fossa trocantérica do fêmur
2. Superfície plana medial da tíbia proximal
3. Tubérculo maior do úmero

Pontos de referência anatômicos são descritos em cada técnica.

## PROCEDIMENTO 5.3 — Cateterização intraóssea (continuação)

### POSICIONAMENTO E CONTENÇÃO

1. O membro do animal deve ser mantido imóvel. Isso às vezes pode ser conseguido com contenção manual, mas pode ser necessária uma sedação leve.
2. Infiltrar a solução de bloqueio de lidocaína no local, até o periósteo.

### EQUIPAMENTO

- Cânula intraóssea
  - Agulha de aspiração de medula óssea (calibre 18G), com estilete
  - Agulha espinal (calibre 22G ou calibre 20G), com estilete
  - Agulha hipodérmica (calibre 22G, 20G ou 18G) – pode obstruir o osso durante a inserção e precisa ser substituída
- Lâmina de bisturi (nº 11)
- Solução salina heparinizada
- Material de curativo

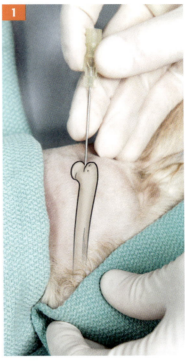
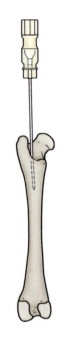

Desenho anatômico da pelve e do fêmur, demonstrando colocação adequada de cateter intraósseo na fossa trocantérica. (*Esquerda*) Vista lateral. (*Direita*) Visão caudal.

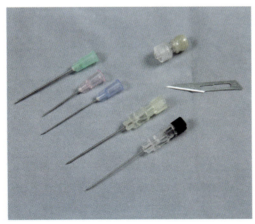

Equipamento necessário para colocar um cateter intraósseo.

### TÉCNICA: FOSSA TROCANTÉRICA

1. A agulha entra na cavidade medular do fêmur proximal por meio da fossa trocantérica, imediatamente medial ao trocanter maior, e é direcionada para baixo do eixo do fêmur em direção ao joelho. Deve-se ter cuidado para não lesionar o nervo ciático, localizado caudal ao fêmur.
2. Conter o animal em decúbito lateral.
3. Raspar e preparar cirurgicamente a pele sobre o fêmur proximal e a pelve.
4. Palpar o trocanter maior do fêmur enquanto abduz e aduz o fêmur.
5. A fossa trocantérica está localizada medialmente ao trocanter maior.
6. Injetar a solução bloqueadora de lidocaína para bloquear a pele e os tecidos subjacentes, até o osso.
7. Estabilizar o joelho segurando-o e aplicando uma leve rotação interna (medial).
8. Em animais maiores, usar uma lâmina de bisturi (nº 11) para fazer uma incisão na pele medialmente ao trocanter maior.
9. Certificar-se de que o estilete está colocado corretamente na agulha e posicionar a ponta da agulha medialmente ao trocanter maior. Passar a ponta da agulha para fora do trocanter maior na fossa trocantérica.

Procedimento 5.3 Cateterização intraóssea 75

## PROCEDIMENTO 5.3 Cateterização intraóssea (continuação)

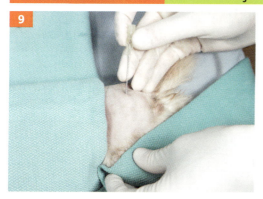

Passar a ponta da agulha medialmente fora do trocanter maior na fossa trocantérica.

**10.** Quando a agulha estiver contra o osso na parte inferior da fossa trocantérica, empurrá-la no osso e, usando um movimento rotativo, aplicar pressão e avançar a agulha na cavidade medular para baixo do eixo do fêmur.

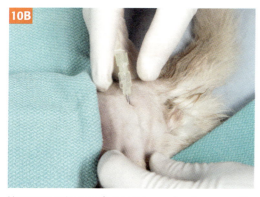

Usar um movimento de rotação para direcionar a agulha para baixo na cavidade medular do fêmur.

**11.** Assim que a agulha estiver no lugar, remover o estilete, se houver, e infundir uma pequena quantidade de soro fisiológico, que deve fluir livremente. Colocar, no canhão da agulha, uma tampa de injeção, um conector T ou um conjunto de administração de fluidos.
**12.** Prender uma fita borboleta ao canhão do cateter e suturar na pele, para segurar o cateter no lugar.
**13.** Cobrir o local de entrada na pele com uma pomada antibacteriana e aplicar um curativo, para proteger o cateter.

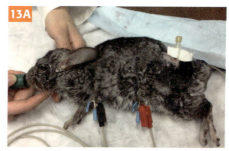

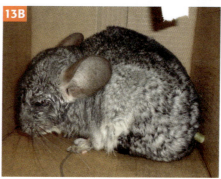

Essa chinchila foi reanimada com cateter intraósseo posicionado na fossa trocantérica.

### TÉCNICA: TÍBIA PROXIMAL

1. A agulha penetra a superfície plana medial da tíbia proximal, 1 a 2 cm distal à tuberosidade tibial.
2. Conter o animal em decúbito lateral e estender o membro inferior que está sendo usado para a colocação do cateter.
3. Raspar e preparar cirurgicamente a pele sobre os aspectos medial e cranial do fêmur distal e metade proximal da tíbia do membro inferior.

## PROCEDIMENTO 5.3 — Cateterização intraóssea (continuação)

4. Identificar a superfície plana da tíbia proximal, 1 a 2 cm distal à tuberosidade tibial.

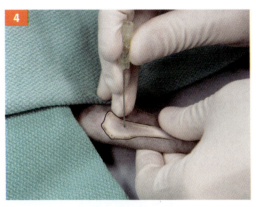

Desenho anatômico da tíbia proximal, mostrando a colocação adequada de cateter intraósseo.

5. Em animais com menos de 1 ano, é importante evitar danificar as placas de crescimento na tíbia proximal e cranial durante a inserção do cateter nesse local.
6. Injetar a solução bloqueadora de lidocaína para bloquear a pele e os tecidos subjacentes até o osso.
7. Em animais maiores, utilizar uma lâmina de bisturi (nº 11) para fazer uma incisão na pele sobre o ponto de entrada proposto no osso.
8. Certificar-se de que o estilete esteja devidamente encaixado na agulha e inserir a agulha através da pele e diretamente no osso.

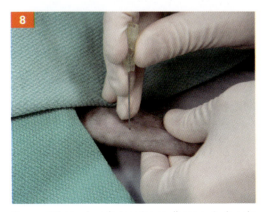

Com o estilete colocado, inserir a agulha através da pele e no osso.

9. Utilizando um movimento de torção firme, avançar a agulha através do córtex ósseo e a uma pequena distância na cavidade medular. A entrada na cavidade medular é detectada como uma diminuição na resistência à inserção da agulha.

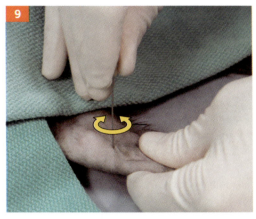

Penetrar o córtex ósseo e entrar na cavidade medular aplicando pressão firme e um movimento de torção na agulha.

10. Assim que a agulha estiver no lugar, remover o estilete, se houver, e infundir uma pequena quantidade de soro fisiológico, que deve fluir livremente. Colocar uma tampa de injeção, um conector T ou um conjunto de administração de fluidos no canhão da agulha.

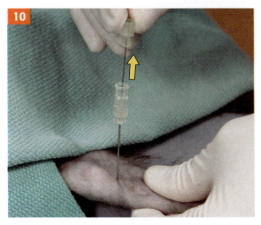

Remover o estilete e infundir um pequeno volume de solução salina.

## PROCEDIMENTO 5.3 Cateterização intraóssea (continuação)

11. Prender uma fita borboleta ao canhão do cateter e suturar na pele, para segurar o cateter no lugar.
12. Cobrir o local de entrada na pele com uma pomada antibacteriana e aplicar um curativo, para proteger o cateter. Pode ser útil aplicar uma tala nesse membro, a fim de evitar movimentos excessivos se o paciente for ambulatorial.

### TÉCNICA: ÚMERO PROXIMAL

1. O local de entrada no osso é a área achatada na superfície craniolateral do úmero proximal, logo distal ao tubérculo maior. O cateter ficará mais estável se puder ser direcionado ligeiramente distal para baixo no canal medular do úmero.

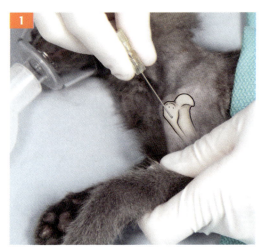

Desenho anatômico do úmero proximal, demonstrando a colocação adequada de cateter intraósseo.

2. Conter o animal em decúbito lateral.
3. Raspar e preparar cirurgicamente a pele sobre a articulação escapuloumeral e o úmero proximal. É importante raspar amplamente, pois a pele é muito móvel nesse local.
4. Injetar a solução bloqueadora de lidocaína, para bloquear a pele e os tecidos subjacentes até o osso.
5. Flexionar o membro, de forma que o úmero distal fique quase perpendicular à espinha da escápula.
6. Em animais maiores, utilizar uma lâmina de bisturi (nº 11) para fazer uma incisão na pele sobre o ponto de entrada proposto no osso.
7. Certificar-se de que o estilete está devidamente encaixado na agulha e inserir a agulha na pele e diretamente no osso.

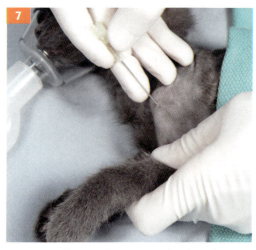

Inserir a agulha na pele e no osso do tubérculo maior do úmero.

8. Enquanto apoia o membro no cotovelo, com a mão não dominante, empurrar o cateter intraósseo no tubérculo maior do úmero, usando um movimento de torção firme para avançar a agulha pelo córtex ósseo, para dentro da cavidade medular e ligeiramente distal dentro da cavidade medular. Aplicar pressão em direção ao centro do osso, a fim de evitar que a ponta da agulha deslize distalmente do osso cortical durante a inserção.

## PROCEDIMENTO 5.3 — Cateterização intraóssea (continuação)

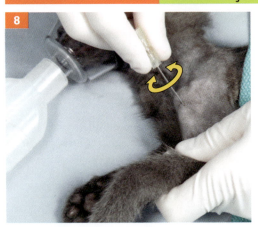

Use um movimento de torção firme para avançar a agulha através do córtex ósseo e na cavidade medular.

9. Assim que a agulha estiver no lugar, remover o estilete, se houver, e infundir uma pequena quantidade de solução salina, que deve fluir livremente. Colocar uma tampa de injeção, um conector em T ou um conjunto de administração de fluido no canhão da agulha.
10. Prender uma fita borboleta ao canhão do cateter e suturar na pele, para segurar o cateter no lugar.
11. Cobrir o local de entrada na pele com uma pomada antibacteriana e aplicar um curativo, para proteger o cateter. Pode ser útil aplicar uma tala nesse membro, a fim de evitar movimentos excessivos se o paciente for ambulatorial.

# Técnicas Dermatológicas

## PROCEDIMENTO 6.1 — Raspagem de pele

### OBJETIVO
Identificar ácaros dentro ou na pele.

### INDICAÇÕES
Qualquer cão ou gato com alopecia, descamação ou prurido (coceira).

### CONTRAINDICAÇÕES E PREOCUPAÇÕES
1. Não há.
2. Este é um bom teste para diagnosticar ácaros *Demodex*, mas não é tão sensível para outros ácaros. É importante coletar e avaliar várias amostras.

### POSICIONAMENTO E CONTENÇÃO
Contenção adequada para manter o animal imóvel.

### ANATOMIA ESPECIAL
1. O ácaro que você está procurando determinará o local ideal para raspar.
2. Os ácaros da sarna sarcóptica são mais prováveis de encontrar em pontos de pressão, como jarretes e cotovelos, bem como nas margens das orelhas. A maioria dos cães afetados apresenta prurido intenso.

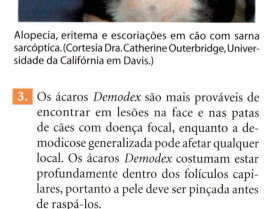

Alopecia, eritema e escoriações em cão com sarna sarcóptica. (Cortesia Dra. Catherine Outerbridge, Universidade da Califórnia em Davis.)

3. Os ácaros *Demodex* são mais prováveis de encontrar em lesões na face e nas patas de cães com doença focal, enquanto a demodicose generalizada pode afetar qualquer local. Os ácaros *Demodex* costumam estar profundamente dentro dos folículos capilares, portanto a pele deve ser pinçada antes de raspá-los.

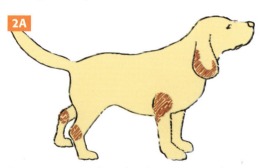

Desenho mostrando os locais mais prováveis para encontrar os ácaros da sarna sarcóptica.

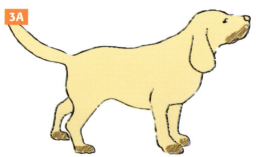

Desenho mostrando os locais mais prováveis para ácaros da sarna demodécica.

80 Capítulo 6 Técnicas Dermatológicas

## PROCEDIMENTO 6.1 Raspagem de pele (continuação)

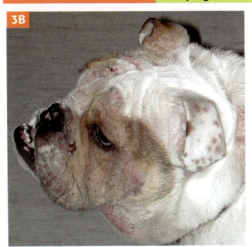

Eritema facial, descamação e crostas em um jovem Bulldog com *Demodex*. (Cortesia da Dra. Catherine Outerbridge, Universidade da Califórnia em Davis.)

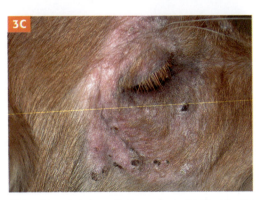

Alopecia periocular, eritema e descamação em um Golden Retriever com Demodex. (Cortesia da Dra. Catherine Outerbridge, Universidade da Califórnia em Davis.)

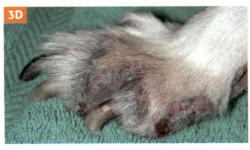

Pododermatite por *Demodex* em um cão. (Cortesia da Dra. Catherine Outerbridge, Universidade da Califórnia em Davis.)

### EQUIPAMENTO

- Lâminas de vidro limpas
- Lamínulas
- Óleo mineral ou glicerina
- Lâmina de bisturi (use a ponta cega ou cegue a ponta afiada antes de usar)
- Microscópio: use objetiva de baixa potência ($\times 40$)
- Tesoura para cortar cabelos longos na região a ser raspada

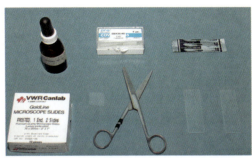

Equipamento necessário para realizar uma raspagem de pele.

### TÉCNICA

1. Se houver pelo comprido ao redor do local, cortar com uma tesoura antes de realizar a raspagem.
2. Mergulhar a ponta cega de uma lâmina de bisturi em óleo mineral.

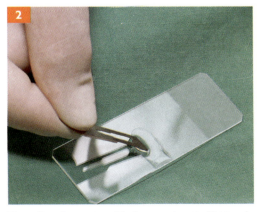

Mergulhando a extremidade cega de uma lâmina de bisturi em óleo mineral.

## PROCEDIMENTO 6.1 Raspagem de pele *(continuação)*

**3.** Se você suspeitar de *Demodex*, pince a pele onde vai arranhar.

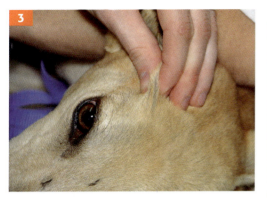

Pinçando a pele antes de raspar.

**4.** Raspar a pele com a lâmina. Continuar raspando até que soro escorra e gotas de sangue capilar apareçam.

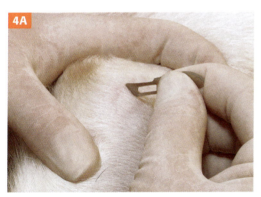

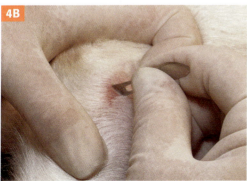

A pele é raspada até que soro escorra e gotas de sangue capilar apareçam.

**5.** Colocar o material raspado em uma gota de óleo mineral sobre a lâmina. Aplicar uma lamínula e examinar microscopicamente.

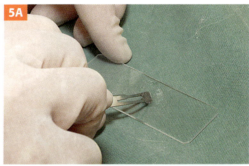

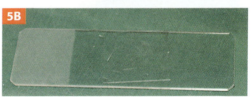

O material raspado é colocado em uma lâmina de microscópio em uma gota de óleo mineral e coberto por uma lamínula.

### RESULTADOS

**1.** Os ácaros da sarna sarcóptica são difíceis de encontrar em raspagens, e pelo menos 10 raspagens devem ser realizadas. Outros métodos de detecção incluem aspiração e, ocasionalmente, biópsia da pele.

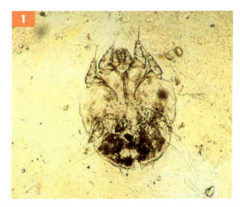

Imagem microscópica do ácaro da sarna sarcóptica (*Sarcoptes scabiei*). (Cortesia do Dr. Klaas Post, Universidade de Saskatchewan.)

## PROCEDIMENTO 6.1 Raspagem de pele *(continuação)*

**2.** Os ácaros da sarna demodécica são relativamente fáceis de encontrar, portanto cinco ou seis raspagens geralmente são adequadas. Lembrar-se de apertar a pele primeiro. Ácaros ocasionais podem ser encontrados em um cão normal, mas encontrar vários ácaros ou ácaros em todos os estágios (larvas, ninfas, adultos) indica demodicose clínica.

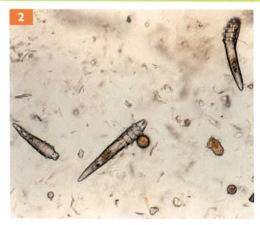

Imagem microscópica de ácaros da sarna demodécica (*Demodex canis*). (Cortesia do Dr. Klaas Post, Universidade de Saskatchewan.)

---

## PROCEDIMENTO 6.2 Método da fita de celofane

### OBJETIVO
Coletar parasitas e detritos do pelo e da superfície da pele para avaliação microscópica.

### INDICAÇÕES
1. Qualquer animal com prurido generalizado, especialmente aqueles com debris visíveis no pelo ou na superfície da pele.
2. Especialmente útil na avaliação de ácaros *Cheyletiella*, larvas de pulgas e piolhos.
3. Também pode ser usado para avaliar a infecção cutânea por *Malassezia* (levedura) se a fita for tingida com coloração Diff-Quick® antes da avaliação microscópica.

### CONTRAINDICAÇÕES E PREOCUPAÇÕES
Não há.

### POSICIONAMENTO E CONTENÇÃO
Contenção adequada para manter o animal imóvel.

### EQUIPAMENTO
- Lâmina de vidro limpa para microscópio
- Óleo mineral
- Fita celofane de acetato transparente (3M Scotch® nº 602)
- Microscópio

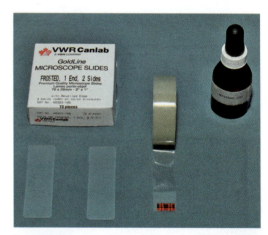

Equipamento necessário para a preparação de uma fita de celofane.

### TÉCNICA
1. Separar um pedaço de fita de 2,5 a 5 cm.
2. Dividir o pelo e tocar o lado adesivo da fita no pelo e na pele, coletando lascas e debris.

Procedimento 6.2  Método da fita de celofane  83

## PROCEDIMENTO 6.2 — Método da fita de celofane *(continuação)*

**2.**
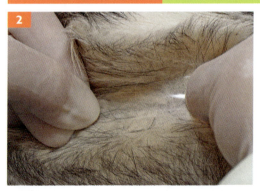
O lado adesivo da fita é tocado no pelo e na pele, para coletar flocos e debris.

**3.** A fita pode ser aplicada diretamente, com o lado adesivo para baixo, em uma lâmina de microscópio, ou sobre uma gota de óleo mineral, maximizando a visibilidade dos ácaros *Cheyletiella* vivos.

**3A**
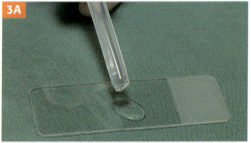

**3B**
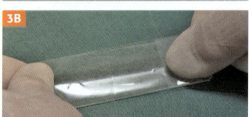

**3C**
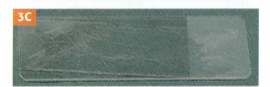

A fita é aplicada, com o lado adesivo para baixo, em uma lâmina de microscópio, em cima de uma gota de óleo mineral.

**4.** Ao procurar por leveduras, colocar uma gota da solução de coloração basofílica de Diff-Quick® stain (a terceira solução) em uma lâmina de vidro e pressionar a fita, com o lado adesivo para baixo, na lâmina.
**5.** Examinar a lâmina usando um microscópio.

### RESULTADOS

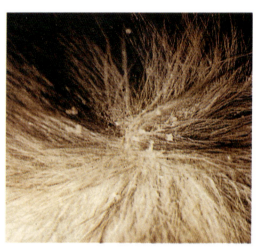

Descamação e prurido em um cão jovem com ácaros *Cheyletiella* ("caspa ambulante"). (Cortesia do Dr. Klaas Post, Universidade de Saskatchewan.)

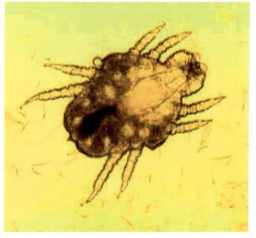

Ácaro *Cheyletiella yasguri* identificado microscopicamente usando uma preparação de fita de celofane. (Cortesia do Dr. Klaas Post, Universidade de Saskatchewan.)

## PROCEDIMENTO 6.3 — Aspiração

### OBJETIVO
Coletar parasitas e debris do pelo e da superfície da pele para avaliação microscópica.

### INDICAÇÕES
1. Qualquer animal com prurido generalizado, especialmente aqueles com detritos visíveis no pelo ou na superfície da pele.
2. Especialmente útil durante a avaliação de ácaros *Cheyletiella*, ácaros da sarna sarcóptica, pulgas e piolhos.

### CONTRAINDICAÇÕES E PREOCUPAÇÕES
Não há.

### POSICIONAMENTO E CONTENÇÃO
Utilizar contenção adequada para manter o animal imóvel. Vários animais acham o ruído do vácuo perturbador, então é necessária uma contenção cuidadosa.

### EQUIPAMENTO
- Aspirador
- Acessório
- Filtro de papel

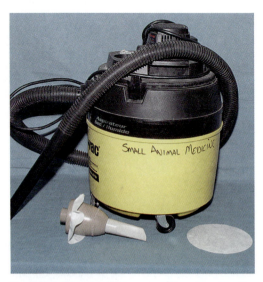

Equipamento necessário para coletar uma amostra aspirada da pele.

### TÉCNICA
1. Colocar o filtro de papel no aspirador.

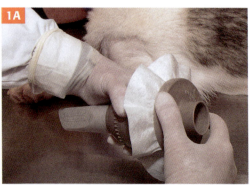

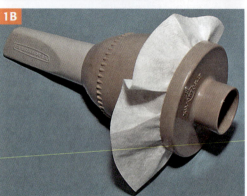

Colocando o filtro de papel no acessório de aspiração.

2. Conter o paciente.
3. Ligar o aspirador.
4. Aplicar sucção em todas as áreas da pelagem, especialmente nas regiões com debris visíveis.

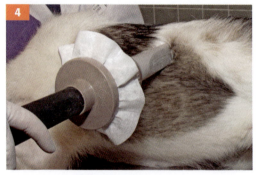

Aplicação de sucção em todas as áreas da pelagem.

Procedimento 6.4 Cultura bacteriana de pústula cutânea 85

## PROCEDIMENTO 6.3 Aspiração (continuação)

5. Abrir o acessório e examinar os debris coletados no filtro de papel.

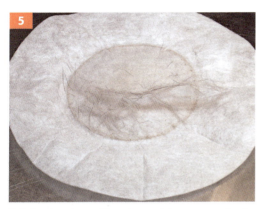

Debris coletados no filtro de papel durante a aspiração.

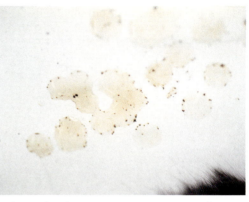

Debris coletados por aspiração são misturados com algumas gotas de água em um cartão branco. O sangue se espalha para fora dos debris, confirmando que as manchas pretas são sujeira de pulgas.

## RESULTADOS

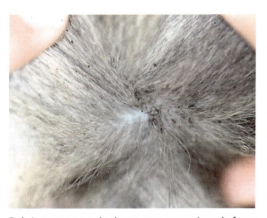

Debris pretos no pelo de um gato, sugestivos de fezes de pulga ("sujeira de pulga").

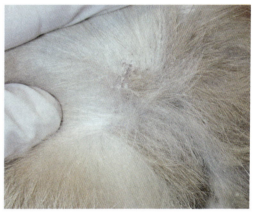

Queiletielose em um coelho. O exame microscópico de flocos obtidos por aspiração é mais provável de identificação de *Cheyletiella parasitovorax* nessa espécie. (Cortesia da Dra. Catherine Outerbridge, Universidade da Califórnia em Davis.)

## PROCEDIMENTO 6.4 Cultura bacteriana de pústula cutânea

### OBJETIVO
Coletar o conteúdo de uma pústula para examiná-la citologicamente e cultivar qualquer bactéria causadora.

### INDICAÇÕES
1. Animais com pioderma bacteriana recorrente ou persistente, apesar da terapia com antibióticos.
2. Para que a cultura seja mais sensível, nenhum antibiótico deve ter sido administrado durante as últimas 48 horas.

| 86 | Capítulo 6 Técnicas Dermatológicas |

## PROCEDIMENTO 6.4 — Cultura bacteriana de pústula cutânea (continuação)

**3.** Pústulas no queixo de um filhote.

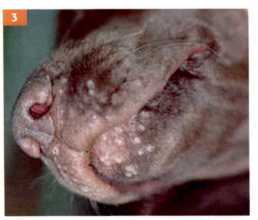

Numerosas pústulas no queixo de um filhote de cachorro Labrador Retriever chocolate com celulite juvenil (estrangulamento de filhote).

### CONTRAINDICAÇÕES E PREOCUPAÇÕES

As pústulas intactas são frágeis em cães e gatos, por isso devem ser manuseadas com cuidado, para garantir o benefício de coletar o conteúdo.

### POSICIONAMENTO E CONTENÇÃO

Contenção adequada para manter o animal imóvel.

### EQUIPAMENTO

- Máquina de tosa ou tesouras
- Álcool
- Agulha de calibre 22G
- *Swab* estéril

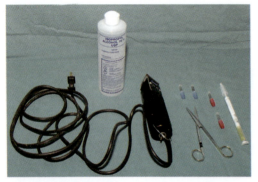

Equipamento necessário para realizar cultura bacteriana de pústula cutânea.

### TÉCNICA

**1.** Identificar a pústula.

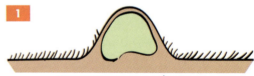

IDENTIFICANDO A PÚSTULA.

**2.** Raspar os pelos longos ao redor da pústula com cuidado, certificando-se de evitar tocar ou romper a pústula.

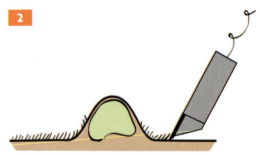

Cortando com cuidado os pelos longos ao redor da pústula.

**3.** Limpar a área cortada e a superfície da pústula com álcool 70%, para remover os contaminantes da superfície. Deixar a região secar ao ar, a fim de evitar a transferência de álcool para o cotonete de cultura, o que inibiria o crescimento bacteriano.

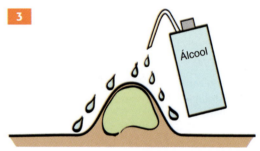

Limpeza da superfície da pústula.

## PROCEDIMENTO 6.4 — Cultura bacteriana de pústula cutânea (continuação)

4. Perfurar a pústula com uma agulha estéril de calibre 22G ou 26G e, em seguida, coletar o pus usando um *swab* de cultura estéril.

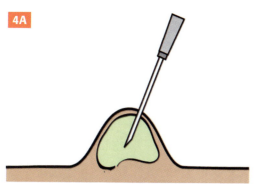

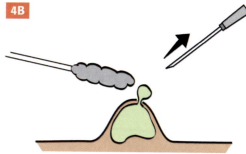

Punção da pústula e coleta do pus.

5. Inocular o material em um meio de cultura bacteriano adequado. Se houver material suficiente disponível, coletar outra gota com um segundo *swab*, a fim de fazer um esfregaço para avaliação citológica.

## PROCEDIMENTO 6.5 — Coleta de células com agulha fina para avaliação citológica

### OBJETIVO
Coletar células de massas ou nódulos linfáticos para avaliação citológica.

### INDICAÇÕES
1. Avaliação diagnóstica de massas cutâneas, massas subcutâneas palpáveis, nódulos linfáticos e massas internas identificadas por palpação ou ultrassom.
2. As técnicas de amostragem com agulha fina são rápidas e fáceis de executar, além de minimamente invasivas, tornando-as um bom primeiro teste quando massas ou linfonodos e órgãos aumentados são identificados.

### CONTRAINDICAÇÕES
1. Coagulopatia grave torna desaconselhável a inserção de agulhas em massas que não estão em um local no qual a pressão pode ser aplicada para atingir a hemostasia.

### ANATOMIA ESPECIAL
1. Os linfonodos periféricos que geralmente são palpáveis em cães e gatos e disponíveis para aspiração são os linfonodos mandibulares, pré-escapulares e poplíteos.

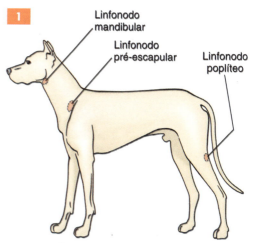

Localização dos linfonodos mandibulares, pré-escapulares e poplíteos.

## PROCEDIMENTO 6.5 — Coleta de células com agulha fina para avaliação citológica (continuação)

**2.** Os linfonodos mandibulares drenam a cavidade oral e a cabeça, e frequentemente aumentam de tamanho devido a doenças orais ou dentárias. Esses linfonodos são ligeiramente craniais e ligeiramente superficiais às glândulas salivares mandibulares.

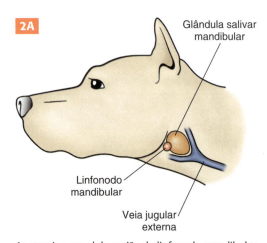

Anatomia normal da região do linfonodo mandibular.

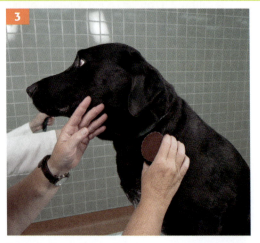

Palpação de um linfonodo pré-escapular muito aumentado em um cão com linfoma.

**4.** Os linfonodos poplíteos estão localizados no ângulo da perna traseira, atrás do joelho. Eles drenam a pata e a perna traseira distal.

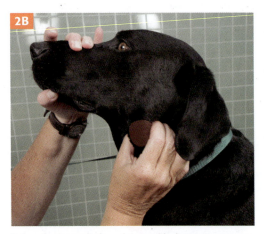

Palpação de um linfonodo mandibular muito aumentado em um cão com linfoma.

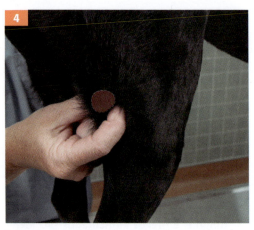

Palpação de um linfonodo poplíteo aumentado em um cão com linfoma.

**3.** Os linfonodos pré-escapulares, ou linfonodos cervicais superficiais, estão localizados na frente da articulação do ombro. Eles drenam o pescoço superficial, o tórax dorsal e o membro anterior.

### EQUIPAMENTO

- Agulhas de calibre 22G a 24G (2,5 a 4 cm)
- Agulhas calibre 22 G (2,5 a 7,5 cm) com estiletes (agulhas espinais) para massas profundas
- Seringa de 5 m$\ell$
- Lâminas de vidro para microscópio

## PROCEDIMENTO 6.5 Coleta de células com agulha fina para avaliação citológica *(continuação)*

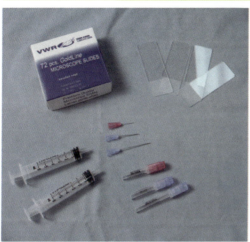

Equipamento necessário para citologia de massas ou linfonodos com agulha fina.

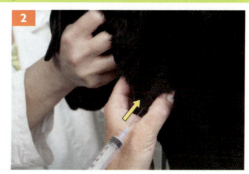

Inserir, na massa, uma agulha conectada a uma seringa.

**3.** Puxar o êmbolo da seringa para aplicar 2 a 3 mℓ de sucção.

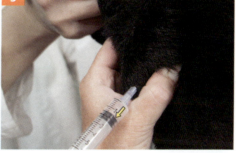

Puxar o êmbolo para aplicar 2 a 3 mℓ de sucção (*seta*).

**4.** Enquanto mantém a sucção, mover a agulha para frente e para trás dentro da massa pelo menos quatro vezes, redirecionando, a cada passagem, sem remover a ponta da agulha da massa.

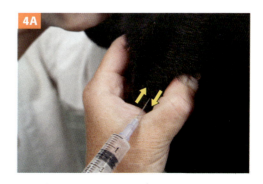

### PREPARAÇÃO DO PACIENTE

1. A amostragem com agulha fina de massas superficiais e linfonodos geralmente pode ser realizada sob contenção física, mas sedação leve é recomendada para áreas sensíveis ou massas adjacentes ao olho.
2. Não é necessária preparação da pele para amostragem com agulha fina de linfonodos e massas superficiais, a menos que a cultura dos aspirados seja prevista, caso em que o local deve ser raspado e preparado assepticamente.
3. A amostragem de vísceras ou massas abdominais com agulha fina pode exigir sedação profunda ou anestesia geral, bem como tosa e preparação asséptica da pele sobreposta.

### TÉCNICA: MÉTODO DA AGULHA COM ASPIRAÇÃO

1. Esse método fornece mais células, por isso é o método preferido para tecidos firmes que não esfoliam bem sem sucção, mas pode causar mais contaminação, com sangue e ruptura de células frágeis.
2. Imobilizar a massa e inserir, na massa, a agulha conectada a uma seringa.

## PROCEDIMENTO 6.5 — Coleta de células com agulha fina para avaliação citológica (continuação)

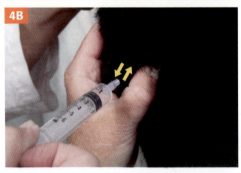

Enquanto mantém a sucção, mover a agulha para frente e para trás dentro da massa pelo menos quatro vezes, redirecionando a agulha a cada passagem.

5. Liberar a sucção e remover a agulha da massa.

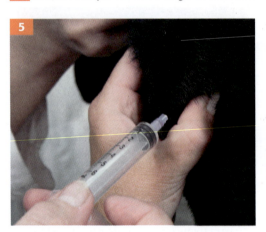

Soltar a sucção e remover a agulha da massa.

6. Colocar a amostra em uma lâmina e preparar um esfregaço conforme descrito mais à frente.

### TÉCNICA: MÉTODO APENAS AGULHA

1. Essa técnica pode não produzir uma amostra diagnóstica em tecidos que não esfoliam bem, mas as amostras têm menor probabilidade de contaminação com sangue e a arquitetura celular e tecidual é mais bem preservada.
2. Inserir a agulha na massa. Se a massa for profunda, deixar um estilete no lugar até que a agulha esteja dentro da massa; em seguida, remover o estilete.

3. Mover a agulha para frente e para trás dentro da massa pelo menos quatro vezes, redirecionando a agulha a cada passagem, sem remover a ponta da agulha da massa.

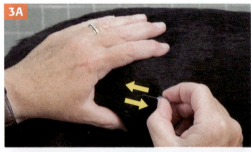

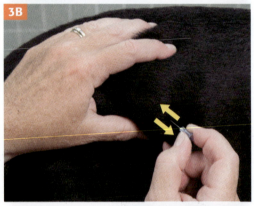

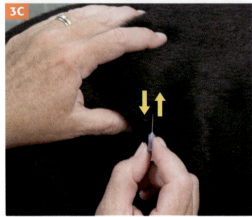

Inserir a agulha na massa imobilizada e mover a agulha para frente e para trás dentro da massa pelo menos quatro vezes, redirecionando a ponta da agulha a cada passagem.

## PROCEDIMENTO 6.5   Coleta de células com agulha fina para avaliação citológica *(continuação)*

4. Se houver sangue visível dentro do canhão da agulha, parar e fazer um esfregaço da amostra.
5. Após a última passagem pela amostra, remover a agulha da massa.
6. Colocar a amostra em uma lâmina e preparar um esfregaço conforme descrito a seguir.

### PREPARAÇÃO DO ESFREGAÇO

1. As amostras de interesse estão principalmente dentro do canhão e do eixo da agulha.
2. Se a técnica de aspiração foi usada, desconectar a seringa, colocar ar na seringa e reconectar a seringa à agulha.
3. Se a técnica sem aspiração foi usada, conectar uma seringa cheia de ar limpo à agulha.
4. Utilizar o ar na seringa para expelir o conteúdo da agulha próximo a uma das extremidades de uma ou mais lâminas de microscópio limpas; preparar um esfregaço.

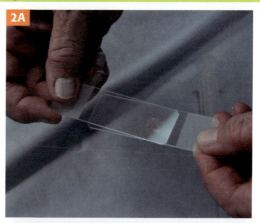

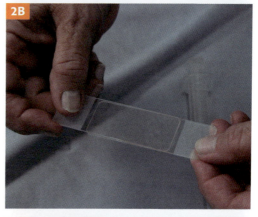

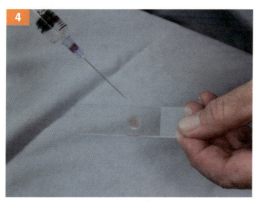

Utilizando ar em uma seringa acoplada, expulsar uma gota do conteúdo da agulha em uma das extremidades de uma lâmina de microscópio.

### TÉCNICA DE ESMAGAMENTO

1. Utilizar esta técnica quando o material expelido da agulha em uma lâmina não for totalmente líquido.
2. Colocar suavemente uma segunda lâmina de microscópio em cima da primeira, comprimindo levemente a amostra; puxar as lâminas para espalhar a amostra.

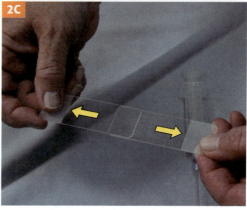

Colocar suavemente uma lâmina de microscópio no topo da lâmina que contém a amostra, comprimindo levemente a amostra; puxar as lâminas para espalhar a amostra. Cuidado: não pressionar ativamente as duas lâminas, pois isso pode danificar as células.

## PROCEDIMENTO 6.5 — Coleta de células com agulha fina para avaliação citológica (continuação)

### TÉCNICA DE ESPALHAMENTO

1. Utilizar essa técnica quando um líquido for expelido da agulha para a lâmina.
2. Encostar a primeira lâmina em uma segunda lâmina espalhadora adjacente à amostra, em um ângulo de cerca de 30°. Puxar a lâmina para trás até que ela entre em contato com o fluido, o que fará com que a amostra se espalhe ao longo da borda da lâmina espalhadora.

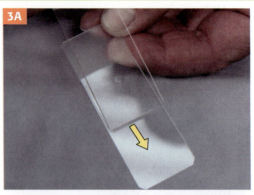

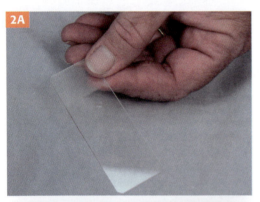

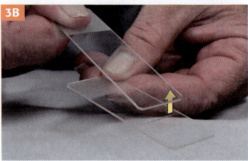

Avançar a lâmina difusora dois terços do caminho ao longo da lâmina inferior, levantando-a abruptamente, para criar uma linha manchada.

### UTILIDADE DE DIAGNÓSTICO

1. A citologia por agulha fina é útil para determinar se uma massa é inflamatória ou não inflamatória e se os linfonodos aumentados são reativos ou neoplásicos.
2. Um diagnóstico específico pode ser obtido após a avaliação citológica de amostras de agulha fina de algumas massas neoplásicas, mas, devido ao rendimento limitado e à falta de informações arquitetônicas, a histopatologia geralmente é necessária para confirmar o diagnóstico.
3. A avaliação citológica de amostras de agulhas finas de massas ou linfonodos ocasionalmente revela uma etiologia infecciosa específica, mas testes adicionais são frequentemente necessários.
4. Muitos tecidos não esfoliam bem, tornando as amostras citológicas de agulha fina não diagnósticas.

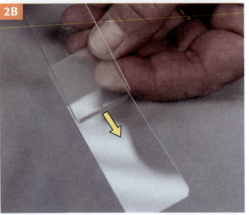

Coloque uma gota em uma lâmina e uma segunda lâmina acima da amostra, espalhando-a.

3. Avançar a lâmina espalhadora para frente. Quando o espalhador tiver avançado dois terços do caminho ao longo da lâmina inferior, levantar abruptamente, para fazer uma linha de esfregaço na qual as células serão concentradas.

## PROCEDIMENTO 6.5 — Coleta de células com agulha fina para avaliação citológica (continuação)

### RESULTADOS

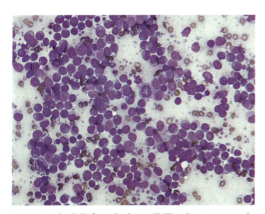

Esse aspirado de linfonodo de um Shi Tzu de 14 anos revela uma população uniforme de linfócitos médios a grandes com citoplasma abundante e coloração escura, nucléolos grandes proeminentes e múltiplas figuras mitóticas. O diagnóstico foi linfoma. (Cortesia da Dra. Sherry Myers, Prairie Diagnostic Services, Saskatoon, Saskatchewan.)

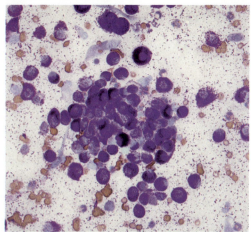

Esse aspirado de uma massa cutânea no dedo do pé de um Golden Retriever macho, de 6 anos, revela numerosos mastócitos, bem como muitos grânulos livres, de coloração roxa. O diagnóstico foi de mastocitoma. (Cortesia da Dra. Sherry Myers, Prairie Diagnostic Services, Saskatoon, Saskatchewan.)

---

## PROCEDIMENTO 6.6 — Biópsia de pele

### OBJETIVO

Coletar uma amostra de pele para exame histopatológico.

### INDICAÇÕES

1. Todos os casos de suspeita de neoplasia cutânea; pequenas lesões podem ser removidas em sua totalidade; em lesões maiores ou lesões nas quais cirurgia especial ou tratamento adjuvante provavelmente sejam necessários, é possível realizar biópsias incisionais para o diagnóstico.
2. Condições dermatológicas que não melhoraram com terapia racional para o diagnóstico presumido (p. ex., pioderma bacteriano), portanto o diagnóstico é incerto.
3. Condições dermatológicas com suspeita de origem imunomediada.
4. Condições dermatológicas que podem ser definitivamente diagnosticadas apenas por histopatologia (como displasia folicular, adenite sebácea).
5. Uma vez que a doença parasitária foi excluída, as biópsias de pele às vezes podem ajudar a diferenciar entre prurido devido a alergênios ambientais inalados (alterações inespecíficas) e doenças de pele causadas por alergias alimentares (alterações eosinofílicas).

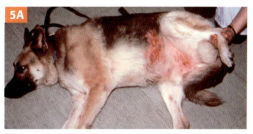

Esta Pastora de 6 anos apresentava múltiplas lesões ulceradas dolorosas em seu abdome ventral. Lúpus eritematoso sistêmico foi diagnosticado por biópsia de pele.

| PROCEDIMENTO 6.6 | **Biópsia de pele** (*continuação*)

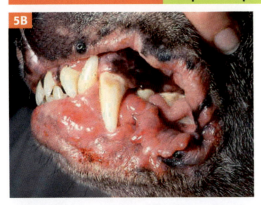

A biópsia da pele proliferada avermelhada e sem pelos na junção mucocutânea neste cão resultou em um diagnóstico de linfoma cutâneo.

## CONTRAINDICAÇÕES E PREOCUPAÇÕES

1. Quando biópsias circulares por punção são realizadas, é importante evitar centralizar a biópsia na margem de uma lesão, pois isso resulta em uma biópsia de 60% pele lesada e 60% pele normal adjacente. Existe algum risco de que a parte anormal da biópsia seja perdida ou esteja faltante no processamento.
2. Sempre que possível, faça várias biópsias contendo apenas pele lesada. Lesões novas e ativas e lesões mais crônicas devem ser amostradas. Biópsias de pele aparentemente normal também devem ser submetidas e rotuladas como tal para o patologista.

## POSICIONAMENTO E CONTENÇÃO

1. Utilizar contenção adequada para manter o animal imóvel.
2. Quando a anestesia local é usada, a biópsia de pele não é um procedimento doloroso. A solução de bloqueio de lidocaína (lidocaína a 2% misturada a 9:1 com bicarbonato de sódio a 8,4%) pode ser injetada sob a pele ao redor da lesão, para fornecer analgesia. A adição de bicarbonato diminui a dor da picada da injeção e acelera o efeito analgésico local da lidocaína.

## ANATOMIA ESPECIAL

1. Selecionar o(s) local(is) de biópsia apropriado(s). O exame histopatológico de todo o espectro das lesões presentes fornece mais informações do que simplesmente fazer a biópsia das lesões em um único estágio.
2. Evitar incluir uma margem significativa de pele normal na borda da biópsia por punção, pois isso pode fazer com que o patologista não perceba a pele lesada. Centralizar a biópsia na lesão visível.

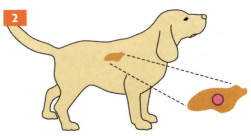

Centralizar as biópsias em tecido anormal, para evitar a inclusão de uma margem significativa de pele normal na borda da biópsia.

3. Também pode ser útil enviar uma biópsia separada de pele de aparência normal, rotulada como tal.
4. Biópsias por punção (4 a 6 mm) são adequadas para muitas lesões. Utilizar uma punção de biópsia pequena o suficiente para evitar a inclusão de uma borda de tecido normal na biópsia.
5. Biópsias excisionais com bisturi podem ser indicadas para remover grandes lesões; para fazer biópsia de lesões profundas (estendendo-se aos tecidos subcutâneos); e para biópsia de vesículas, bolhas e pústulas, em que a ação rotativa da biópsia por punção pode danificar a lesão.

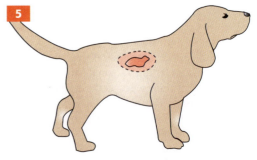

Biópsia excisional.

Procedimento 6.6 **Biópsia de pele** 95

## PROCEDIMENTO 6.6 Biópsia de pele *(continuação)*

### EQUIPAMENTO
- Tesoura para paciente de pelos compridos
- Anestesia local: seringa de 3 m$\ell$, agulha de calibre 26G, solução de bloqueio de lidocaína (lidocaína a 2% misturada a 9:1 com bicarbonato de sódio a 8,4%)
- Luvas
- *Punch* de biópsia cutânea de 4 ou 6 mm
- Lâmina de bisturi
- Esponjas de gaze
- Pinça de dente fino
- Agulha de calibre 26G
- Recipiente com 10% de formalina
- Pinça porta-agulha
- Material de sutura não absorvível

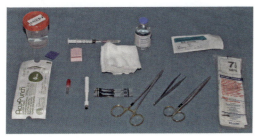

Equipamento necessário para biópsias cutâneas.

### TÉCNICA
1. Selecionar um local de biópsia apropriado. Evitar lesões causadas por trauma secundário.
2. É importante fazer pelo menos quatro biópsias de pele anormal e uma de pele de aparência normal (identificada).
3. Tosar o pelo comprido ao redor do local com uma tesoura, tomando cuidado para não traumatizar a região a ser biopsiada.

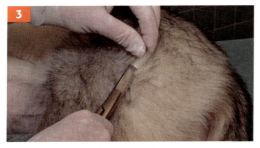

Tosar o pelo comprido ao redor do local da biópsia com tesoura.

4. Fazer um bloqueio de linha com solução de bloqueio de lidocaína ao redor da região a ser biopsiada – evitar injetar lidocaína diretamente sob o local da biópsia, porque isso pode causar alterações histopatológicas semelhantes a edema subcutâneo.
   - A. Inserir a agulha, injetando solução de bloqueio de lidocaína conforme a agulha é retirada, bloqueando a linha ao longo do caminho da agulha.

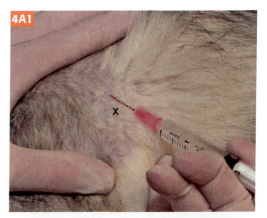

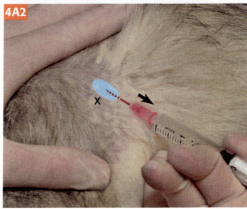

Inserindo a agulha e injetando a solução de bloqueio de lidocaína conforme a agulha é retirada.

   - B. Para a próxima linha, inserir a agulha na região da pele previamente bloqueada ao longo de uma linha perpendicular ao primeiro bloqueio; injetar a solução de bloqueio de lidocaína quando a agulha for retirada.

**96** Capítulo 6 Técnicas Dermatológicas

## PROCEDIMENTO 6.6 — Biópsia de pele *(continuação)*

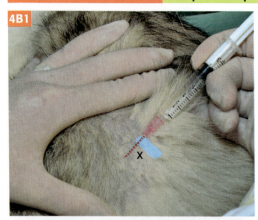
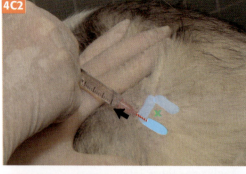
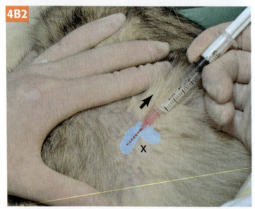

Inserindo a agulha pela região previamente bloqueada da pele e injetando a solução de bloqueio de lidocaína conforme a agulha é retirada.

**C.** A repetição do processo conclui o bloqueio do anel.

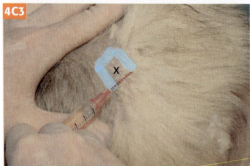
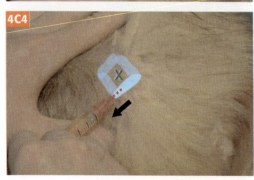
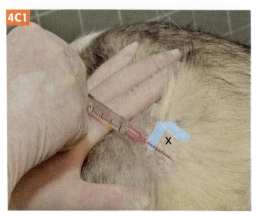
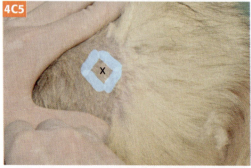

Repetir esse processo para cada borda do bloqueio do anel, até que toda a pele ao redor da área de interesse tenha sido bloqueada.

**PROCEDIMENTO 6.6** Biópsia de pele *(continuação)*

5. Utilizar luvas, mas de forma alguma preparar a superfície da pele se as biópsias forem para avaliação histopatológica.
6. Pressionar o *punch* de biópsia de pele firmemente no local escolhido enquanto aplica um movimento de rotação em uma direção. Continuar até que toda a espessura da pele tenha sido penetrada.

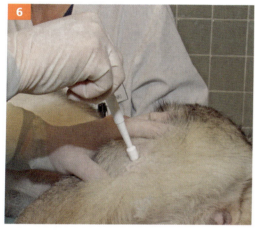

Empurrar o *punch* de biópsia de pele firmemente no local escolhido enquanto aplica um movimento rotacional em uma direção.

7. Utilizando uma pinça ou agulha para agarrar a biópsia por baixo, cortar o tecido subcutâneo – se necessário, com uma lâmina de bisturi.

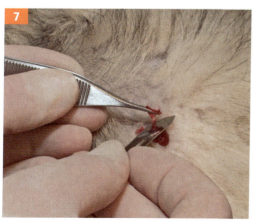

Segurando a biópsia por baixo com uma pinça e cortando o tecido subcutâneo subjacente.

8. Colocar a biópsia em um cassete, em um pedaço de papel ou em uma espátula de língua para manter a orientação adequada (tecido subcutâneo para baixo) e colocar a biópsia em formalina.

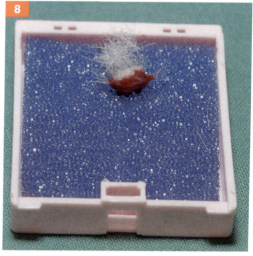

A biópsia é colocada em um cassete, a fim de manter a orientação adequada e, a seguir, é imersa em formalina.

9. Aplicar pressão firme no local da biópsia com esponjas de gaze, para minimizar a hemorragia.
10. Suturar o local da biópsia com um ponto Sultan e material de sutura não absorvível.

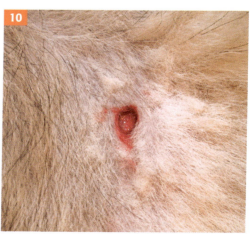

Um orifício redondo criado por uma biópsia por punção.

| 98 | Capítulo 6 Técnicas Dermatológicas

**PROCEDIMENTO 6.6** — Biópsia de pele *(continuação)*

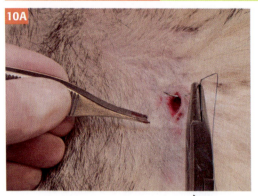

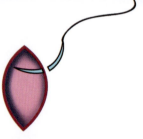

A agulha é passada através da pele e dos tecidos em uma borda do orifício aproximadamente a um terço da distância do topo do orifício.

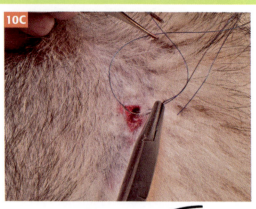

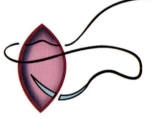

Retornar ao lado original da ferida e passar a agulha através da pele e dos tecidos, aproximadamente a um terço da distância do final do orifício.

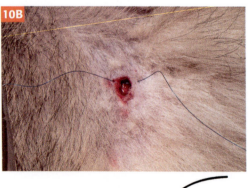

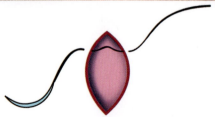

Atravessando a ferida, a agulha é passada pelos tecidos e pela pele na borda do outro lado do orifício, diretamente oposta à primeira passagem da agulha, dando aproximadamente a mesma porção de tecido do mesmo tamanho.

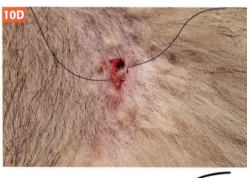

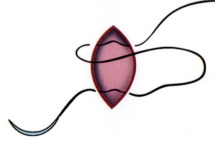

Atravessar a ferida e passar a agulha pelos tecidos e pela pele do outro lado do orifício, novamente, dando aproximadamente a mesma mordida de tecido do mesmo tamanho.

## PROCEDIMENTO 6.6   Biópsia de pele (continuação)

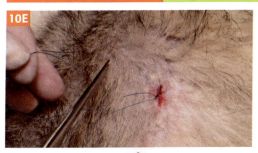

Observação: se uma biópsia de pele estiver sendo feita para cultura (como pode ser desejado em um caso de pioderma bacteriano que não responde adequadamente aos antibióticos), interromper os antibióticos por pelo menos 48 horas antes da biópsia, tosar e executar uma preparação cirúrgica de rotina do local, seguida de uma lavagem com água ou solução salina. Utilizar uma técnica estéril para coletar a biópsia e enviar o tecido ao laboratório para cultura em um tubo estéril com tampa vermelha.

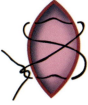

As duas pontas da sutura são unidas e amarradas sob tensão mínima, para criar a forma de cruz (cruzada).

---

## PROCEDIMENTO 6.7   Exame da lâmpada de Wood

### OBJETIVO
Avaliar pacientes com lesões sugestivas de infecção por dermatófitos (micose).

### INDICAÇÕES
1. Esse exame é usado para a avaliação de cães e gatos com lesões dermatológicas que podem ser dermatomicose. A lesão clássica seria bem demarcada, com crosta e pruriginosa. A infecção dermatofítica pode, no entanto, ter uma aparência variada, então o exame da lâmpada de Wood deve ser considerado em qualquer caso com alopecia regional ou irregular, descamação, crostas, seborreia, prurido ou foliculite regional.

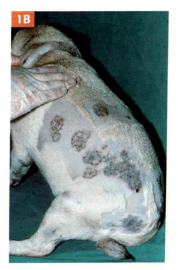

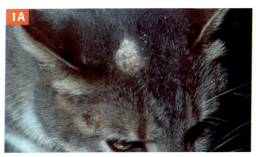

Uma mancha pruriginosa redonda com crosta na cabeça de um gato com dermatofitose. (Cortesia do Dr. Klaas Post, Universidade de Saskatchewan.)

Múltiplas manchas redondas e crostosas em um Buldogue com infecção por *Microsporum canis*. (Cortesia do Dr. Klaas Post, Universidade de Saskatchewan.)

## PROCEDIMENTO 6.7 — Exame da lâmpada de Wood (*continuação*)

### CONTRAINDICAÇÕES E PREOCUPAÇÕES

1. Utilizar luvas, porque os dermatófitos que infectam cães e gatos podem causar lesões em humanos.
2. A lâmpada de Wood deve ser ligada por 6 a 10 minutos antes do uso, uma vez que a estabilidade do comprimento de onda e a intensidade da luz dependem da temperatura.
3. É importante distinguir a fluorescência inespecífica que ocorre nas crostas e escamas da fluorescência associada à infecção por dermatófitos. Escamas e crostas tendem a ter um brilho difuso (não confinado à haste do pelo) que vai do verde oliva ao verde amarelado. A fluorescência do *Microsporum canis* está confinada aos fios de pelos individuais (que geralmente estão quebrados), e é tipicamente verde maçã (um verde muito brilhante, como uma lanterna brilhando através de um pirulito de limão).
4. A fluorescência de *M. canis* permanecerá mesmo depois que o fungo tiver sido morto pelo tratamento. Com o tempo, conforme os pelos crescem, o fungo morto ficará localizado perto das pontas dos fios de pelo em vez de perto da base, como seria de esperar em uma infecção ativa.

### POSICIONAMENTO E CONTENÇÃO

Contenção adequada para manter o animal imóvel.

### EQUIPAMENTO

A lâmpada de Wood é uma luz ultravioleta com uma onda de luz filtrada por um filtro de cobalto ou níquel. A fluorescência verde ocorre com alguns dermatófitos por causa do triptofano produzido pelo fungo.

### TÉCNICA

1. Ligar a lâmpada de Wood pelo menos 6 minutos antes de usá-la para examinar o paciente.
2. Vestir luvas e examinar o paciente usando a lâmpada de Wood em uma sala escura.

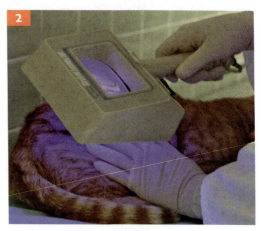

Utilização de uma lâmpada de Wood para examinar um paciente em uma sala escura.

3. Procurar por fluorescência verde brilhante associada aos pelos na lesão.

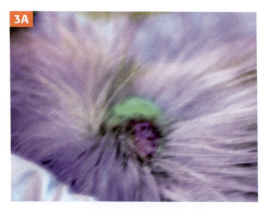

Fluorescência verde dos pelos ao redor de uma lesão de pele localizada no pescoço de um gato, causada por *M. canis*.

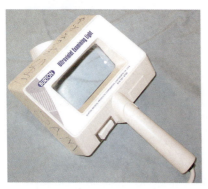

A lâmpada de Wood é uma luz ultravioleta com uma onda de luz filtrada por um filtro de cobalto ou níquel.

## PROCEDIMENTO 6.7 — Exame da lâmpada de Wood (continuação)

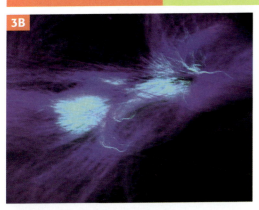

Exame positivo da lâmpada de Wood em um gato com micose causada por *M. canis*. (Cortesia da Dra. Catherine Outerbridge, Universidade da Califórnia em Davis.)

### RESULTADOS

Apenas *M. canis* mostra resultados positivos, e apenas cerca de 60% das infecções por *M. canis* são positivas. Lesões suspeitas (e todas as lesões positivas para lâmpada de Wood) devem ter pelos, crostas e *swabs* cultivados para confirmar a presença de dermatófito. O *M. canis* é responsável pela maioria das infecções dermatofíticas em gatos (98%) e cães (60 a 70%). Dermatófitos patogênicos menos comumente diagnosticados incluem *Trichophyton mentagrophytes* não fluorescente e *Microsporum gypseum*.

---

## PROCEDIMENTO 6.8 — Corte de unhas

### OBJETIVO
Cortar as unhas das patas de um cachorro.

### INDICAÇÕES
1. As unhas dos cães devem ser aparadas regularmente para que não toquem o solo antes das patas quando o cão caminha ou corre, evitando irritação e desconforto.

### CONTRAINDICAÇÕES E AVISOS
1. Muitos cães não gostam que suas unhas sejam cortadas. É importante habituar os cães jovens a ter as patas manuseadas e as unhas aparadas de forma calma e minimamente traumática.
2. A contenção adequada é essencial.
3. A cor das unhas é determinada pela cor da pele e do pelo ao redor. As unhas claras são mais fáceis de cortar do que as escuras, porque os vasos sanguíneos são visíveis dentro da unha. As unhas escuras devem ser aparadas com vários cortes pequenos e superficiais, em vez de um corte profundo.
4. Se as unhas não forem aparadas por um longo tempo, o hiponíquio crescerá mais para dentro da unha, então cortar as unhas em um comprimento que seja confortável para o cão andar não é possível sem cortar o hiponíquio.

### EQUIPAMENTO
- Cortador de unhas estilo guilhotina
- Cortador de unhas tipo tesoura
- Bastões de nitrato de prata

1. Os cortadores de unha tipo tesoura são frequentemente usados para unhas muito grandes e grossas, ou para unhas que se enrolam em círculo, como geralmente acontece com os dígitos acessórios.
2. Os cortadores de unha estilo guilhotina são geralmente os mais fáceis de usar em cães.

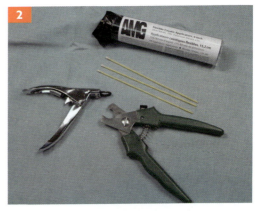

Equipamento utilizado para aparar unhas em cães.

| PROCEDIMENTO 6.8 | **Corte de unhas** (continuação) |

## ANATOMIA ESPECIAL

1. Os vasos sanguíneos e nervos que irrigam a unha são visíveis dentro das unhas claras, e são chamados de hiponíquios. Idealmente, a unha deve ser cortada a até 2 mm do hiponíquio.

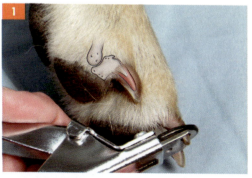

ANATOMIA DA UNHA E HIPONÍQUIO.

## POSICIONAMENTO E CONTENÇÃO

1. Segurar o animal em decúbito lateral sobre uma mesa, se possível.

## TÉCNICA

1. Ao segurar o cortador de unhas estilo guilhotina, a mola deve estar em sua palma enquanto seus dedos apertam a alça, movendo a lâmina de corte em direção à ponta.
2. Conforme o cabo é pressionado, a lâmina de corte desliza pelo anel estacionário, cortando a unha.

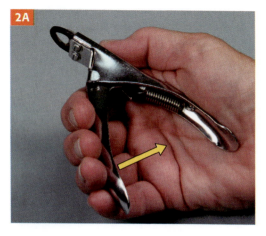

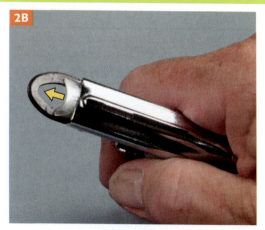

Ao usar tesouras tipo guilhotina, apertar o cabo para mover a lâmina de corte em direção ao anel estacionário, cortando a unha (setas).

3. A ponta da unha é colocada dentro do anel estacionário com a lâmina de corte movendo-se perpendicularmente à unha, cortando a unha de baixo para cima ou de cima para baixo. Cortar a unha de um lado para o outro pode esmagá-la e causar estilhaços.

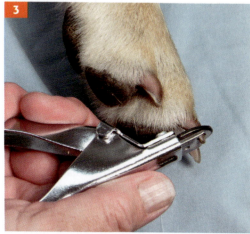

O corte é feito perpendicularmente à unha, cortando a unha de baixo para cima.

4. A lâmina de corte do tosquiador deve estar voltada para o lado oposto do corpo do cão, de modo que o corte feito seja distal ao anel estacionário.

Procedimento 6.8 **Corte de unhas** 103

**PROCEDIMENTO 6.8** **Corte de unhas** *(continuação)*

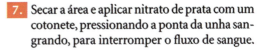

7. Secar a área e aplicar nitrato de prata com um cotonete, pressionando a ponta da unha sangrando, para interromper o fluxo de sangue.

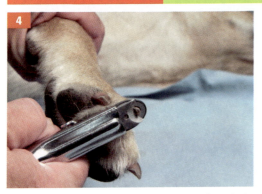

Posicionar a tesoura com a lâmina de corte afastada do corpo do cão.

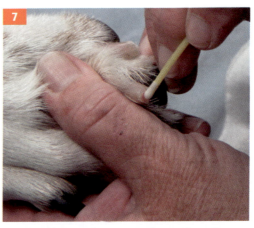

5. Com a tesoura bem posicionada, a alça da tesoura é pressionada para avançar a lâmina de corte através do prego, cortando o prego.
6. Se a unha for cortada muito curta, o cão sentirá desconforto e a unha sangrará pelo hiponíquio.

Secar a unha e pressionar um *swab* com nitrato de prata, para interromper o fluxo de sangue.

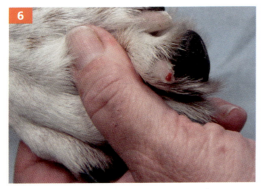

Esta unha foi cortada muito curta, cortando o hiponíquio.

# 7 Exame Otológico

## PROCEDIMENTO 7.1 — Exame da orelha

### OBJETIVO
Examinar e avaliar o canal auricular externo.

### INDICAÇÕES
1. Sempre que possível, o exame auricular externo deve ser realizado como parte do exame físico de rotina.
2. Um exame completo da orelha externa é especialmente importante em animais que apresentem tremores de cabeça, coceira na orelha, odores e corrimentos auriculares, perda de pelo ao redor das orelhas, surdez, inclinação da cabeça ou incoordenação.

### CONTRAINDICAÇÕES E CUIDADOS
1. Poucos cães ou gatos com doença inflamatória do canal auditivo externo permitem um exame completo dos canais auditivos sem sedação profunda ou anestesia geral.
2. O exame do canal auditivo externo em um paciente com dificuldade pode causar lesões na membrana timpânica.
3. Quando um canal auditivo externo está repleto de exsudato ou debris, o canal auditivo deve ser limpo e lavado com soro fisiológico morno ou outra solução de lavagem não detergente e não alcoólica, antes de um exame completo. Isso geralmente requer sedação ou anestesia.

### POSICIONAMENTO E CONTENÇÃO
1. O animal deve ser posicionado em estação, sentado, ou em decúbito esternal ou lateral.
2. O tutor deve, com firmeza, reter o focinho do paciente fechado, com uma das mãos, enquanto segura o corpo do paciente com a outra.
3. Sedação ou anestesia geral deve ser administrada, se necessário.

### ANATOMIA ESPECIAL
1. O pavilhão auricular, ou aurícula, é a aba externa da orelha.
2. O canal auditivo externo é composto por um canal auditivo vertical longo que, em sua extremidade, curva-se em aproximadamente 75° para formar o canal auditivo horizontal mais curto. O canal auditivo é revestido por um epitélio escamoso estratificado contendo glândulas sebáceas e ceruminosas, que normalmente secretam a cera da orelha (cerume). Os canais horizontal e vertical são amplamente circundados por cartilagem. No entanto, adjacente à membrana timpânica, o canal horizontal é sustentado por osso.

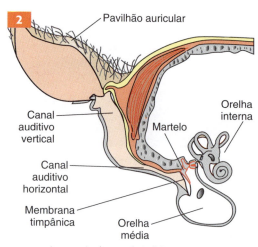

Anatomia do canal auditivo externo.

3. O tímpano, ou membrana timpânica, é uma membrana fina semitransparente que forma a barreira entre o canal auditivo externo e a orelha média; transmite ondas sonoras da orelha externa para os ossículos auditivos da orelha média.

## PROCEDIMENTO 7.1 Exame da orelha (continuação)

4. A membrana timpânica é circundada e suspensa dentro do anel timpânico. A porção grande, fina e transparente a translúcida da membrana timpânica está sob considerável tensão, e é chamada de *pars tensa*. A porção triangular, menor, dorsal à anterodorsal da membrana timpânica, é uma membrana opaca, rosa ou branca, contendo uma rede de pequenos vasos. Essa é a *pars flaccida*. Em uma orelha inflamada, essa "faixa vascular" pode se tornar edemaciada e se assemelhar a uma massa. A *pars flaccida* contém vasos sanguíneos que são importantes para a saúde e a reparação do epitélio germinativo do tímpano.

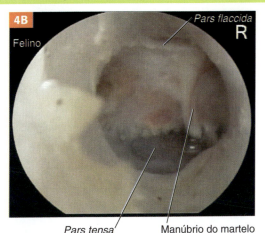

Anatomia de uma membrana timpânica normal direita de um gato. O nariz do gato está à direita. (Cortesia do Dr. Louis Gotthelf, Montgomery, AL, EUA.)

5. O manúbrio (platina) do ossículo do martelo está preso à camada fibrosa do tímpano, puxando-o para dentro e resultando em um contorno externo levemente côncavo do tímpano normal. Estriações podem ser vistas na *pars tensa*, estendendo-se da porção adjunta do manúbrio à periferia. O martelo é orientado dorsoventralmente, com sua extremidade livre (ventral) formando uma curva suave ou gancho – a extremidade aberta resultante da forma reversa C é orientada em direção ao nariz do animal.

### EQUIPAMENTO

- Otoscópio e cone do otoscópio com tamanho apropriado
- Um otoscópio de vídeo com recursos de descarga, sucção e biópsia pode ser uma ferramenta muito útil para o exame otoscópico

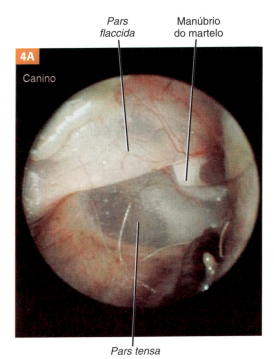

Anatomia de uma membrana timpânica normal direita de um cão. O nariz do cachorro está à direita. (Cortesia do Dr. Louis Gotthelf, Montgomery, AL, EUA.)

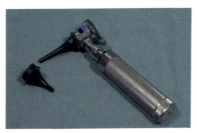

Equipamento necessário para o exame da orelha externa.

## PROCEDIMENTO 7.1 Exame da orelha (continuação)

### PROCEDIMENTO

1. Examinar o pavilhão auricular em busca de qualquer evidência de inflamação ou exsudato antes de realizar o exame otoscópico da orelha.

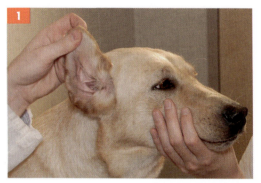

Examinando o pavilhão auricular, para qualquer evidência de inflamação ou exsudato.

2. Com o animal em estação, o examinador deve inserir o otoscópio no canal vertical da orelha externa enquanto puxa para cima o pavilhão auricular.

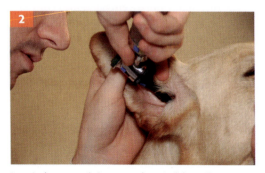

Inserindo o otoscópio no canal vertical da orelha externa enquanto puxa para cima o pavilhão auricular.

3. Uma vez que a ponta do otoscópio estiver na junção entre os canais vertical e horizontal, o cone do otoscópio pode ser lentamente retornado à orientação horizontal, para que o canal horizontal e a membrana timpânica sejam visualizados. Esse exame não é possível se o paciente não cooperar ou se estiver com dor.

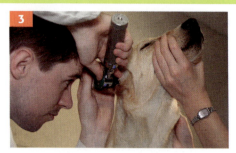

Visualizando o canal horizontal e a membrana timpânica.

4. Com o animal sedado ou anestesiado e em decúbito lateral, um exame ótico mais completo pode ser realizado. O pavilhão auricular pode ser levantado (puxado lateralmente), a fim de endireitar o canal auditivo curvo, facilitando a inserção do otoscópio.

### RESULTADOS

1. Os canais auditivos podem ser avaliados quanto à obstrução ou estenose, proliferação, ulceração, exsudatos, corpos estranhos, parasitas, tumores e acúmulo excessivo de cera ou pelos. Lesões suspeitas podem ser biopsiadas.
2. Sempre que houver exsudato ótico, deve-se fazer um preparo citológico. Um cone de otoscópio desinfectado deve ser colocado no canal auditivo vertical, com sua ponta próxima à junção com o canal horizontal. Um *swab* é inserido por meio do cone do otoscópio e estendido além do cone, a fim de coletar uma amostra. O *swab* é então retirado.
    A. Para procurar ácaros, o *swab* é esfregado em uma gota de óleo mineral sobre lâmina de microscópio; uma lamínula é aplicada e a lâmina é examinada em baixa resolução ($40\times$ a $100\times$).
    B. Para procurar debris celulares, bactérias e leveduras, o *swab* é esfregado em uma lâmina de microscópio limpa e seca. A lâmina é fixada a quente, corada e então coberta com uma lamínula, para avaliação. A lâmina deve ser examinada em baixa resolução ($40\times$ a $100\times$), para uma visão geral dos debris celulares, e em alta resolução ($440\times$ a $1.000\times$), para bactérias e leveduras.

# Técnicas Oftálmicas 8

## PROCEDIMENTO 8.1  Teste de lágrima de Schirmer

### OBJETIVO
Medir o componente aquoso da produção basal e reflexa de lágrimas.

### INDICAÇÕES
1. Qualquer animal com olhos vermelhos.
2. Qualquer animal com secreção ocular mucoide ou purulenta.
3. Qualquer animal com ceratite pigmentar.
4. Monitorar o tratamento de qualquer animal sabidamente com ceratoconjuntivite seca (olho seco).
5. Monitorar cães em tratamento com medicamentos que podem diminuir a produção de lágrimas (sulfonamidas, etodolaco, outros).

### COMPLICAÇÕES
1. É importante realizar um Teste de Lágrima de Schirmer (STT) antes de qualquer outro procedimento ocular, para obter resultados precisos.
2. Evitar qualquer manipulação excessiva das pálpebras e administração de anestésicos tópicos ou medicamentos sistêmicos antes da medição do STT.

### ANATOMIA ESPECIAL
O filme lacrimal pré-corneano é essencial para manter a saúde da córnea. Ele consiste em três camadas (Tabela 8.1). As lágrimas compreendem a camada aquosa média e são produzidas pela glândula lacrimal e pela glândula da terceira pálpebra. As lágrimas fornecem oxigênio e nutrientes para a córnea, enxáguam os resíduos particulados, mantêm a hidratação da córnea e da conjuntiva e inibem o crescimento bacteriano. Elas são produzidas continuamente em uma taxa basal, e a produção é estimulada pela irritação da córnea.

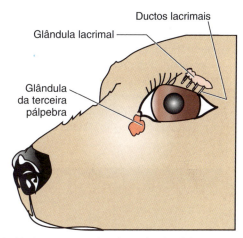

As lágrimas são produzidas pela glândula lacrimal e pela glândula da terceira pálpebra.

### EQUIPAMENTO
- Tiras STT

**TABELA 8.1  As três camadas da película lacrimal pré-corneana**

| Camada | Componente | Origem |
| --- | --- | --- |
| Camada interna | Mucina | Células caliciformes conjuntivais |
| Camada média | Aquosa | Glândula lacrimal, glândula da terceira pálpebra |
| Camada externa | Lipídio | Glândulas meibomianas (tarsais) |

## PROCEDIMENTO 8.1 Teste de lágrima de Schirmer (continuação)

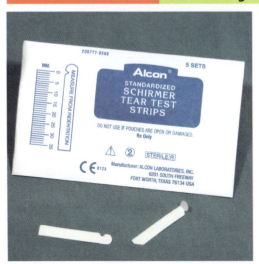

Equipamento necessário para medir a produção de lágrimas.

### TÉCNICA

1. Dobrar a extremidade entalhada (arredondada) da tira de papel de filtro estéril dentro da embalagem estéril, mantendo-a estéril.
2. Retirar a tira da embalagem e inserir a ponta dobrada entre a pálpebra inferior e a córnea, na junção do terço médio e lateral da pálpebra inferior.

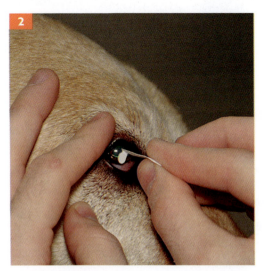

Inserindo a tira entre a pálpebra inferior e a córnea, na junção do terço médio e na lateral da pálpebra inferior.

3. A taxa de produção de lágrima basal e reflexa é medida quando o animal lacrimeja em resposta à sensação da tira em contato com a córnea.

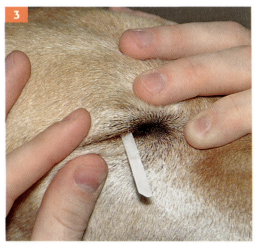

O animal lacrimeja em resposta à sensação da tira em contato com a córnea.

4. Deixar a tira por exatamente 1 minuto. O olho pode estar fechado ou aberto.

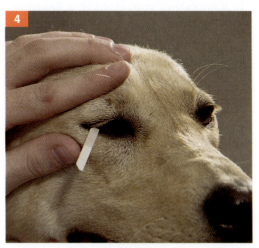

A tira no local.

5. Remover a tira e medir a parte úmida, desde o entalhe até a interface úmida/seca em relação à escala milimétrica na embalagem.

## PROCEDIMENTO 8.1 Teste de lágrima de Schirmer *(continuação)*

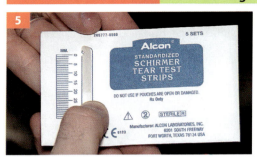

Medindo a porção úmida da tira desde o entalhe até a interface úmida/seca.

6. Os valores normais para cães referem-se a 15 mm ou mais, enquanto os valores normais para gatos podem ser menores (5 mm/min).
7. Repetir o procedimento no olho oposto.

---

## PROCEDIMENTO 8.2 Cultura conjuntival

### OBJETIVO
Identificar patógenos infecciosos da conjuntiva.

### INDICAÇÃO
Conjuntivite crônica grave que não melhorou com antibioticoterapia empírica.

### EQUIPAMENTO
- *Swabs* estéreis para cultura de bactérias e fungos
- Meio de transporte

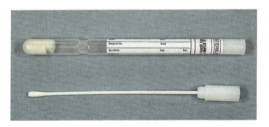

Equipamento necessário para cultura conjuntival.

### CONTRAINDICAÇÕES E AVISOS
Patógenos bacterianos primários raramente causam conjuntivite persistente em cães e gatos. Quando a conjuntivite bacteriana presumida não responde ao tratamento empírico com antibiótico tópico, é importante avaliar cuidadosamente as pálpebras, o sistema nasolacrimal, a córnea e a saúde sistêmica do animal antes de concluir que a escolha incorreta do antibiótico é a razão para o problema. Idealmente, os tratamentos tópicos e sistêmicos com antibióticos devem ser interrompidos por 5 dias antes da obtenção de uma cultura conjuntival.

### TÉCNICA
1. Umedecer a ponta de um *swab* estéril com soro fisiológico estéril.

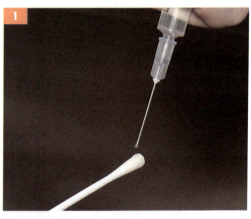

A ponta de algodão de um *swab* estéril é umedecida com solução salina esterilizada.

2. Everter a pálpebra inferior puxando para baixo na pele, logo abaixo das margens da pálpebra, com o dedo indicador.
3. Passar o *swab* suavemente no saco conjuntival, evitando as margens da pálpebra.

## PROCEDIMENTO 8.2 — Cultura conjuntival (continuação)

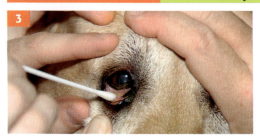

Realizando um esfregaço do saco conjuntival, evitando as margens palpebrais.

4. Recolocar o *swab* no tubo de transporte ou inocular no meio de cultura, imediatamente.

## PROCEDIMENTO 8.3 — Coloração com fluoresceína

### OBJETIVO
Detectar e caracterizar úlceras de córnea, bem como avaliar a patência dos ductos nasolacrimais.

### INDICAÇÕES
1. Animais com olhos doloridos ou vermelhos.
2. Animais com irregularidade visível ou turvação da córnea.
3. Animais com secreção ocular aquosa crônica.
4. Animais com secreção ocular mucoide ou purulenta.

### ANATOMIA ESPECIAL
A fluoresceína, que é solúvel em água, distribui-se dentro do filme lacrimal pré-ocular, resultando em uma aparência leve de amarelo-laranja. O epitélio da córnea é seletivo para lipídios e resiste à penetração dessa mancha solúvel em água. Na presença de um defeito epitelial (úlcera), o corante de fluoresceína difunde-se rapidamente no estroma da córnea, onde é retido mesmo após o enxágue. Uma região de retenção de fluoresceína pelo estroma corneano indica, portanto, um defeito epitelial, como uma úlcera ou erosão.

A drenagem das lágrimas do olho ocorre pelos pontos lacrimais superior e inferior, aberturas ovais localizadas na superfície conjuntival interna das pálpebras superior e inferior adjacentes ao canto medial. Às vezes, esses pontos são circundados por uma borda de pigmento. As lágrimas drenam pelo ponto nasolacrimal para o ducto nasolacrimal, que desce pelo nariz, saindo pelo nariz anterior adjacente à margem inserida da prega alar. Quando o corante de fluoresceína é instilado no olho, as lágrimas coradas devem drenar pelo ponto central para o ducto nasolacrimal, resultando no aparecimento de corante na narina do mesmo lado. A falha na drenagem pode indicar obstrução do ducto nasolacrimal dentro do nariz devido à compressão por uma massa ou (mais comumente) obstrução do ponto nasolacrimal por debris celulares ou edema.

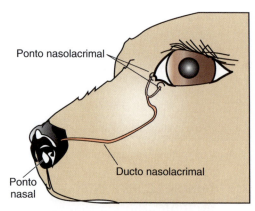

Anatomia do sistema nasolacrimal.

### EQUIPAMENTO
- Tiras de teste de fluoresceína
- Colírio
- Esponjas de gaze
- Fonte de luz

Procedimento 8.3 Coloração com fluoresceína | 111

**PROCEDIMENTO 8.3** Coloração com fluoresceína *(continuação)*

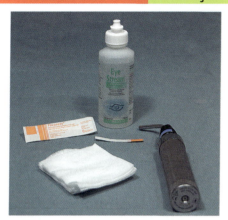

Equipamento necessário para realizar a coloração com fluoresceína.

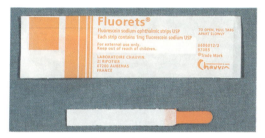

Tiras de teste de fluoresceína.

## TÉCNICA

1. Umedecer a ponta de uma tira de fluoresceína com algumas gotas de colírio (ou solução fisiológica) estéril.

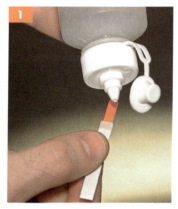

Umedecer a ponta de uma tira de fluoresceína com algumas gotas de colírio estéril.

2. Elevar a pálpebra superior e tocar a ponta umedecida da tira de fluoresceína contra a conjuntiva bulbar por 2 segundos.

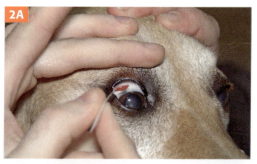

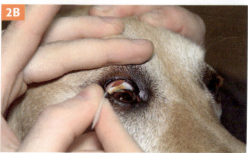

Elevando a pálpebra superior e tocando a ponta umedecida da tira de fluoresceína contra a conjuntiva bulbar.

3. Remover a tira e deixar o paciente piscar, para distribuir o corante. Uma técnica alternativa para aplicar fluoresceína no olho é colocar a tira de teste de fluoresceína seca em uma seringa contendo 1 a 2 m$\ell$ de água e, em seguida, aplicar a solução de fluoresceína concentrada no olho.

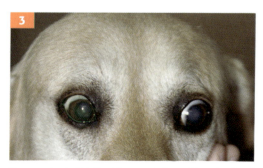

O corante é distribuído por todo o filme lacrimal enquanto o cão pisca.

## PROCEDIMENTO 8.3 — Coloração com fluoresceína *(continuação)*

4. Enxaguar abundantemente o olho com solução de irrigação oftálmica, que removerá o excesso de corante não ligado e aumentará a visibilidade da fluoresceína retida dentro de um defeito da córnea.

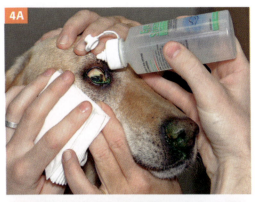

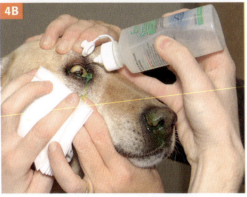

Enxaguar o olho com solução de irrigação oftálmica, a fim de remover o corante não ligado.

5. Em uma sala parcialmente escura, examinar a córnea com uma luz branca e uma fonte de luz ultravioleta ou um filtro azul cobalto na ponta de um transiluminador portátil, para excitar as moléculas de fluoresceína, fazendo-as brilhar em verde.

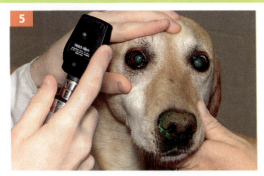

Examinando a córnea, para retenção de fluoresceína.

6. A absorção do corante na córnea indica uma ruptura no epitélio, sugerindo uma úlcera ou erosão da córnea.

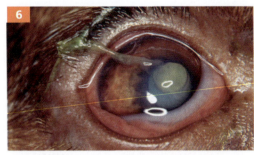

A absorção do corante na córnea indica uma ruptura no epitélio causada por uma úlcera de córnea. (Cortesia do Dr. Bruce Grahn, Universidade de Saskatchewan.)

7. Observar as narinas externas quanto ao aparecimento de corante verde, indicando patência do ponto e do ducto nasolacrimal.

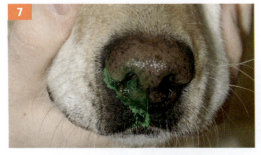

O aparecimento de corante verde nas narinas externas indica que os pontos e ducto nasolacrimal estão patentes.

# PROCEDIMENTO 8.4 Lavagem dos ductos nasolacrimais

## OBJETIVO
Aliviar pequenas obstruções do ducto nasolacrimal.

## INDICAÇÕES
Qualquer animal com secreção ocular aquosa ou mucoide que não tenha um ducto nasolacrimal patente, conforme avaliado no teste de corante de fluoresceína.

## ANATOMIA ESPECIAL
A drenagem de lágrimas do olho pelos pontos superiores e inferiores para o ducto nasolacrimal e para o nariz pode ser obstruída por debris celulares, muco ou lesões de massa comprimindo o ducto nasolacrimal durante sua passagem pela cavidade nasal. Cicatrizes e bloqueio da puncta podem ocorrer, especialmente secundários à ceratoconjuntivite por herpes em gatos filhotes e adultos. Pontos imperfurados e aplasia punctal também podem ocorrer como anormalidades congênitas.

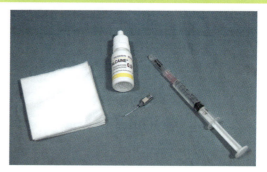

Equipamento necessário para enxaguar o ducto nasolacrimal.

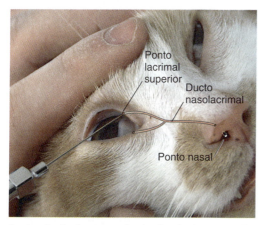

Anatomia da drenagem lacrimal pelo ducto nasolacrimal.

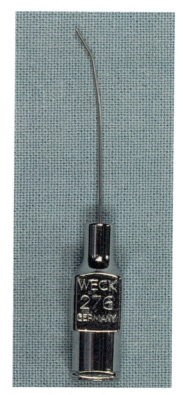

Cânula nasolacrimal.

## EQUIPAMENTO
- Esponjas de gaze
- Anestésico oftálmico tópico
- Cânula nasolacrimal estéril de calibre 23G a 27G
- Seringa de 3 m$\ell$ contendo solução salina estéril, ou lavador de olhos

## TÉCNICA
1. Dependendo do temperamento do animal, pode ser necessária a sedação.
2. Limpar qualquer excesso de exsudato.
3. Instilar duas gotas de anestésico oftálmico tópico, aguardar 30 segundos e aplicar mais duas gotas.

## PROCEDIMENTO 8.4 — Lavagem dos ductos nasolacrimais (continuação)

4. Enquanto a cabeça é contida para impedir o movimento, aplicar tensão na pálpebra superior; role-a, para expor o ponto superior.
5. Utilizando uma cânula lacrimal comercial ou um pequeno cateter intravenoso (agulha removida), deslizar a cânula ao longo da margem interna da pálpebra em direção ao canto medial, até que o ponto seja localizado.

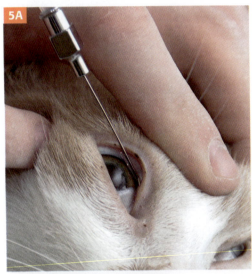

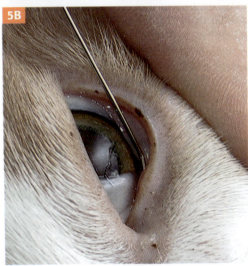

A ponta da cânula é direcionada ao longo da margem interna da pálpebra em direção ao canto medial, até que o ponto superior seja localizado.

6. Assim que a cânula estiver bem-posicionada, enxaguar o ponto com 2 a 3 mℓ de soro fisiológico estéril e observar o fluido emergindo do ponto inferior.

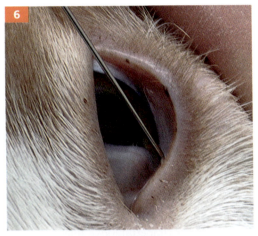

Enxaguar com salina no ponto.

7. Se a solução salina não fluir, o ponto inferior deve ser canulado e enxaguado também.

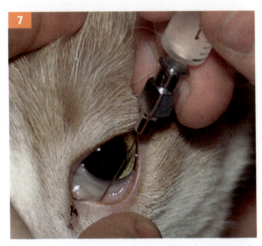

O ponto nasolacrimal na pálpebra inferior também pode ser enxaguado.

8. Durante a lavagem do ponto superior, deve ser possível ocluir o ponto inferior e observar o fluido saindo da narina.

## PROCEDIMENTO 8.5 — Aplicação de medicamentos tópicos no olho

### OBJETIVO
Aplicar pomadas ou colírio no olho.

### INDICAÇÕES
Necessidade de medicar o olho.

### TÉCNICA

1. Utilizar água morna em um lenço de papel ou uma esponja de gaze para limpar a região ao redor do olho e remover qualquer secreção.
2. Se houver detritos em abundância, utilizar uma solução de irrigação oftálmica para remover os debris e a secreção; em seguida, secar com um lenço de papel ou esponja de gaze, para remover o excesso de fluido.
3. Inclinar a cabeça do animal para trás e usar os dedos para levantar a pálpebra superior.
4. Instilar uma ou duas gotas de solução ou uma pequena faixa (0,5 cm) de pomada na esclera, aproximadamente na posição de 12 horas, tomando cuidado para evitar tocar a ponta do aplicador do frasco ou tubo na superfície do olho.

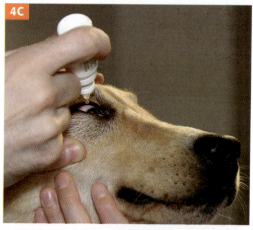

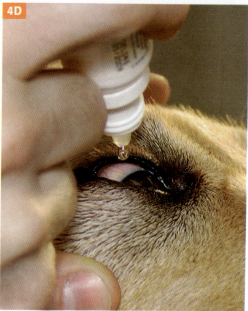

Uma gota de solução é instilada no olho. Instilar uma ou duas gotas de solução.

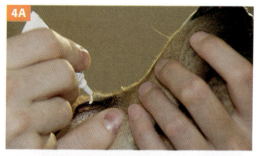

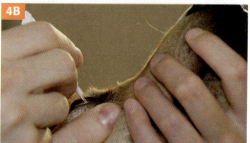

A cabeça é inclinada para trás e uma pequena faixa de pomada é depositada na esclera, aproximadamente às 12 horas no globo.

## PROCEDIMENTO 8.6 — Raspagem conjuntival

### OBJETIVO
Obter células da superfície conjuntival para avaliação.

### INDICAÇÕES
1. Animais com conjuntivite crônica e secreção ocular.
2. Cães com suspeita de cinomose.
3. Gatos com suspeita de conjuntivite por clamídia.
4. Animais com massas conjuntivais.

### EQUIPAMENTO
- Anestésico oftálmico tópico
- Espátula ocular de metal estéril ou lâmina de bisturi
- Lâminas de vidro

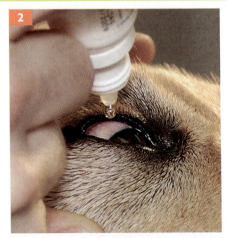

Aplicação de gotas oftálmicas anestésicas tópicas.

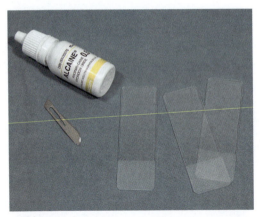

Equipamento necessário para realizar uma raspagem conjuntival.

### TÉCNICA
1. Limpar a secreção do olho.
2. Instilar duas gotas de anestésico oftálmico tópico, aguardar 30 segundos e aplicar mais duas gotas.
3. Utilizar uma espátula de platina projetada para essa finalidade, ou a extremidade de encaixe romba de uma lâmina cirúrgica.
4. Retropulsar o globo, para causar a projeção da terceira pálpebra (membrana nictitante).

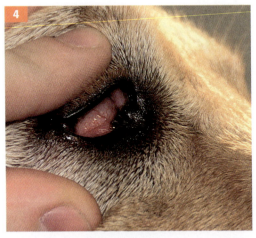

Retropulsão do globo, para fazer com que a terceira pálpebra (membrana nictitante) projete-se.

5. Everter a pálpebra inferior puxando para baixo a pele abaixo da margem da pálpebra.

**PROCEDIMENTO 8.6** | **Raspagem conjuntival** *(continuação)*

6. Colocar a espátula ou lâmina perpendicular à superfície a ser raspada, pressionar firmemente contra o tecido e raspar ao longo da superfície.

A conjuntiva é raspada enquanto a lâmina é mantida perpendicular à superfície.

7. Esfregar suavemente os tecidos obtidos em uma lâmina de vidro, secar ao ar e corar para avaliação citológica.
8. Alternativamente, colocar diretamente em um tubo estéril ou em solução salina estéril o material obtido, a fim de submetê-lo à reação em cadeia da polimerase para organismos específicos.

# 9 Técnicas do Sistema Respiratório

## PROCEDIMENTO 9.1 Exame e auscultação respiratórios

### OBJETIVO
Avaliar todos os aspectos do sistema respiratório, a fim de identificar, localizar e caracterizar quaisquer anomalias.

### INDICAÇÕES
1. Um exame respiratório completo deve ser realizado como parte de uma avaliação geral de saúde em todo animal que vai ao veterinário.
2. Avaliação de um paciente com sintomas de dificuldade respiratória, tosse, espirros, respiração ruidosa, intolerância ao exercício ou letargia.

### CONTRAINDICAÇÕES E RECOMENDAÇÕES
1. Animais que estão estressados podem ser difíceis de examinar completamente, porém a observação do padrão respiratório durante mínima contenção frequentemente permite ao examinador localizar o problema em uma região específica, dentro do sistema respiratório, e avaliar a gravidade do problema.
2. Animais dispneicos podem beneficiar-se com inalação de oxigênio suplementar durante o exame. Um ambiente enriquecido com oxigênio pode ser providenciado utilizando insuflação de oxigênio, uma bolsa, uma máscara, um colar de oxigênio, ou uma baia de oxigênio (Boxe 9.1).

### EQUIPAMENTO
- Estetoscópio
- Uma sala silenciosa

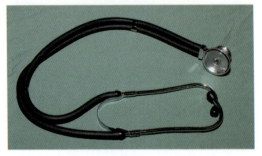

Um estetoscópio é o único equipamento necessário para a avaliação respiratória.

### POSICIONAMENTO E CONTENÇÃO
O animal deve permanecer quieto sobre a mesa ou no chão durante a avaliação respiratória.

### ANATOMIA ESPECIAL
Durante a auscultação, é importante examinar todas as regiões do pulmão. Os pulmões ocupam principalmente o aspecto cranial da caixa torácica. Ventralmente, ao longo do esterno, os lobos pulmonares se estendem cranial à primeira costela até, aproximadamente, a sétima costela, de modo bilateral, ao passo que dorsalmente os lobos pulmonares caudais se estendem, aproximadamente, ao nono ou décimo espaço intercostal.

O pulmão direito é dividido em lobos cranial, médio, acessório e caudal. A incisura cardíaca é uma pequena área recobrindo o coração na qual o tecido pulmonar não está presente entre o coração e a parede corporal – região localizada entre os lobos pulmonares cranial e médio direitos, no aspecto ventral do quarto e do quinto espaços intercostais. O pulmão esquerdo é dividido em lobos cranial e caudal, com uma separação distinta entre as partes cranial e caudal do lobo pulmonar cranial esquerdo.

**PROCEDIMENTO 9.1** Exame e auscultação respiratórios *(continuação)*

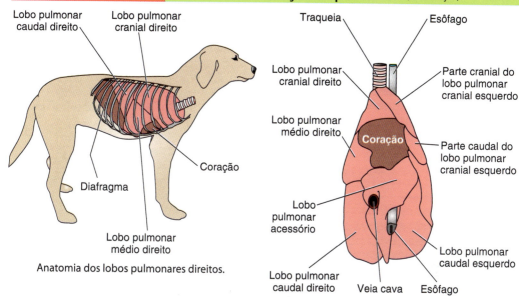

Anatomia dos lobos pulmonares direitos.

Anatomia dos lobos pulmonares, visão ventrodorsal.

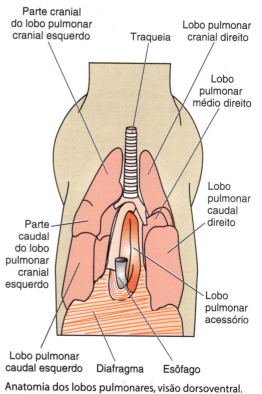

Anatomia do pulmão esquerdo.

Anatomia dos lobos pulmonares, visão dorsoventral.

## PROCEDIMENTO 9.1  Exame e auscultação respiratórios (continuação)

### BOXE 9.1  Oxigenoterapia

A suplementação de oxigênio deve ser oferecida a todos os pacientes com frequência respiratória elevada ou com esforço respiratório, até que o problema possa ser localizado e a severidade do comprometimento respiratório seja determinada. Uma grande variedade de métodos pode ser utilizada.

#### Insuflação de oxigênio

Um tubo, acoplado a um tanque de oxigênio ou a um equipamento anestésico, é posicionado em frente à boca do paciente, fornecendo um fluxo elevado de oxigênio (3 a 15 $\ell$/min). Isso oferece uma concentração da fração inspirada de oxigênio ($FiO_2$) de aproximadamente 40%.

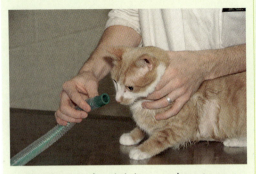

Administração de oxigênio com tubo externo.

#### Bolsa de oxigênio

Uma bolsa de plástico transparente pequena pode ser posicionada sobre a cabeça do animal e o oxigênio é liberado dentro da bolsa a uma taxa de 1 a 5 $\ell$/min. Isso oferece uma $FiO_2$ de 70 a 80% no intervalo de 1 a 2 minutos. Esse método permite o acesso total a um paciente para exame e tratamento.

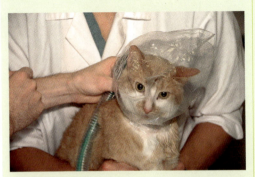

A administração de oxigênio em uma bolsa transparente sobre a cabeça do animal é um meio não estressante de oferecer suplementação de oxigênio.

#### Máscara de oxigênio

O oxigênio fornecido por meio da máscara oferece mais de 50% de $FiO_2$, porém esse recurso frequentemente não é bem aceito por pacientes dispneicos. Para evitar acúmulo de ar exalado dentro da máscara, fluxos elevados são essenciais (ao menos 100 m$\ell$/kg/min).

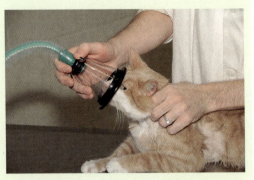

Máscara de administração de oxigênio.

#### Colar de oxigênio

Utiliza-se um colar elizabetano aumentado e posiciona-se uma cobertura plástica transparente sobre os dois terços inferiores do colar. A cânula de suporte para o oxigênio é colocada sob o queixo do paciente, com um fluxo de 2 a 6 $\ell$/min. Ao menos 60% de $FiO_2$ pode ser fornecido com esse método. Não mais de dois terços do colar devem ser revestidos com plástico, a fim de evitar o acúmulo de calor, umidade e $CO_2$. Isso é especialmente efetivo (com ou sem oxigênio nasal simultâneo) em pacientes que estão ofegantes ou respirando pela boca.

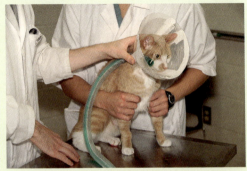

Um colar elizabetano modificado pode ser utilizado para fornecer suplementação de oxigênio.

*(continua)*

## PROCEDIMENTO 9.1 Exame e auscultação respiratórios *(continuação)*

### BOXE 9.1 Oxigenoterapia *(continuação)*

#### Oxigenoterapia

*Cateter nasal de oxigênio*

Aplica-se um anestésico tópico e é inserido o maior cateter possível (3,5 a 8 Fr) no meato nasal ventral, no nível do canto medial do olho. O cateter é fixado no local com grampos ou cola biológica e o oxigênio é administrado de 50 a 100 m$\ell$/kg/min para atingir FiO$_2$ de 40 a 80%. Esse método é minimamente estressante e permite fácil acesso ao paciente para exame, tratamento e monitoramento.

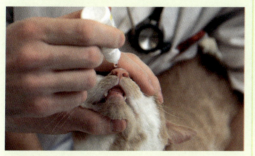

Gotas de anestésico tópico são colocadas no nariz.

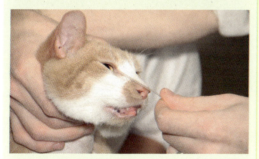

O comprimento do cateter nasal a ser inserido é medido até o canto medial do olho.

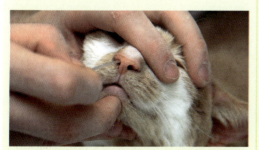

O cateter nasal é inserido no meato nasal ventral.

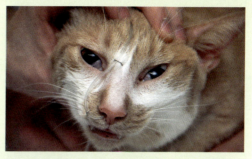

O cateter nasal é grampeado ou colado ao nariz e à cabeça, para mantê-lo no lugar.

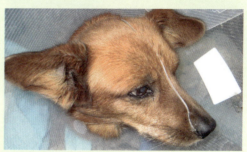

Cânula de oxigênio nasal posicionada em um cão com pneumotórax e contusões pulmonares.

*Baia de oxigênio*

Mesmo com fluxos de oxigênio muito elevados, utilizando-se uma baia ou câmara, levará mais de 20 minutos para alcançar uma FiO$_2$ acima de 50%. Observar que o acesso ao paciente, para exames manuais e tratamento, é limitado.

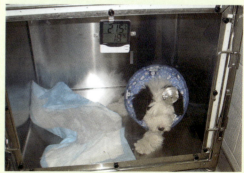

Uma baia de oxigênio pode ser utilizada para fornecer oxigênio suplementar em alguns pacientes estáveis.

## PROCEDIMENTO 9.1 — Exame e auscultação respiratórios (continuação)

### TÉCNICA: EXAME RESPIRATÓRIO

1. Paciente em estação sobre a mesa ou no chão.
2. Examinar as narinas, para verificar qualquer descarga anormal.

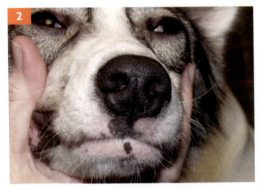

Exame das narinas para verificar qualquer descarga anormal.

3. Caracterizar qualquer descarga como *unilateral* ou *bilateral*. Uma doença focal, como corpo estranho inalado, abscesso dentário ou fístula oronasal, tem uma probabilidade maior de causar descarga unilateral. Distúrbios progressivos, como rinite fúngica ou neoplasia, podem causar descarga nasal que inicialmente é unilateral, mas progride para bilateral. Distúrbios sistêmicos ou difusos, como rinite alérgica e rinite linfoplasmocitária, geralmente causam descargas bilaterais.

Descarga mucopurulenta nasal bilateral em um gato idoso com neoplasia nasal.

4. Descrever qualquer descarga como aquosa, mucosa, purulenta ou sanguinolenta.
    A. Uma descarga nasal *serosa* (aquosa) pode ser normal ou indicar infecção viral, ácaros nasais ou alergia. Uma descarga aquosa também pode ser a manifestação inicial de quaisquer distúrbios causadores de descargas purulentas.
    B. Uma descarga opaca *mucoide* sem abundância de células inflamatórias pode ser observada em cães com rinite alérgica, gatos com rinossinusite viral crônica e cães e gatos com neoplasia nasal, particularmente adenocarcinoma.
    C. Uma descarga *purulenta* é aquela que contém muitas células inflamatórias – mais frequentemente neutrófilos. As descargas nasais purulentas são observadas na maioria das infecções bacterianas e virais, e também são relacionadas a corpos estranhos, fístulas oronasais, abscessos em raiz dentária e rinite linfoplasmocitária.

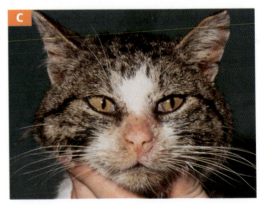

Descarga nasal purulenta em um gato com infecção crônica por herpesvírus e rinossinusite bacteriana secundária.

   D. Descarga nasal sanguinolenta (*epistaxe*) pode ser causada por doença focal dentro do nariz ou por doença sistêmica (Boxe 9.2). Causas nasais de epistaxe incluem trauma nasal, corpos estranhos nasais por inalação, neoplasia, rinite linfoplasmocitária, doença fúngica e abscesso periapical dentário.

## PROCEDIMENTO 9.1 Exame e auscultação respiratórios *(continuação)*

### BOXE 9.2 Causas de epistaxe

**Causas locais (nasais)**
Trauma externo
Neoplasia
Corpo estranho inalado
Rinite fúngica
Rinite linfoplasmocitária
Abscessos de raiz dentária

**Distúrbios sistêmicos**
Trombocitopenia
Trombocitopatia (função plaquetária reduzida)
    Doença de von Willebrand
    Administração de ácido acetilsalicílico
    Mieloma de células plasmáticas
Coagulopatia
Hipertensão sistêmica
Vasculite

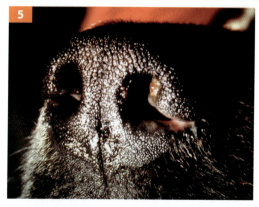

Erosões e despigmentação ao redor das narinas em um cão da raça labrador, com aspergilose nasal.

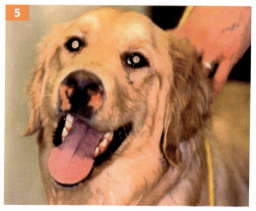

Erosões e despigmentações de todo o plano nasal em um cão da raça Golden Retriever com aspergilose nasal.

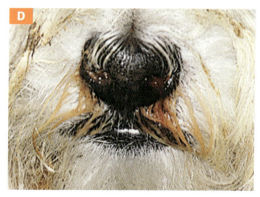

Epistaxe em um cão com aspergilose nasal.

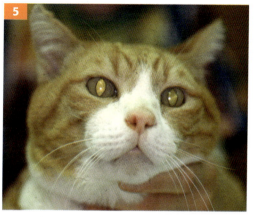

Erosão da narina direita e epistaxe unilateral em um gato com infecção nasal por *Cryptococcus*.

E. Quando a epistaxe ocorre sem qualquer histórico anterior, evidência física de descarga nasal ou obstrução, deve ser realizada uma avaliação sistêmica (Boxe 9.2). Trombocitopenia grave (< 30.000 plaquetas/$\mu\ell$) comumente resulta em epistaxes, assim como função plaquetária reduzida (trombocitopatia), coagulopatia, vasculite e hipertensão.

5. Examinar as narinas em busca de erosões. Erosões ao redor das narinas externas ocorrem mais frequentemente com distúrbios causadores de descarga inflamatória crônica, especialmente rinite micótica (fúngica).

## PROCEDIMENTO 9.1 — Exame e auscultação respiratórios *(continuação)*

6. Avaliar o *fluxo de ar* em cada lado da cavidade nasal. Enquanto oclui-se uma narina, determinar o fluxo de ar por meio da outra narina por palpação, observando o movimento de um fio de algodão provocado pelo fluxo, ou observando a condensação em uma lâmina de microscópio resfriada (congelada) provocada pelo calor do ar exalado. A obstrução completa do fluxo de ar nasal é mais provável de ocorrer com a neoplasia.

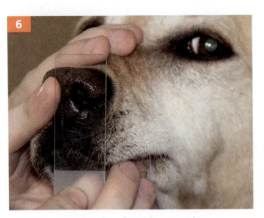

Avaliando o fluxo de ar nasal.

7. Examinar *descarga ocular*. O ducto nasolacrimal passa pela cavidade nasal, onde pode ser comprimido ou obstruído por uma lesão em massa. Pode ocorrer a *epífora* (o extravasamento excessivo de lágrimas na face). Com o tempo isso pode levar a uma dermatite úmida e ao emaranhamento de pelos na região ventral ao olho.

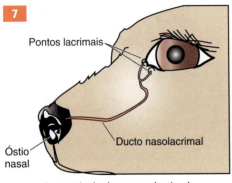

Anatomia do ducto nasolacrimal.

8. Examinar a deformidade facial, que é mais frequentemente causada por neoplasia nasal em gatos e cães, e em infecção nasal por *Cryptococcus* spp. em gatos. Sempre que ocorre a deformidade nasal, a integridade estrutural do osso foi perdida, portanto a avaliação citológica de aspirados com agulhas finas, retirados diretamente da região deformada, geralmente pode ser utilizada para fornecer um diagnóstico.

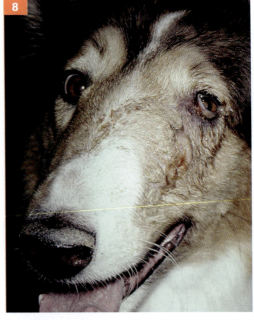

Esse Collie de 9 anos tem deformidade nasal e destruição óssea evidentes causadas por um adenocarcinoma nasal.

9. Examinar a *coloração da membrana mucosa*. A *palidez* (membranas mucosas pálidas) ocorre com a anemia, que pode provocar aumento da frequência respiratória (*taquipneia*) e intolerância ao exercício, mesmo na ausência de doença respiratória. A *cianose* (coloração azulada das membranas mucosas) é causada por um excesso de hemoglobina não oxigenada no sangue (concentração $>5$ g/d$\ell$). A cianose ocorre mais frequentemente com a doença respiratória grave ou por defeitos cardíacos congênitos.

## PROCEDIMENTO 9.1 Exame e auscultação respiratórios (continuação)

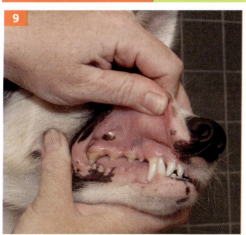

Membranas mucosas róseas normais.

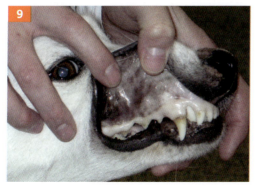

Língua e membranas mucosas pálidas em um Pastor Alemão branco taquipneico, com sangramento proveniente de neoplasia intestinal.

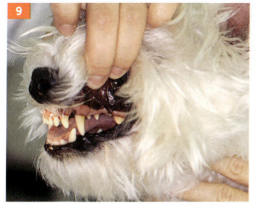

Membranas mucosas cianóticas em um Terrier West Highland branco com fibrose pulmonar intersticial.

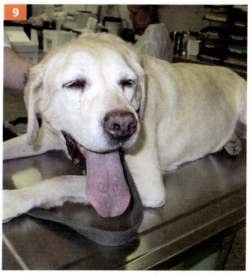

Língua cianótica em um Labrador de 12 anos com paralisia laríngea.

10. Notar o *padrão respiratório* (Boxe 9.3). Observe e escute o paciente enquanto sente o tórax expandir e esvaziar a cada respiração. Avaliar esforço e tempo relativos associados a cada fase da respiração. Se houver ruído elevado ou esforço para respirar, determinar se é mais pronunciado durante a inspiração ou a expiração.

Cães e gatos normalmente usam seu diafragma e músculo intercostais para expandir seu tórax durante a inspiração, mas, a menos que sua respiração seja dificultosa, as excursões torácicas serão mínimas em repouso. A exalação normalmente é passiva à medida que os músculos do tórax relaxam. Quando um paciente apresenta respiração ruidosa ou dificultosa, identificar a fase da respiração associada ao aumento do barulho ou esforço ajudará a localizar a região da obstrução respiratória. Ruído e esforço elevados conforme o paciente tenta inalar sugerem obstrução das vias respiratórias extratorácicas, como laringe, faringe ou traqueia extratorácica. Barulho e esforço elevados e esforço prolongado durante a exalação sugerem colapso ou obstrução das vias respiratórias intratorácicas.

## PROCEDIMENTO 9.1 — Exame e auscultação respiratórios *(continuação)*

### BOXE 9.3 — Padrões respiratórios

**Inspiração forçada, ruidosa e prolongada**

*Estridor*

Som agudo, musical em cada inspiração. Mais sugestivo de obstrução laríngea por paralisia laríngea, laringite granulomatosa ou neoplasia.

*Estertor*

Ruídos altos e descontínuos de ronco, ouvidos na inspiração. Mais sugestivo de obstrução faríngea por palato mole alongado, neoplasia faríngea ou pólipos nasofaríngeos.

*Espirro reverso*

Episódios de esforço e ruído respiratórios extremos que ocorrem enquanto há a respiração pelo nariz, com cabeça e pescoço estendidos. Pode ser normal em alguns cães de raças pequenas. Quando isso ocorre como um novo sintoma, é mais sugestivo de doença nasal, com descargas de fluxo caudal causando espasmo nasofaríngeo.

**Exalação forçada e prolongada**

*Respiração ofegante*

Uma respiração forçada ou prolongada, com impulso expiratório ou abdominal, é mais comum em cães e gatos com doenças de pouco fluxo de ar, como bronquite crônica ou asma.

**Respiração rápida, superficial**

*Taquipneia*

Respirações superficiais curtas estão associadas a pulmões rígidos não complacentes (como fibrose pulmonar) ou expansão pulmonar restrita por doenças pleurais ou das paredes torácicas. Esse padrão geralmente é observado com efusões torácicas, pneumotórax ou hérnia diafragmática.

**Respiração rápida, profunda**

*Taquipneia ou hiperpneia*

Esforço e profundidade aumentados na respiração são comuns em animais com doenças do parênquima pulmonar, resultando em hipoxemia. Esse padrão é comum em cães e gatos com pneumonia ou edema pulmonar.

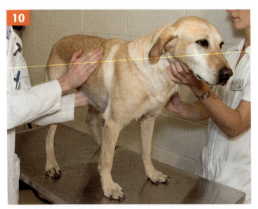

Observar e escutar o paciente enquanto sente o tórax expandir e esvaziar com cada respiração.

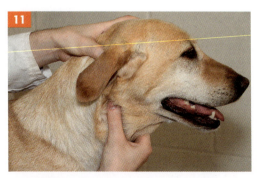

Palpação da laringe e traqueia cervical.

11. *Palpar* laringe, traqueia cervical e contornos externos do tórax observando simetria, massas ou inchaços. Em gatos jovens, tentar *comprimir o tórax cranial* anterior ao coração. Em gatos jovens normais, essa região é bastante flexível. Em gatos jovens com linfoma mediastinal anterior, o tórax não é compressível nesse local e pode, na verdade, estar aumentado.

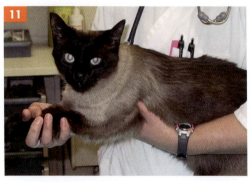

Palpação do mediastino anterior de um gato.

Procedimento 9.1 Exame e auscultação respiratórios 127

**PROCEDIMENTO 9.1** Exame e auscultação respiratórios *(continuação)*

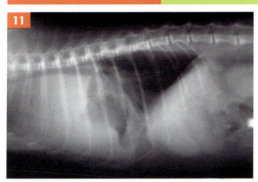

Radiografia torácica apresentando uma massa no mediastino anterior de um gato dispneico com tórax anterior não compressível por linfoma.

12. A *auscultação de laringe e traqueia extratorácica* deve ser realizada posicionando a porção diafragmática do estetoscópio contra a pele em múltiplos locais da laringe até a entrada torácica, auscultando durante a inspiração e expiração. Os sons que se referem aos pulmões, com origem nas vias respiratórias superiores, são mais altos quando o estetoscópio é mantido sobre a pele, diretamente sobre o local de fluxo de ar restrito.

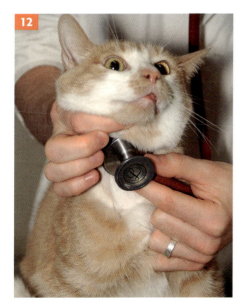

Auscultação de laringe e traqueia pode auxiliar a localizar uma região de obstrução de via respiratória superior.

13. Auscultar os pulmões com um estetoscópio de modo sistemático, dividindo cada local do tórax em quadrantes, e auscultar em cada quadrante. Sons de respiração suaves e sussurrantes em baixa frequência, originados nas grandes vias respiratórias, normalmente podem ser ouvidos sobre os pulmões em cães durante a inspiração e durante o primeiro terço da exalação. Esses sons respiratórios podem ser muito baixos e difíceis de avaliar em gatos normais. Sons respiratórios podem estar mais altos que o normal (ásperos) devido à má condição corpórea ou à profundidade da ventilação aumentada, e quando há uma transmissão sonora elevada em uma região devido a um lobo pulmonar consolidado ou a uma massa pulmonar. Sons cardíacos e pulmonares são abafados na região ventral em cães e gatos com efusão pleural, e sons pulmonares são abafados na região dorsal em cães e gatos com pneumotórax.

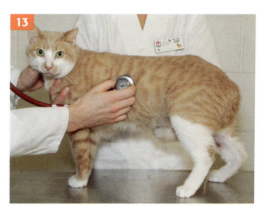

Auscultação de todos os campos pulmonares é importante para identificar anomalias.

14. Descrever e caracterizar qualquer som pulmonar anormal (incidental). *Estalidos finos* são não musicais, são ruídos descontínuos de curta duração que se assemelham a celofane amassado ou ao esfregar de cabelos entre os dedos. Sua presença indica doença pulmonar, porém não indica diferença entre edema pulmonar, bronquite, pneumonia ou fibrose pulmonar. *Estalidos grossos* são mais baixos e de duração mais longa que os

> **PROCEDIMENTO 9.1** **Exame e auscultação respiratórios** *(continuação)*

estalidos finos e podem ser ouvidos sobre traqueia e boca. Eles indicam a presença de fluido nas vias respiratórias maiores, assim como podem ser observados na pneumonia ou no edema pulmonar. Os *sibilos* são sons musicais, contínuos e mais altos que indicam estreitamento da via respiratória por broncoconstrição, espessamento da parede bronquial, compressão da via respiratória externa ou exsudato no lúmen bronquial. Sibilos são mais comumente ouvidos durante a exalação em pacientes com doença das vias respiratórias menores, como asma ou bronquite. Um *estalo respiratório final* pode ser ouvido algumas vezes ao final da exalação em cães com colapso traqueal intratorácico grave. *Roncos* são sons de longa duração, mais baixos e ruidosos, ouvidos facilmente sobre a traqueia e sobre o tórax, causados por vibração, colapso de vias respiratórias ou acúmulo de grandes volumes de fluido na faringe, laringe ou traqueia extratorácica.

15. Sons cardíacos e pulmonares reduzidos ou ausentes na região ventral podem indicar efusão pleural, hérnia diafragmática ou massa ocupando espaço no tórax. A percussão envolve batidas vigorosas sobre a parede torácica na região em que nenhum som pulmonar pode ser ouvido durante a auscultação com o estetoscópio. Se a percussão produzir um som abafado em vez de um som ressoante esperado sobre o pulmão normal, suspeita-se de fluido ou tecido no espaço pleural. Sons pulmonares ausentes na região dorsal geralmente sugerem um pneumotórax, e a percussão sobre um pneumotórax será hiper-ressonante.

16. Tentar *induzir uma tosse* com a palpação traqueal. Animais normais vão tossir uma ou duas vezes quando sua traqueia é palpada. Animais com uma traqueia irritada podem tossir repetidamente. Essa sensibilidade traqueal pode ser causada por doença traqueal, bronquial, de vias respiratórias menores ou do parênquima pulmonar. Qualquer distúrbio que provoca irritação ou compressão da traqueia ou brônquios e todos os distúrbios que causam exsudação de material para as vias respiratórias causam tosse e resultam na sensibilidade traqueal elevada. Observar cuidadosamente para determinar se o animal engole após a tosse, sugerindo que a tosse é produtiva. A tosse produtiva pode ser observada em doença de vias respiratórias, pulmonar ou cardíaca.

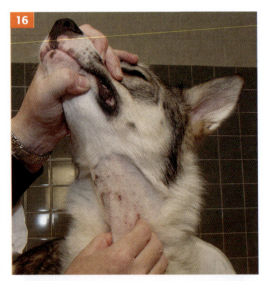

Apertar a traqueia gentilmente em uma tentativa de provocar tosse.

Percussão sobre o pulmão normal é ressonante. A percussão sobre o fluido pleural será hiporressonante e a percussão sobre o pneumotórax será hiper-ressonante.

17. Avaliar cuidadosamente o coração por meio da auscultação e palpação dos pulsos arteriais femorais; determinar o tempo de preenchimento capilar (TPC). A insuficiência cardíaca

## PROCEDIMENTO 9.1 Exame e auscultação respiratórios *(continuação)*

é uma causa comum de dispneia e tosse, portanto a avaliação do coração é uma parte importante do exame respiratório. O coração deve ser auscultado de ambos os lados do tórax, escutando sons cardíacos normais e sons anormais que ocorrem durante a sístole (contração ventricular) ou diástole (relaxamento ventricular). Deve-se ter atenção especial para ouvir sobre a localização aproximada da projeção do som de cada válvula cardíaca, a fim de identificar e caracterizar qualquer murmúrio cardíaco que possa estar presente. A frequência cardíaca é elevada na maioria dos animais com angústia respiratória causada pela insuficiência cardíaca (frequência > 100/min, cães grandes; > 160/min, cães pequenos; > 240/min, gatos). Os pulsos das artérias femorais devem ser fortes e regulares, correspondendo a cada batimento cardíaco auscultado sobre o tórax. Batimentos descompassados ou déficit de pulsos ocorrem quando uma contração cardíaca é auscultada, mas não correspondente ao pulso femoral palpado, em geral sugerindo uma disritmia. O exame cardíaco completo é descrito no Capítulo 10.

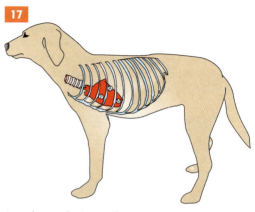

Auscultação de áreas sobre o tórax esquerdo para as válvulas pulmonar (*P*), aórtica (*A*) e mitral (*M*) do coração.

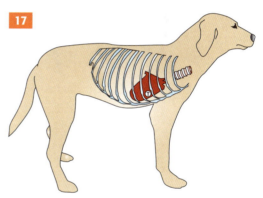

Auscultação de áreas sobre o tórax direito para a válvula tricúspide (*T*) do coração.

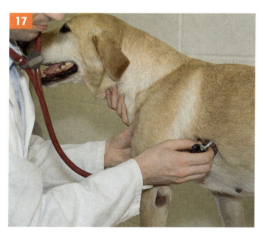

Auscultar cuidadosamente o coração de ambos os lados do tórax.

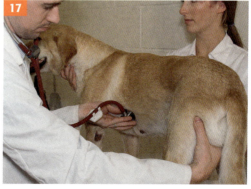

Auscultar o coração e palpar os pulsos femorais simultaneamente para detectar disritmias e déficits de pulso.

| PROCEDIMENTO 9.1 | **Exame e auscultação respiratórios** *(continuação)*

**18.** O TPC pode ser avaliado clareando as membranas mucosas orais com pressão digital e mensurando o tempo para a coloração retornar. O TPC prolongado (> 2 segundos) pode indicar débito cardíaco reduzido ou desidratação.

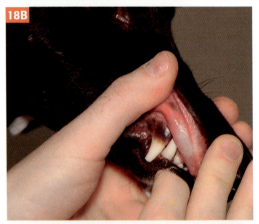

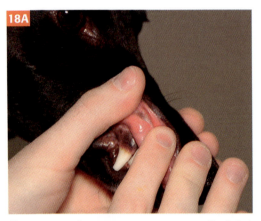

Clarear as membranas mucosas com a pressão digital.

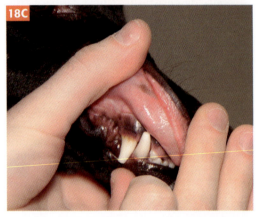

Medir o tempo que leva para a coloração retornar.

---

| PROCEDIMENTO 9.2 | **Exame nasal interno**

### OBJETIVO
Examinar o interior da cavidade nasal para determinar a causa de sinais clínicos localizados.

### INDICAÇÕES
1. Avaliação de qualquer animal com descarga nasal crônica, erosões nasais, deformidade nasal, arquejar ou impossibilidade de passagem de ar pelo nariz.
2. Qualquer cão com uma manifestação aguda de espirro, arquejar, ou que leve a pata à face, levantando a suspeita de inalação de um objeto estranho.

### CONTRAINDICAÇÕES E RECOMENDAÇÕES
1. O exame nasal interno (rinoscopia) requer a anestesia geral, portanto não pode ser realizado em animais que não possam ser anestesiados.
2. Em gatos e cães com descarga nasal crônica, deve-se coletar um *swab* do exsudato nasal e avaliar citologicamente, antes de agendar a anestesia geral para o exame nasal interno. O exsudato imediatamente no interior das narinas externas é coletado utilizando uma pequena haste de algodão, e é rolado sobre

## PROCEDIMENTO 9.2 Exame nasal interno *(continuação)*

uma lâmina de microscópio, corado com novo azul de metileno, sendo avaliado para organismos criptocócicos. A citologia é positiva em quase 60% dos animais com *Cryptococcus* nasal. A citologia e a cultura do *swab* nasal não são muito úteis na abordagem diagnóstica para outros distúrbios nasais em cães e gatos.

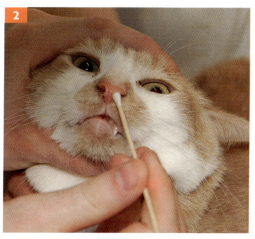

Coleta de *swab* nasal para avaliação citológica.

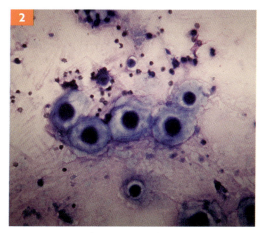

*Cryptococcus neoformans* identificado em *swab* nasal de um gato.

3. Pacientes com epistaxe sempre devem ser testados para eliminar razões extranasais para hemorragia, antes de serem anestesiados para a rinoscopia (Boxe 9.2).

4. Imagem nasal, como radiografia ou tomografia computadorizada (TC), deve ser realizada antes da rinoscopia em animais com doença crônica, para que os detalhes intranasais não sejam mascarados pela hemorragia induzida por rinoscopia.
5. Enquanto o animal é anestesiado para o exame nasal interno, deve-se planejar uma avaliação completa da cavidade nasal, incluindo lavado e biópsia nasal, se o diagnóstico definitivo não é determinado baseado somente na rinoscopia.

### EQUIPAMENTO

- Um otoscópio e um espéculo para otoscópio podem ser utilizados para examinar, com mais proximidade, o terço anterior da cavidade nasal
- Um endoscópio de fibra ótica rígido (2 a 3 mm de diâmetro) ou um endoscópio flexível podem ser utilizados para examinar os dois terços anteriores da cavidade nasal em cães de grande porte
- Lubrificante

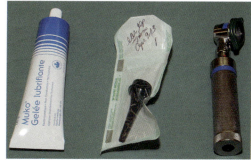

Otoscópio e espéculo podem ser utilizados para o exame nasal anterior.

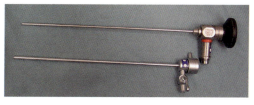

Em cães de grande porte há um acesso melhor à porção média da cavidade nasal utilizando-se um endoscópio.

## PROCEDIMENTO 9.2 — Exame nasal interno (continuação)

### POSICIONAMENTO E CONTENÇÃO
O paciente deve estar sob anestesia geral e em decúbito esternal para o procedimento.

### ANATOMIA ESPECIAL
1. A cavidade nasal se estende das narinas até a nasofaringe, e é separada em duas metades pelo septo nasal.
2. As conchas nasais dorsal e ventral (prateleiras de ossos revestidas por mucosa) se projetam para a cavidade nasal a partir da parede lateral, dividindo efetivamente a cavidade nasal em três passagens (meatos).
   A. O meato nasal dorsal é uma passagem estreita entre o assoalho da cavidade nasal e a concha dorsal. Esse meato leva à porção caudal do nariz.
   B. O meato nasal médio localiza-se entre as conchas dorsal e ventral. Esse meato também leva à porção caudal do nariz, quando se divide em canais dorsal e ventral. A principal abertura aos seios paranasais está dentro do meato médio.
   C. O meato nasal ventral está entre a concha nasal ventral e o assoalho da cavidade nasal e leva diretamente à nasofaringe. A maior parte do fluxo de ar respiratório ocorre por esse meato.

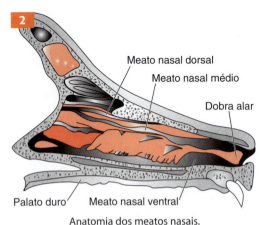

Anatomia dos meatos nasais.

3. O acesso anterior para a cavidade nasal com um objeto grande como um espéculo ou uma extensão para otoscópio é limitado devido à dobra alar proeminente, ventral e lateralmente. De início, direcionar a ponta da extensão ou do espéculo medial ou dorsalmente facilita a entrada. A avaliação da rinoscopia é realizada a princípio dentro do meato médio, embora o meato ventral também possa ser examinado.

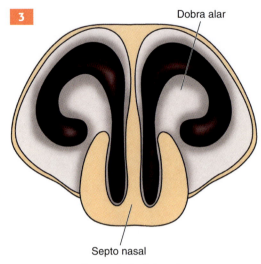

Anatomia da dobra alar.

### TÉCNICA: RINOSCOPIA
1. É necessária anestesia geral.
2. A menos que haja uma forte suspeita de um corpo estranho inalado de forma aguda, a imagem nasal (radiografia e TC) deve ser realizada antes da rinoscopia anterior, pois a hemorragia induzida por rinoscopia pode mascarar ou mimetizar anomalias radiográficas.
3. Antes da rinoscopia anterior, a cavidade oral deve ser examinada minuciosamente: avaliar e palpar os palatos duro e mole para erosões, defeitos e deformidades.
4. A orofaringe e nasofaringe devem ser avaliadas por meio de endoscopia (Procedimento 9.3) para verificar a presença de pólipos, neoplasia, corpo estranho e ácaros nasais.
5. Em pacientes com sinais unilaterais de doença nasal, ambos os lados devem ser avaliados. O lado normal do nariz deve ser avaliado primeiro.

## PROCEDIMENTO 9.2 — Exame nasal interno (continuação)

6. Lubrificar o espéculo ou a extensão para otoscópio.

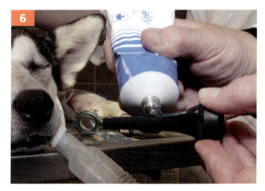

Lubrificação do endoscópio.

7. Inserir o espéculo ou a extensão para otoscópio no nariz, direcionando inicialmente a ponta medial e dorsalmente, enquanto aplica-se pressão caudalmente.

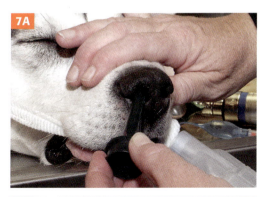

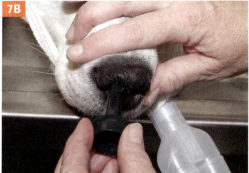

Direcionar a ponta do espéculo medial e dorsalmente, enquanto aplica-se pressão caudalmente.

8. Uma vez que o espéculo para otoscópio é inserido na cavidade nasal, acoplar o otoscópio para visualizar o interior da cavidade nasal. Somente da primeira metade até o primeiro terço anteriores podem ser visualizados utilizando o espéculo para otoscópio. Em cães de grande porte, tem-se um melhor acesso à porção média da cavidade nasal utilizando-se um endoscópio rígido ou flexível.

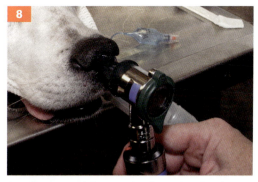

Acoplar o otoscópio para visualizar o interior da cavidade nasal.

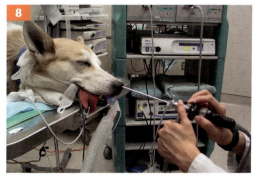

Endoscópio rígido pode ser utilizado para examinar a maior parte da cavidade nasal em cães de grande porte.

9. Cada meato nasal deve ser avaliado sistematicamente, iniciando pela ventral e trabalhando dorsalmente.
10. Em geral, a mucosa nasal é lisa e rósea, com uma pequena quantidade de fluido seroso. Potenciais anomalias que podem ser visualizadas incluem inflamação da mucosa nasal, revestimentos de hifas fúngicas, lesões em massa, corpos estranhos e ácaros nasais.

## PROCEDIMENTO 9.2 — Exame nasal interno (continuação)

**11.** Quando anomalias como massas ou revestimentos fúngicos são identificadas durante a rinoscopia, devem ser coletadas amostras para análise citológica ou histopatológica. Quando não são identificadas anomalias durante a rinoscopia, deve-se sempre realizar lavado nasal e biópsias cegas.

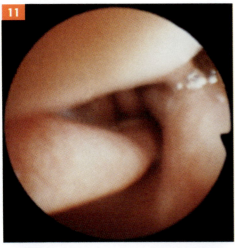

Endoscopia nasal anterior normal em cão.

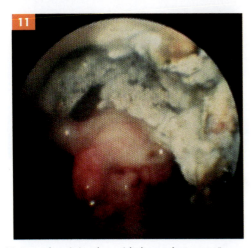

Visão endoscópica da cavidade nasal em um cão com aspergilose nasal. Há uma perda da estrutura turbinada; a mucosa está inflamada e são visíveis placas acinzentadas felpudas. Para confirmar o diagnóstico, pode ser coletada uma pequena porção do revestimento fúngico com um instrumento para biópsia, suspenso em solução salina e submetido para avaliação citológica. (*Cortesia de Dra. Cindy Shmon, Universidade de Saskatchewan.*)

### TÉCNICA: LAVADO NASAL

O lavado nasal deve sempre ser realizado quando não for obtido um diagnóstico definitivo durante a rinoscopia. O paciente deve estar sob anestesia geral, e é muito importante que o balão do tubo endotraqueal esteja completamente inflado.

**1.** A nasofaringe caudal é revestida com gazes para fornecer uma obstrução parcial do fluxo de solução salina.

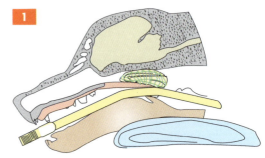

Posicionamento correto para o lavado nasal, com o tubo endotraqueal no local e revestimento da nasofaringe caudal com gazes.

**2.** Com o paciente em decúbito esternal, a cabeça é abaixada na ponta da mesa, com o nariz apontando para o chão, posicionando um recipiente para coleta.

**3.** Uma seringa com bulbo auricular é preenchida com aproximadamente 30 m$\ell$ de solução salina estéril, posicionada em uma narina e pressionada para que a solução salina seja injetada com força. O fluido sairá do nariz e da cavidade oral, podendo ser coletado em

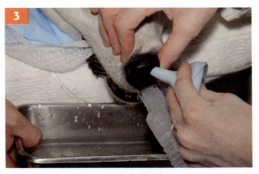

Realização de um lavado nasal em cão, coletando o fluido do lavado em um recipiente.

# PROCEDIMENTO 9.2 — Exame nasal interno (continuação)

um recipiente. O fluido do lavado é submetido para análise citológica com qualquer muco ou tecido acumulado na gaze revestindo a nasofaringe. Com frequência, as amostras obtidas são insuficientes para o diagnóstico, porém ocasionalmente corpos estranhos nasais, ácaros nasais e fungos podem ser identificados utilizando essa técnica.

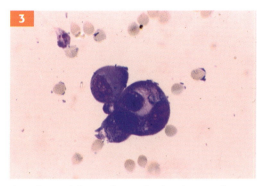

Lavado nasal de um cão revelando adenocarcinoma.

## TÉCNICA: BIÓPSIA NASAL

As biópsias nasais devem ser coletadas para análise histológica de todo paciente passando por rinoscopia (exceto quando a rinoscopia foi realizada simplesmente para remoção de corpo estranho agudo).

1. Se uma lesão foi identificada durante endoscopia, um fórceps de pinça pequena pode ser direcionado para a lesão, utilizando a extensão. As amostras obtidas utilizando esse fórceps são, entretanto, bastante pequenas e frequentemente não oferecem diagnóstico.

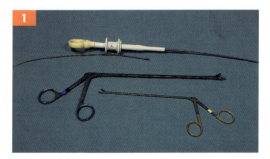

Fórceps para biópsia utilizado para coletar biópsias nasais em cães e gatos.

2. Se nenhuma lesão for identificada durante a endoscopia, mas uma lesão está aparente na radiografia ou TC, então instrumentos maiores para biópsia, como uma pinça endoscópica com copo jacaré (tamanho mínimo de 2 × 3 mm), podem ser direcionados para a região da lesão, utilizando os dentes maxilares como referências para obter as amostras.

3. Se nenhuma lesão for identificada durante a endoscopia ou imagem, são obtidas múltiplas biópsias de locais aleatórios dentro da cavidade nasal. Devem ser coletadas no mínimo seis amostras. Evitar a biópsia do assoalho da cavidade nasal para prevenir danos aos grandes vasos sanguíneos.

4. O fórceps para biópsia nunca deve ser aprofundado na cavidade nasal para além do canto medial do olho, a fim de evitar a penetração na lâmina crivosa.

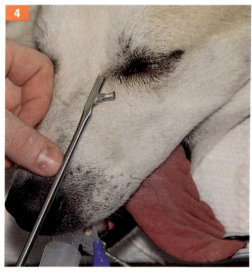

Medição do fórceps para biópsia ao canto medial do olho.

5. O fórceps para biópsia é passado fechado pela região a ser coletada, aberto e pressionado contra o local, então é fortemente fechado e removido. Pode ser utilizada uma agulha de pequeno calibre para transferir a biópsia do fórceps para o cassete de processamento.

## PROCEDIMENTO 9.2 — Exame nasal interno (continuação)

### COMPLICAÇÕES POTENCIAIS

1. Podem surgir problemas advindos da anestesia geral.
2. Pode ocorrer sangramento excessivo. A hemorragia geralmente pode ser controlada revestindo a cavidade nasal com *swabs* com ponta de algodão e a nasofaringe com gazes, até que o sangramento pare.
3. Gatos com doença obstrutiva nasal algumas vezes não conseguem respirar pela boca quando sedados, portanto podem hipoventilar e vir a óbito durante a recuperação, se não monitorados cuidadosamente.
4. Pode-se evitar o dano cerebral ao não passar qualquer objeto na cavidade nasal além do nível do canto medial do olho.

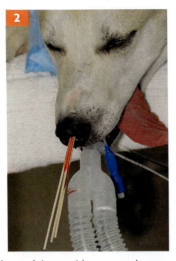

Cavidade nasal é revestida com *swab* com ponta de algodão, e a nasofaringe é revestida com gazes, para diminuir ou prevenir hemorragias.

---

## PROCEDIMENTO 9.3 — Exame da faringe

### OBJETIVO
Avaliar orofaringe e nasofaringe para determinar a causa de sinais clínicos localizados.

### INDICAÇÕES

1. Qualquer animal com uma manifestação aguda de arquejar, engasgo, espirro reverso ou deglutição repetitiva levando à suspeita de corpo estranho na faringe.
2. Aavaliação de qualquer animal com descarga nasal crônica, erosões nasais, deformidade nasal, arquejar ou incapacidade da passagem de ar pelo nariz.
3. Avaliação de qualquer paciente com engasgo ou ânsia de vômito.
4. Avaliação de qualquer paciente com estertores respiratórios. O estertor é um som de ronco alto e descontínuo na inspiração, mais sugestivo de obstrução da faringe.

### CONTRAINDICAÇÕES E RECOMENDAÇÕES

1. O exame faríngeo completo requer anestesia geral, portanto não é possível realizá-lo em animais que não podem ser anestesiados.
2. Animais com doença obstrutiva da faringe por uma massa ou tecido mole redundante estão sob risco de desenvolver obstrução total da via respiratória ou vir a óbito se forem sedados e deixados desassistidos. O relaxamento de tecidos redundantes pode causar futura obstrução de via respiratória durante a inalação. A indução anestésica deve ser rápida e focada no estabelecimento da via respiratória de um

## PROCEDIMENTO 9.3 Exame da faringe (continuação)

paciente. A equipe e o equipamento devem estar disponíveis para realizar uma traqueostomia temporária de emergência se o tubo endotraqueal não pode ser passado oralmente devido a uma obstrução.

### EQUIPAMENTO

- Uma lanterna para examinar a cavidade oral e orofaringe
- Um endoscópio flexível de pequeno diâmetro é necessário para examinar adequadamente a nasofaringe (realizando um exame nasal caudal)

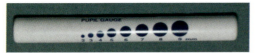

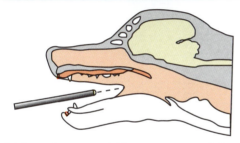

O único equipamento exigido para o exame orofaríngeo completo é uma fonte de luz.

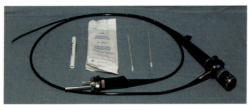

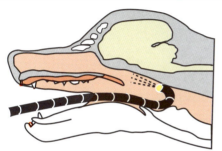

O exame da nasofaringe requer um endoscópio flexível. A ponta do endoscópio é retroflexionada e direcionada acima do palato mole, para visualizar a nasofaringe.

### POSICIONAMENTO E CONTENÇÃO

Para esse procedimento, o paciente deve estar sob anestesia geral, em decúbito esternal, com a focinheira.

### ANATOMIA ESPECIAL

1. As tonsilas estão localizadas na faringe dorsolateral e podem estar inteiramente dentro das criptas, aparecendo como pequenas fendas.

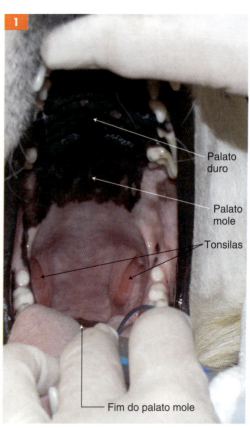

Tonsilas estão localizadas na faringe dorsolateral.

2. O palato mole é uma peça de tecido carnoso que se estende do palato duro à ponta da epiglote, separando a orofaringe da nasofaringe. A margem livre do palato mole cobre somente a ponta da epiglote no cão normal. Não se estende além do aspecto caudal das criptas tonsilares.
3. A nasofaringe é o espaço dorsal ao palato mole.

## PROCEDIMENTO 9.3 — Exame da faringe (continuação)

4. A orofaringe é a região da garganta que está entre o palato mole, a língua e a epiglote.

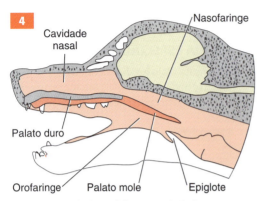

Desenho lateral da anatomia faríngea.

### TÉCNICA

1. É necessária anestesia geral. É necessária anestesia de plano profundo para o exame da nasofaringe, pois essa técnica estimula fortemente o reflexo de vômito.
2. Inspecionar as tonsilas, expondo-as de suas criptas, utilizando, se necessário, um *swab* com ponta de algodão. Sondar as criptas tonsilares em busca de objetos estranhos, como tufos de grama.
3. Palpar os palatos duro e mole para detectar quaisquer deformidades, áreas moles ou lesões em massa.

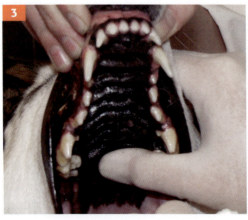

Palpação do palato duro para deformidades, áreas moles ou massas.

4. Avaliar comprimento e formato do palato mole. O palato mole normalmente termina na margem cranial da epiglote, sem sobreposição significativa. Na maioria dos cães, o palato mole se estende mais caudal que uma linha, conectando o aspecto caudal das duas criptas tonsilares. Em cães com obstrução de via respiratória superior por um palato mole alongado, o palato mole se estende e se alonga conforme é sugado para laringe e traqueia, dando à margem caudal uma aparência pontiaguda.

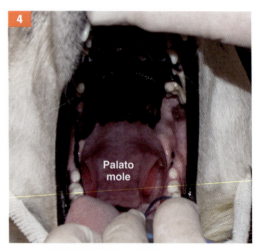

Comprimento normal do palato mole em um cão.

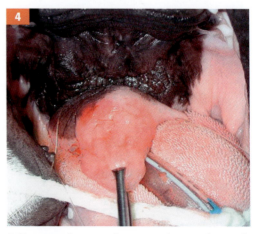

O fórceps está segurando a ponta de um palato mole bastante alongado de um Bulldog Inglês de 1 ano com estertores respiratórios.

Procedimento 9.3 Exame da faringe 139

**PROCEDIMENTO 9.3** **Exame da faringe** *(continuação)*

**5.** Para visualizar a nasofaringe, passar o endoscópio flexível caudalmente após o final do palato mole e flexionar a ponta, para que a luz seja direcionada para baixo na nasofaringe. A visualização ideal da nasofaringe geralmente é alcançada quando a luz é mais aparente à medida que ela brilha forte e de modo central através do palato mole. Em cães e gatos de pequeno porte, a visualização da nasofaringe pode ser aprimorada se a base da língua, o tubo endotraqueal e o equipamento são comprimidos ventralmente, a fim de aumentar a dimensão dorsoventral da orofaringe, permitindo a retroflexão da ponta do equipamento para ser direcionada à nasofaringe. A imagem que é obtida pelo equipamento retroflexionado é invertida, com a superfície dorsal do palato mole observada no topo da imagem e a parede dorsal da nasofaringe observada ventralmente. No assoalho dorsal da nasofaringe está uma crista óssea revestida por membrana mucosa (vômer) que é continuada para frente (rostralmente), como a porção membranosa do septo nasal na linha média. Permanecem as orientações direita e esquerda.

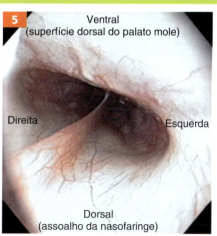

Visão retroflexionada para baixo em um nariz normal por meio de um endoscópio flexionado.

**6.** A nasofaringe deve ser examinada avaliando simetria, descarga e presença de massas ou corpos estranhos. A nasofaringe caudal é um local comum de alojamento para corpos estranhos, particularmente grama, outras plantas e materiais alimentícios que foram vomitados pelo paciente. Pólipos nasofaríngeos em gatos e massas neoplásicas em cães e gatos geralmente são observados nessa localização. Ácaros nasais podem ser identificados como pequenos pontos brancos em movimento à medida que rastejam pela nasofaringe.

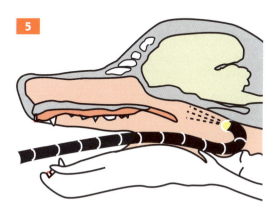

A ponta do endoscópio é retroflexionada, para que a luz seja direcionada para baixo na nasofaringe.

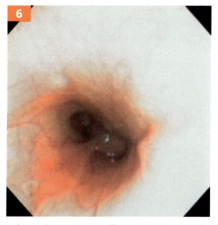

Visão do endoscópio retroflexionado da nasofaringe de um cão com um adenocarcinoma na cavidade nasal esquerda.

## PROCEDIMENTO 9.3 Exame da faringe (continuação)

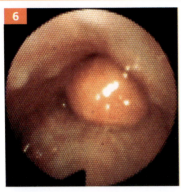

Visão do endoscópio retroflexionado de um pólipo na nasofaringe caudal de um gato jovem com um longo histórico de estertores respiratórios.

7. A estenose nasofaríngea raramente é identificada em gatos. Os gatos afetados apresentam ruídos de estertores respiratórios que podem se resolver quando sua boca é mantida aberta, permitindo que eles respirem pela boca. A visão retroflexionada da nasofaringe, em vez de revelar um orifício oval, medindo aproximadamente 5 mm de largura por 6 mm de altura, apresenta um orifício do tamanho de uma cabeça de alfinete no centro de uma rede de tecido delgada, mas resistente. Sons de estertores durante a respiração nasal resultam da vibração dessa rede de tecido.

### COMPLICAÇÕES POTENCIAIS

1. Podem surgir problemas da anestesia geral.
2. Os animais com doença obstrutiva da faringe causada por uma massa ou por tecidos moles redundantes podem desenvolver obstrução total de via respiratória se sedados e deixados desassistidos antes do exame faríngeo ou durante a recuperação anestésica, se a obstrução faríngea não foi resolvida. Uma via respiratória patente deve ser mantida e monitorada do momento da indução até a recuperação total da anestesia.

## PROCEDIMENTO 9.4 Exame da laringe

### OBJETIVO

Examinar a laringe e avaliar sua função, para determinar a causa de sinais clínicos localizados.

### INDICAÇÕES

1. Animais com estridor respiratório (ruído agudo e esforço) sugerindo obstrução laríngea.

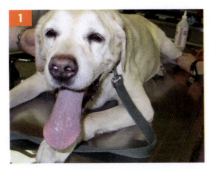

Esse Labrador de 12 anos, com estridor e membranas mucosas cianóticas, foi diagnosticado com paralisia laríngea bilateral, utilizando laringoscopia.

2. Animais com pneumonia por aspiração inexplicável.
3. Animais com tosse crônica, inexplicável, particularmente quando em movimento.
4. Animais com perda da voz ou uma alteração da voz.

### CONTRAINDICAÇÕES E RECOMENDAÇÕES

1. O exame laríngeo requer uma anestesia geral de plano suave, portanto não pode ser realizado em animais que não possam ser anestesiados.
2. Sempre que possível, os animais devem passar por um exame neurológico completo antes da laringoscopia. Isso deve incluir a avaliação de sua habilidade de deglutir, além de radiografia torácica ou fluoroscopias, para avaliar megaesôfago. A cirurgia corretiva para paralisia laríngea tem consequências devastadoras em animais com disfagia ou disfunção esofágica proximal.

## PROCEDIMENTO 9.4  Exame da laringe (continuação)

3. A equipe e o equipamento devem estar disponíveis para realizar uma traqueostomia temporária de emergência se o tubo endotraqueal não puder ser passado oralmente para a traqueia, para além de uma massa obstrutiva na laringe.
4. Se o aprofundamento anestésico é excessivo, o movimento laríngeo estará deprimido ou ausente em um animal normal, levando potencialmente a um erro diagnóstico de paralisia laríngea.

### EQUIPAMENTO
- Laringoscópio com lanterna ou endoscópio flexível.

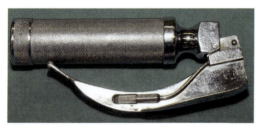

O laringoscópio é o único equipamento necessário para o exame laríngeo.

### POSICIONAMENTO E CONTENÇÃO

1. Para avaliar a função laríngea, o paciente precisa estar em um plano anestésico leve, contido em decúbito esternal, enquanto sua boca é mantida aberta e, a língua, retraída.
2. O medicamento ou a combinação medicamentosa ideal para a avaliação da função laríngea oferece relaxamento dos músculos mandibulares enquanto permite movimento e amplitude de movimento normais da aritenoide.
   A. Tiopental (10 a 20 mg/kg para efeito) ou propofol (6 mg/kg para efeito) intravenoso (IV) sem pré-medicação, pode ser a melhor escolha anestésica para avaliar a função laríngea em cães.
   B. A administração de acepromazina como pré-medicação deve ser evitada se há o planejamento para indução com tiopental ou propofol, pois essas combinações medicamentosas anulam o movimento laríngeo em alguns cães normais.
   C. A administração de doxapram (2 a 5 mg/kg IV) aumenta a profundidade das respirações, facilitando a avaliação da função laríngea. Deve-se estar atento ao fato de que muitos cães com paralisia laríngea desenvolvem movimento paradoxal (fechamento da abertura laríngea durante a inspiração) após a administração de doxapram, tornando criticamente importante correlacionar os movimentos aritenoides com a fase da respiração.

### ANATOMIA ESPECIAL
1. A rima glótica (entrada laríngea) consiste em pregas vocais e processos corniculados das cartilagens aritenoides.

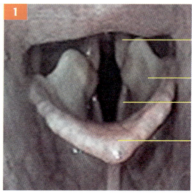

Anatomia laríngea classificada.

2. Durante a inspiração normal, a abertura glótica é aumentada conforme os músculos adutores (principalmente o cricoaritenóideo dorsal) contraem e aduzem as cartilagens aritenoides. A inervação motora e sensorial da laringe é fornecida por ramos do nervo vago (nervo cranial 10). Os adutores da laringe são inervados pelo nervo laríngeo caudal – segmento terminal do nervo laríngeo recorrente.

## PROCEDIMENTO 9.4 Exame da laringe *(continuação)*

3. O relaxamento normalmente resulta na adução passiva (se aproximam) das cartilagens, reduzindo o diâmetro da rima glótica, mas permitindo o fluxo de ar adequado para a exalação.
4. O fechamento ativo da glote pelos adutores laríngeos é controlado pelo nervo laríngeo cranial, outro ramo do nervo vago.

### TÉCNICA: EXAME LARÍNGEO

1. Seguindo a pré-oxigenação, o paciente deve ser posto sob anestesia geral de plano leve, como descrito anteriormente.
2. A boca é mantida aberta e a língua é gentilmente puxada para frente.

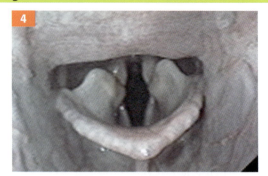

Laringe canina normal.

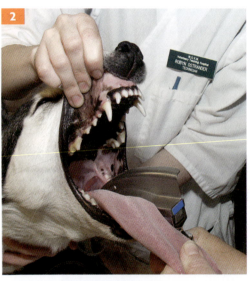

A boca é mantida aberta e a língua é gentilmente puxada para frente, para o exame laríngeo.

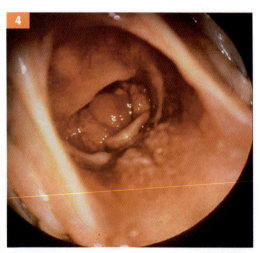

Massa obstrutiva da laringe em um gato. A biópsia relevou linfoma.

3. A porção caudal da língua, cranial à epiglote, é abaixada, a fim de oferecer uma boa visão da laringe. Se necessário, o palato mole pode ser retraído dorsalmente com um *swab* com ponta de algodão.
4. Visualizar a estrutura da laringe e observar qualquer vermelhidão, massas ou descargas. As massas da laringe ou o espessamento difuso dos tecidos laríngeos devem ser coletados em biópsia.

5. Observar a laringe durante a respiração.
   A. Normalmente, as aritenoides devem aduzir durante a inspiração, abrindo o lúmen laríngeo. Durante a exalação elas devem retornar a uma posição quase na linha média.
   B. O movimento laríngeo deve estar correlacionado à fase da respiração. Os observadores devem informar ao examinador quando o tórax está expandindo (inalação), pois esse movimento deve corresponder à adução das cartilagens laríngeas.
   C. O tremular das pregas vocais e cartilagens aritenoides durante a respiração, pelo fluxo de ar turbulento, não deve ser confundido com adução intencional.

## PROCEDIMENTO 9.4   Exame da laringe *(continuação)*

D. Em alguns animais com paralisia laríngea há o movimento paradoxal, particularmente após a estimulação da respiração pela administração de doxapram. Em animais com movimento paradoxal, as cartilagens aritenoides são torcidas para dentro por uma pressão negativa da via respiratória durante a inalação vigorosa, e subsequentemente são separadas forçadamente pelo ar exalado. Portanto há o movimento das cartilagens aritenoides durante a respiração, porém a adução ocorre durante a exalação, não na inalação.

E. Sempre que o movimento aritenoide está ausente ou é questionável sob indução anestésica, a função laríngea deve ser reavaliada durante a recuperação anestésica, quando os efeitos dos anestésicos administrados diminuírem.

### COMPLICAÇÕES POTENCIAIS

1. Podem surgir problemas da anestesia geral.
2. Se a via respiratória está totalmente obstruída por uma massa laríngea, os pacientes podem precisar de uma traqueostomia de emergência para estabelecer a via respiratória.
3. Pacientes com paralisia laríngea, com ou sem pexia corretiva da aritenoide, estão sob algum risco de aspiração durante a recuperação da anestesia. Eles devem ser mantidos na vertical e permanecer intubados até que estejam deglutindo e rejeitando o tubo endotraqueal.

---

## PROCEDIMENTO 9.5   Lavado transtraqueal: cães de pequeno e grande porte

### OBJETIVO

Coletar uma amostra das secreções da traqueia e das vias respiratórias para análise citológica e microbiológica.

### INDICAÇÕES

1. Cães com tosse que não é resultado de aumento cardíaco ou insuficiência cardíaca.
2. Cães com doença localizada em vias respiratórias ou pulmões.

### CONTRAINDICAÇÕES E RECOMENDAÇÕES

1. O lavado transtraqueal não é necessário em cães com tosse causada por aumento cardíaco ou insuficiência cardíaca (edema pulmonar) – a razão para a tosse nesses cães já foi determinada.
2. O lavado endotraqueal é o método de escolha para obter uma amostra de cães muito pequenos que são estressados e dispneicos. Esses cães podem descompensar quando lutam contra a contenção necessária para o lavado transtraqueal.
3. Gatos não toleram a contenção necessária para o lavado transtraqueal, portanto prefere-se o lavado endotraqueal.

### POSICIONAMENTO E CONTENÇÃO

1. O cão deve estar em estação ou sentado na margem de uma mesa ou no chão, com o nariz elevado e os pés contidos.

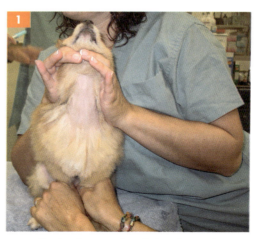

Contenção para o lavado transtraqueal.

## PROCEDIMENTO 9.5 — Lavado transtraqueal: cães de pequeno e grande porte *(continuação)*

2. Se necessário, o cão pode ser amordaçado com uma focinheira gradeada durante o lavado transtraqueal, para prevenir acidentes com a equipe enquanto ainda se permite a respiração pela boca durante o procedimento.

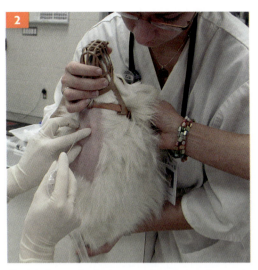

Focinheira gradeada durante o lavado transtraqueal.

3. Contenção química ou sedação não são recomendadas, pois reduzem o reflexo de tosse e diminuem a qualidade da amostra obtida.
4. Solução de bloqueio com lidocaína (2% de lidocaína misturada em 9:1 com bicarbonato de sódio a 8,4%) pode ser utilizada para bloquear a pele no local da entrada da agulha. A adição do bicarbonato reduz a picada da agulha e acelera o efeito analgésico local da lidocaína.

### ANATOMIA ESPECIAL

1. Em cães de pequeno e grande portes, o acesso à traqueia para o lavado transtraqueal é mais bem alcançado por meio do ligamento cricotireóideo. Essa é uma membrana rígida no aspecto mais cranial da traqueia, entre a cartilagem cricoide e a cartilagem tireoide. A pequena e triangular membrana cricotireóidea é totalmente cercada por cartilagem, tornando improvável que ocorra laceração significativa dos tecidos traqueais, mesmo se o cão luta durante o procedimento. A cartilagem cricoide circunda completamente o lúmen da via respiratória para que, mesmo em cães com cartilagens traqueais flexíveis, devido à síndrome do colapso traqueal, o lúmen da traqueia no ligamento cricotireóideo permaneça cilíndrico, facilitando a inserção do cateter nesse local.

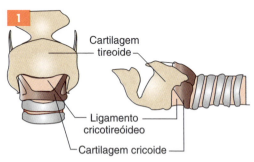

Anatomia do ligamento cricotireóideo.

2. O ligamento cricotireóideo é palpado pela contenção do cão, com seu nariz apontando para cima em direção ao teto e palpando cada anel traqueal individualmente, na superfície

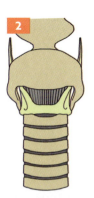 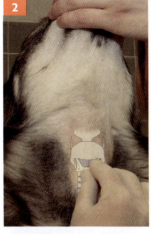

A cartilagem cricoide é palpável como um anel maior acima dos anéis traqueais menores, e o ligamento cricotireóideo é a depressão triangular imediatamente rostral a essa cartilagem.

## PROCEDIMENTO 9.5 — Lavado transtraqueal: cães de pequeno e grande porte *(continuação)*

anterior da traqueia, iniciando na entrada torácica e movendo-se para cima em direção à laringe. Na terminação mais cranial da traqueia, palpa-se um grande anel que protrai mais que os outros anéis – essa é a cartilagem cricoide. O ligamento cricotireóideo é uma pequena membrana triangular rostral (acima) à cartilagem cricoide, conectando essa cartilagem à cartilagem tireoide. Em cães de grande porte, uma depressão triangular pode ser palpada rostral à cartilagem cricoide, ao passo que, em cães pequenos, a única referência palpável é a cartilagem cricoide – a agulha é inserida quase acima desse grande anel.

3. A maioria das amostras diagnósticas será obtida se a ponta do cateter estiver localizada próxima à bifurcação traqueal (carina), sobre a base do coração. Devido ao comprimento do cateter necessário para alcançar esse local, uma técnica ligeiramente diferente é utilizada para realizar um lavado transtraqueal em um cão pequeno, se comparada a um cão de grande porte.

### COMPLICAÇÕES POTENCIAIS

Raramente pacientes desenvolvem enfisema subcutâneo após um lavado transtraqueal. É mais provável que isso ocorra em um paciente que tosse repetidamente após o procedimento, pois o ar é forçado da traqueia por meio do orifício no ligamento cricotireóideo e para os tecidos subcutâneos. Na maioria dos casos, isso pode ser prevenido aplicando uma proteção leve por uma ou duas horas após o procedimento.

### MANUSEIO DE AMOSTRAS

As células coletadas durante um lavado traqueal são frágeis, portanto as amostras devem, sempre que possível, ser processadas dentro de 30 minutos após a coleta. Pode ser realizado o esfregaço do fluido direto, porém a maioria das amostras tem poucas células, e são necessárias preparações de sedimentação ou centrifugação para interpretação. A refrigeração pode preservar detalhes celulares quando houver atraso na análise citológica. Ao menos 0,5 m$\ell$ de fluido deve ser submetido à cultura bacteriana. Culturas fúngicas e de *Mycoplasma* também podem ser requisitadas.

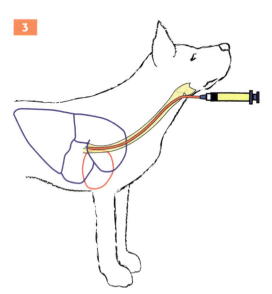

A maioria das amostras diagnósticas pode ser obtida se a ponta do cateter é localizada próxima à bifurcação traqueal (*carina*), sobre a base do coração.

## PROCEDIMENTO 9.6 — Lavado transtraqueal de cães de pequeno porte

### EQUIPAMENTO

- Cateter de polietileno de 16G a 20G com passagem pela agulha (Intracath®, vendido para uso como cateter permanente da veia jugular)
- Três seringas de 12 m$\ell$ com 6 m$\ell$ de solução salina em cada
- 1 m$\ell$ de solução de bloqueio de lidocaína (2% de lidocaína misturados a 9:1 com 8,4% de bicarbonato de sódio), seringa de 3 m$\ell$, agulha 25G
- Luvas estéreis
- Material para bandagem

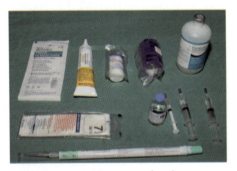

Equipamentos necessários para um lavado transtraqueal em um cão de pequeno porte.

### TÉCNICA: LAVADO TRANSTRAQUEAL EM CÃO DE PEQUENO PORTE

1. Conter o cão sobre uma mesa em uma posição esternal, com o nariz apontando na direção do teto. As pernas dianteiras devem ser contidas para baixo.
2. Identificar o ligamento cricotireóideo por palpação.

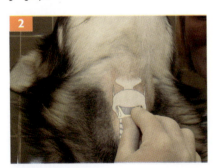

O ligamento cricotireóideo é identificado por meio da palpação.

3. Realizar a tricotomia e preparar o local sobre o ligamento cricotireóideo. São utilizadas luvas estéreis e técnica asséptica para o procedimento.
4. Bloquear o local com solução de bloqueio de lidocaína de 0,25 a 0,5 m$\ell$; repetir a fricção final.

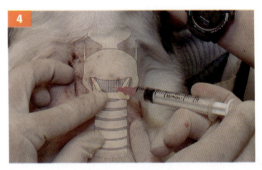

A pele sobre o ligamento cricotireóideo é bloqueada com solução de bloqueio de lidocaína.

5. Preparar o cateter para uso. Separar a agulha do cabo plástico e, então, reconectá-la. Garantir que o cateter passe através da agulha; então, puxá-lo de volta para a agulha. Agora, o cateter está pronto para uso.

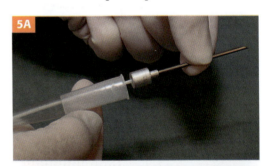

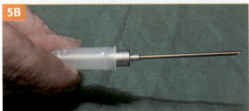

A agulha é separada do cabo plástico e, então, acoplada novamente.

Procedimento 9.6 Lavado transtraqueal de cães de pequeno porte  147

## PROCEDIMENTO 9.6 Lavado transtraqueal de cães de pequeno porte *(continuação)*

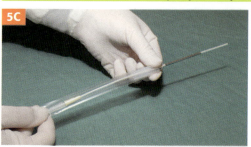

O cateter é passado através da agulha e, então, puxado de volta antes do uso.

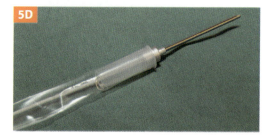

6. Estabilizar a laringe e traqueia através da palpação, para prevenir o movimento lateral dessas estruturas enquanto se tenta a punção da agulha.
7. Identificar a cartilagem cricoide e posicionar a ponta da agulha (bisel para baixo) no nível do ligamento cricotireóideo (na depressão logo acima da cartilagem cricoide) sobre a linha média.

8. Aplicar uma pressão suave para dentro e perfurar a traqueia, mantendo a agulha perpendicular ao lúmen traqueal. Pode-se sentir um "pop" conforme a agulha penetra no lúmen traqueal.
9. Avançar a agulha a uma curta distância na traqueia após a entrada no lúmen, até que a ponta da agulha esteja aproximadamente no centro do lúmen traqueal.

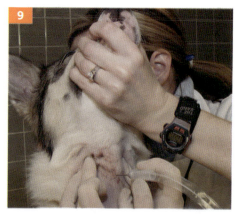

A agulha é avançada a uma curta distância, até que a ponta esteja aproximadamente no centro do lúmen traqueal.

10. Inclinar a agulha a aproximadamente 45°, a fim de direcioná-la para baixo no lúmen traqueal, e avançar suavemente.

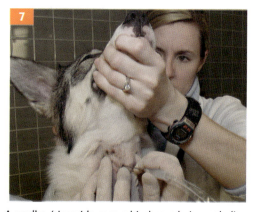

A agulha é inserida com o bisel para baixo, pelo ligamento cricotireóideo, no lúmen traqueal.

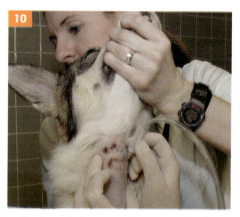

A agulha é angulada na traqueia, em aproximadamente 45°, e avançada suavemente.

### PROCEDIMENTO 9.6 — Lavado transtraqueal de cães de pequeno porte *(continuação)*

**11.** Avançar o cateter através da agulha para baixo na traqueia, no nível da bifurcação. É importante que a ponta do cateter esteja na bifurcação, para coletar a melhor amostra. Nota: o cateter deve passar facilmente e o cão deve tossir. Se o cateter não passa com facilidade, é provável que esteja batendo na parede posterior ou lateral da traqueia. Reavaliar a localização da ponta da agulha e reajustá-la, para que a ponta dela esteja no centro do lúmen traqueal. Muito frequentemente o nariz precisará ser elevado e o pescoço precisará ser estendido completamente para permitir que a agulha e o cateter sejam direcionados mais severamente para baixo na traqueia.

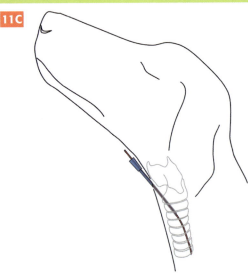

Para permitir a passagem, eleve o nariz e angule o cateter para baixo na traqueia, mais severamente.

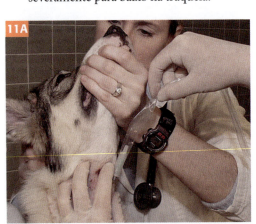

Avançando o cateter através da agulha na traqueia.

**12.** Colocar o eixo do cateter no canhão da agulha e remover a proteção plástica.

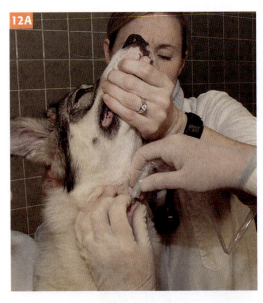

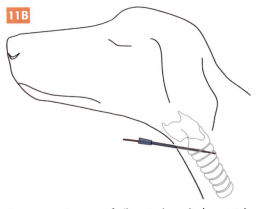

Se o cateter não avança facilmente, é provável que esteja batendo na parede posterior da traqueia.

## PROCEDIMENTO 9.6 — Lavado transtraqueal de cães de pequeno porte *(continuação)*

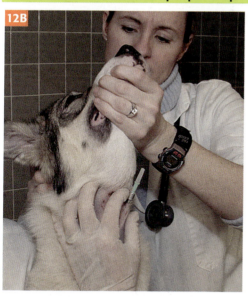

Colocar o eixo do cateter no canhão da agulha e remover a proteção plástica.

13. Uma vez que o cateter é passado à profundidade desejada, remover a agulha do cateter para fora da traqueia e pele, deixando o cateter no local.
14. Acoplar a proteção da agulha ao cateter, para prevenir laceração do cateter, com a ponta afiada da agulha. Ter cautela para não prender o cateter na proteção da agulha.

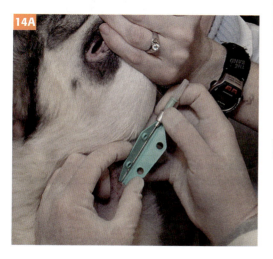

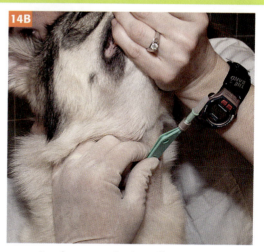

Acoplar a proteção da agulha ao cateter.

15. Remover o fio-guia do cateter.

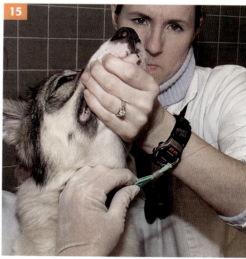

Remover o fio-guia do cateter.

16. Acoplar uma seringa de 12 m$\ell$ contendo 6 m$\ell$ de solução salina; injetar de 2 a 5 m$\ell$ da solução; então, aspirar repetidamente para recuperar os lavados da via respiratória. A melhor recuperação ocorre durante a tosse do paciente. Uma recuperação total de 1,5 a 3 m$\ell$ de fluido turvo representa uma boa amostra.

## PROCEDIMENTO 9.6 — Lavado transtraqueal de cães de pequeno porte *(continuação)*

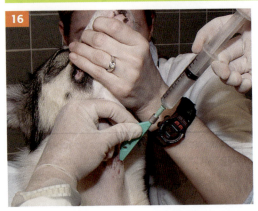

Solução salina é injetada e aspirada repetidamente para obter uma amostra.

17. Se nada é recuperado, repetir o lavado utilizando uma segunda seringa de 12 m$\ell$ contendo 6 m$\ell$ de solução salina. A sucção deve ser aplicada vigorosamente de imediato após a aplicação da solução salina. Se nada é recuperado, deitar o paciente em decúbito esternal com nariz, cabeça e pescoço em uma posição mais neutra e repetir o lavado com uma terceira seringa de solução salina.

18. Uma vez que uma amostra é recuperada, retirar todo o cateter. Submeter as amostras à avaliação citológica, a partir de uma amostra direta e concentrada, bem como para cultura.

19. Posicionar uma bandagem leve ao redor do pescoço para comprimir os tecidos e minimizar vazamento de ar da traqueia para os tecidos subcutâneos, se o cão tossir. Cobrir a lesão de entrada da pele com uma pomada oclusiva. Aplicar gazes e uma bandagem leve, com cuidado para evitar a restrição do retorno venoso ou dos esforços respiratórios. Dois dedos devem se encaixar facilmente embaixo da bandagem. A bandagem pode ser removida após 1 ou 2 horas.

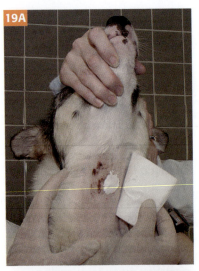

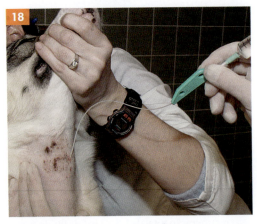

Uma vez que a amostra é recuperada, remover o cateter completamente.

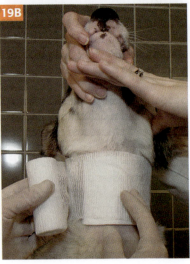

Procedimento 9.6 Lavado transtraqueal de cães de pequeno porte 151

## PROCEDIMENTO 9.6   Lavado transtraqueal de cães de pequeno porte *(continuação)*

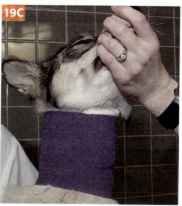

20. Manter o paciente quieto e monitorar as respirações por 1 a 2 horas após o procedimento.
21. Essa técnica é simples de realizar, tem elevado potencial diagnóstico e é minimamente estressante para cães de pequeno porte (Boxe 9.4).

Uma pomada oclusiva é aplicada sobre o local de entrada da agulha; é aplicada uma bandagem leve.

## BOXE 9.4   Lavado transtraqueal: técnica realizada em cão de pequeno porte da raça Esquimó Americano

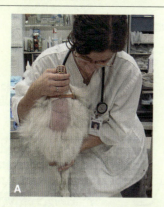
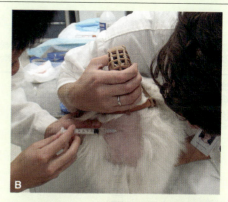
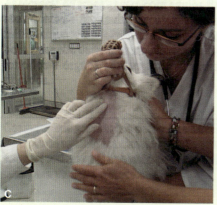
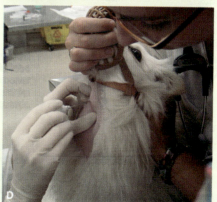

*(continua)*

**PROCEDIMENTO 9.6** — Lavado transtraqueal de cães de pequeno porte *(continuação)*

**BOXE 9.4** — Lavado transtraqueal: técnica realizada em cão de pequeno porte da raça Esquimó Americano *(continuação)*

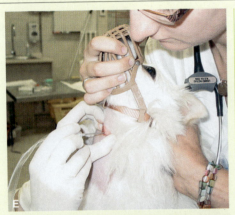
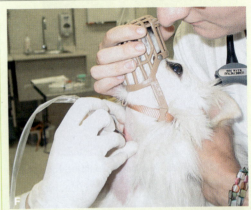
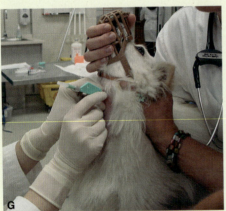
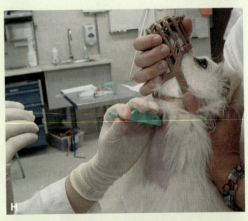
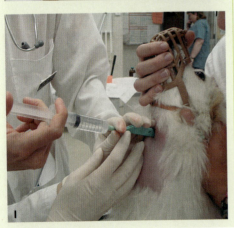
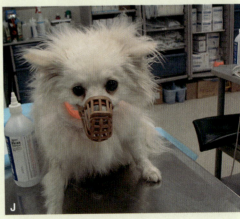

## PROCEDIMENTO 9.7 — Lavado transtraqueal de cães de grande porte

### EQUIPAMENTO

- Cateter dentro da agulha de 14G Medicut (o cateter dentro da agulha Medicut®, no qual a agulha atua como um grande guia rígido sobre o qual o cateter pode ser introduzido no lúmen traqueal)
- Cateter de polipropileno de 28 polegadas de 3,5 Fr ou 5 Fr (antes de iniciar o lavado traqueal, sempre verificar para garantir que o cateter de polipropileno selecionado passe facilmente pelo cateter Medicut®)
- Três ou quatro seringas com 10 m$\ell$ de solução salina em cada uma
- 1 m$\ell$ de solução de bloqueio de lidocaína (2% de lidocaína misturada a 9:1 com bicarbonato de sódio a 8,4%), seringa de 3 m$\ell$, agulha 25G
- Luvas estéreis
- Material para bandagem

### TÉCNICA: LAVADO TRANSTRAQUEAL EM CÃO DE GRANDE PORTE

1. Conter o cão sobre uma mesa ou no chão, em posição esternal.
2. Estender o pescoço dorsalmente, apontando o nariz na direção do teto.
3. Ter um assistente segurando as pernas dianteiras, para que o procedimento não seja interrompido.
4. Identificar o ligamento cricotireóideo pela palpação.

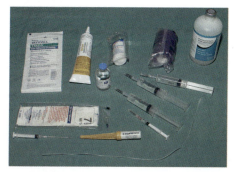

Equipamento necessário para um lavado traqueal em cão de grande porte.

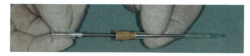

Cateter dentro da agulha Medicut®, no qual a agulha atua como um grande guia rígido sobre o qual o cateter pode ser introduzido no lúmen traqueal.

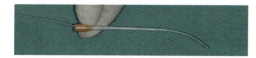

Sempre verificar, para garantir que o cateter de polipropileno selecionado passe facilmente pelo cateter Medicut® antes de iniciar o lavado traqueal.

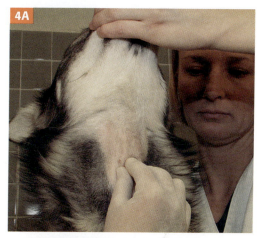

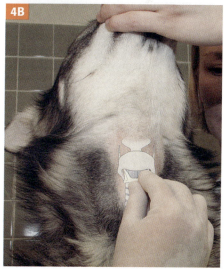

Identificar o ligamento cricotireóideo pela palpação.

## PROCEDIMENTO 9.7 — Lavado transtraqueal de cães de grande porte (continuação)

5. Realizar a tricotomia e preparar o local sobre o ligamento cricotireóideo. Luvas estéreis e técnica asséptica são utilizadas para o procedimento.
6. Bloquear o local com solução de bloqueio de lidocaína; repetir a fricção final.

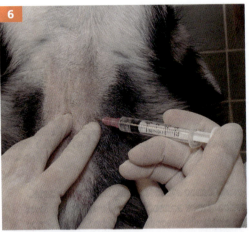

Bloqueio da região do ligamento cricotireóideo com solução de bloqueio de lidocaína.

7. Preparar os cateteres para uso.
   A. Remover o cateter Medicut® da agulha, mantendo ambos estéreis.
   B. Garantir que o longo cateter de polipropileno passe facilmente pelo curto cateter Medicut®.
   C. Estimar quanto do comprimento de cateter precisará avançar na traqueia para ter a ponta dele posicionada na bifurcação traqueal (sobre a base do coração).
   D. Ter um assistente segurando o longo cateter, mantendo a ponta estéril.
   E. Reposicionar a agulha dentro do cateter curto.
8. Estabilizar laringe e traqueia pela palpação, para evitar movimentação lateral.
9. Manter a agulha completamente dentro do cateter curto, palpar a cartilagem cricoide e posicionar a ponta da agulha no nível do ligamento cricotireóideo (acima da cartilagem cricoide) sobre a linha média.

10. Aplicar pressão firme para dentro e puncionar a traqueia, mantendo a agulha perpendicular ao lúmen traqueal. Pode-se sentir um "pop" conforme a agulha penetra no lúmen traqueal.

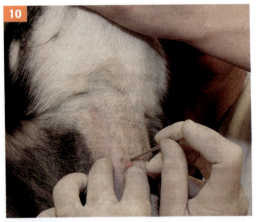

Avanço da agulha na traqueia pelo ligamento cricotireóideo.

11. Avançar a agulha em uma curta distância na traqueia após a entrada no lúmen, até que a ponta da agulha esteja aproximadamente no centro do lúmen traqueal.

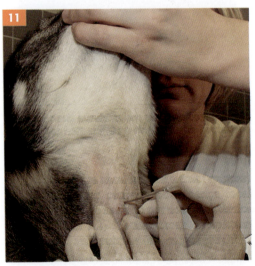

Avançar a agulha até que a ponta dela esteja aproximadamente no centro do lúmen traqueal.

## PROCEDIMENTO 9.7 Lavado transtraqueal de cães de grande porte (continuação)

**12.** Inclinar a agulha em aproximadamente 45° para direcioná-la para baixo no lúmen traqueal, e avançar a agulha suavemente.

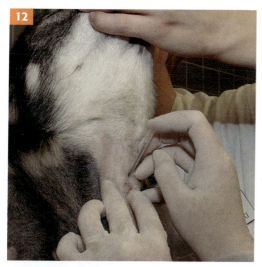

Inclinando a agulha em aproximadamente 45° para direcioná-la para baixo no lúmen traqueal enquanto ela é avançada suavemente.

**13.** Avançar o cateter curto sobre a agulha, o mais inferior na traqueia, conforme ele avança, e então remover e descartar a agulha.

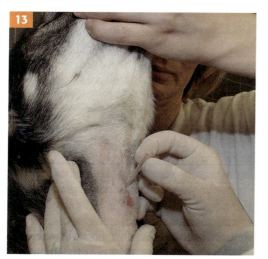

Avançar o cateter sobre a agulha.

**14.** Segurar o longo cateter de polipropileno próximo de sua ponta e passar o longo cateter pelo cateter curto dentro da traqueia. Continuar avançando até que a ponta do cateter esteja aproximadamente no nível da bifurcação traqueal (quase no quarto espaço intercostal) para coletar a melhor amostra. O cateter deve passar facilmente e o cão deve tossir. Se o cateter não passa com facilidade, reavaliar a localização da ponta do cateter curto – a posição e o ângulo do cateter curto no paciente podem precisar de modificação para permitir a passagem do cateter longo sem atingir a parede traqueal.

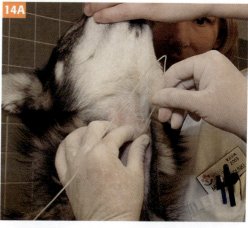

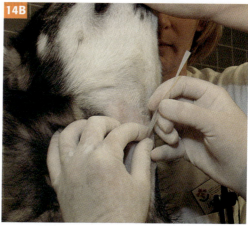

Avançar o longo cateter de polipropileno pelo cateter curto dentro da traqueia até que sua ponta esteja aproximadamente no nível da bifurcação traqueal.

## PROCEDIMENTO 9.7 — Lavado transtraqueal de cães de grande porte *(continuação)*

**15.** Uma vez passado o cateter à profundidade desejada, acoplar uma seringa de 20 m$\ell$ contendo aproximadamente 10 m$\ell$ de solução salina; injetar de 7 a 8 m$\ell$ de solução salina; aspirar repetidamente para recuperar lavados da via respiratória. A melhor recuperação é durante a tosse do paciente.

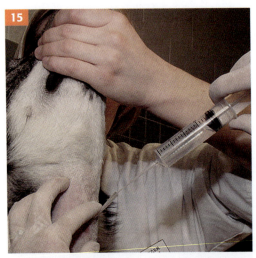

Injetando e aspirando a solução salina repetidamente até que sejam recuperados lavados da via respiratória.

**16.** Se nada for recuperado, repetir a lavagem utilizando uma segunda seringa de 20 m$\ell$ contendo 10 m$\ell$ de solução salina. A sucção deve ser aplicada vigorosamente, de imediato após a injeção de solução salina. Se ainda assim nada for recuperado, conter o cão em decúbito esternal com nariz e cabeça em uma posição mais neutra, para que o fluido injetado se acumule na carina em vez de fluir para os lobos caudais do pulmão; repetir o lavado com uma terceira seringa com solução salina. Algumas vezes o cateter precisa ser avançado ou removido suavemente durante a sucção, para garantir que a ponta do cateter esteja na bifurcação traqueal. O fluido injetado será absorvido rapidamente pela circulação sistêmica, portanto não há preocupações a respeito de os lavados repetidos "afogarem" o paciente.

**17.** Uma vez que é recuperada uma amostra, remover o longo cateter e, então, remover o cateter curto.

**18.** Submeter as amostras para avaliação citológica de uma amostra direta e concentrada, assim como para a cultura.

**19.** Colocar uma bandagem suave ao redor do pescoço, a fim de comprimir os tecidos e minimizar o vazamento de ar da traqueia para os tecidos subcutâneos. Cobrir a lesão de entrada com uma pomada oclusiva; aplicar gaze e uma bandagem suave, com cautela para evitar a restrição do retorno venoso ou dos esforços ventilatórios. Dois dedos devem caber facilmente sob a bandagem. A bandagem pode ser removida após 1 ou 2 horas.

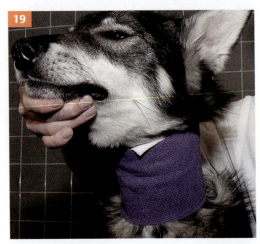

Uma pomada oclusiva é colocada sobre o local de entrada da agulha e é aplicada uma bandagem suave.

**20.** Manter o paciente calmo e monitorar as respirações por 1 ou 2 horas após o procedimento.

### RESULTADOS DO LAVADO TRANSTRAQUEAL

**1.** A inflamação eosinofílica em um lavado transtraqueal a partir de uma tosse canina reflete uma resposta hipersensível mais típica de doença alérgica ou parasitária.

## PROCEDIMENTO 9.7 Lavado transtraqueal de cães de grande porte (continuação)

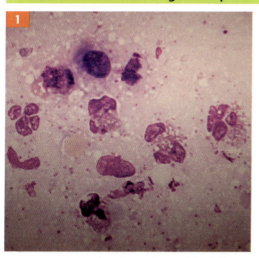

Esse cão apresentava traqueobronquite alérgica.

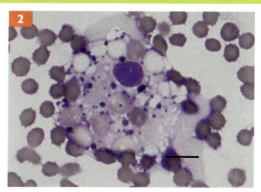

Esse lavado transtraqueal revela células sanguíneas vermelhas e macrófagos altamente vacuolados que fagocitaram eritrócitos (*eritrofagia*) e hemossiderina, indicando que a hemorragia de via respiratória está em curso, e não foi induzida pela técnica. Esse cão tem hemangiossarcoma pulmonar metastático. (*Cortesia de Dra. Marion Jackson, Universidade de Saskatchewan.*)

**2.** Um lavado traqueal de um paciente com neoplasia metastática nos pulmões pode estar normal ou pode revelar células sanguíneas vermelhas, macrófagos que fagocitaram células sanguíneas vermelhas (eritrofagia) e hemossiderófagos, indicando hemorragia de via respiratória.

**3.** A presença de células epiteliais escamosas e pilhas de bactérias *Simonsiella* em um lavado traqueal indica que ocorreu a contaminação oral da amostra: ou a agulha foi inserida inadvertidamente acima do ligamento cricotireóideo, ou o cão tossiu a ponta do cateter acima da faringe durante o procedimento, ou o cão aspirou saliva durante o procedimento.

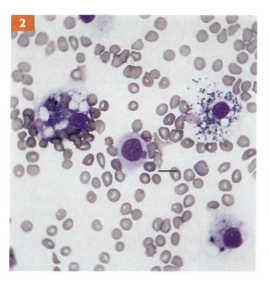

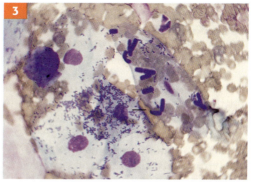

A presença de células escamosas e pilhas de bactérias *Simonsiella* no lavado traqueal indica que ocorreu a contaminação oral da amostra. (*Cortesia Dra. Marion Jackson, Universidade de Saskatchewan.*)

## PROCEDIMENTO 9.7 — Lavado transtraqueal de cães de grande porte (continuação)

4. A citologia do lavado transtraqueal pode revelar uma variedade de causas infecciosas para a tosse.

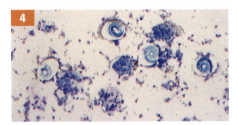

Esse lavado transtraqueal de um Terrier Jack Russell de 19 meses com um histórico de 3 meses de tosse e radiografias torácicas normais revelou inflamação eosinofílica e numerosas larvas. Esse cão tem traqueobronquite por *Oslerus osleri*.

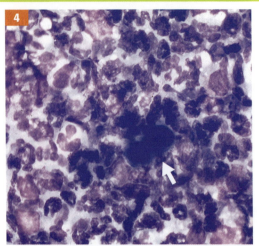

Lavado transtraqueal de um Pastor Alemão de 4 anos com um histórico de 2 semanas de tosse, febre e intolerância ao exercício. A auscultação revelou crepitações em todos os campos pulmonares e a radiografia revelou um infiltrado intersticial e alveolar difuso e misturado. O lavado transtraqueal revelou uma inflamação piogranulomatosa grave com *Blastomyces dermatidis* ocasionais (*seta*).

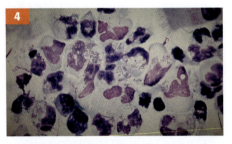

Lavado transtraqueal de um Braco Alemão de pelo curto de 3 anos, com um histórico de 3 semanas de tosse e febre. As radiografias apresentaram uma região focal de consolidação no interior do lobo pulmonar médio direito. O lavado traqueal é rico em células e revela inflamação séptica com degeneração de neutrófilos e bactérias pleomórficas. Esse cão teve um corpo estranho bronquial (*cevada*) removido endoscopicamente.

---

## PROCEDIMENTO 9.8 — Lavado endotraqueal

### OBJETIVO
Coletar uma amostra das secreções da traqueia e das vias respiratórias para análise citológica e microbiológica.

### INDICAÇÕES
1. Gatos com tosse; a maioria dos gatos com tosse tem bronquite ou asma felina crônica.
2. Gatos com doença pulmonar ou de vias respiratórias.
3. Cães muito pequenos com dispneia grave ou um temperamento nervoso, tornando a contenção para o lavado transtraqueal com o paciente acordado impossível ou perigosa.

### CONTRAINDICAÇÕES E RECOMENDAÇÕES
1. O lavado endotraqueal não pode ser realizado se o animal não é candidato à anestesia geral.

## PROCEDIMENTO 9.8 Lavado endotraqueal (continuação)

2. O lavado endotraqueal não deve ser realizado em gatos severamente dispneicos com suspeita de manifestações agudas de asma felina – esses pacientes devem ser estabilizados antes da anestesia.

### CONTENÇÃO E POSICIONAMENTO
Os animais estão anestesiados e em decúbito esternal para esse procedimento.

### ANATOMIA ESPECIAL
A melhor amostra pode ser obtida se a ponta do cateter estiver na bifurcação traqueal.

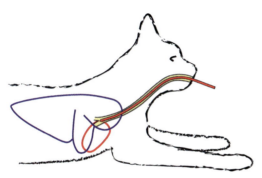

A ponta do cateter está na bifurcação traqueal.

### EQUIPAMENTO
- Cateter de polipropileno estéril de 28 polegadas de 3,5 ou 5 Fr
- Tubo endotraqueal estéril ou bainha de uma agulha espinal que passa pela abertura glótica
- Três seringas de 12 m$\ell$ com 6 m$\ell$ de solução salina em cada

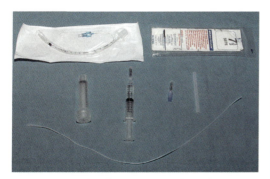

Equipamento utilizado para um lavado endotraqueal.

### TÉCNICA: LAVADO ENDOTRAQUEAL

1. Pré-oxigenar por meio da máscara; posicionar o cão ou o gato sob um plano leve de anestesia geral injetável (geralmente, é utilizado o propofol).
2. Inserir o tubo endotraqueal estéril ou a bainha estéril de uma agulha espinal na abertura glótica, para servir como um guia para o longo cateter.
3. Medir o comprimento necessário do cateter para alcançar a bifurcação traqueal.

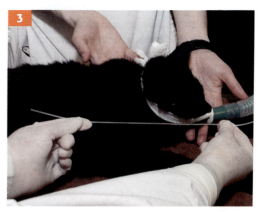

Determinar o comprimento necessário do cateter para alcançar a bifurcação traqueal.

4. Passar o cateter de polipropileno para baixo na traqueia, no nível da bifurcação traqueal.

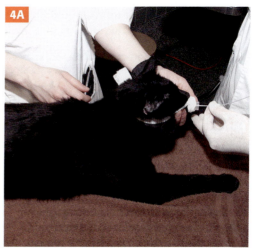

## PROCEDIMENTO 9.8 — Lavado endotraqueal (continuação)

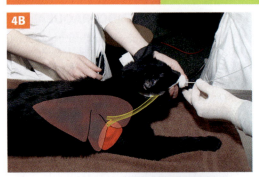

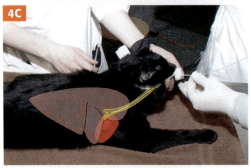

Passagem do cateter de polipropileno para baixo na traqueia, no nível da bifurcação traqueal.

5. Esperar o cão ou o gato tossir. As melhores amostras são obtidas quando os animais estão tossindo.
6. Acoplar uma seringa de 12 m$\ell$ contendo aproximadamente 6 m$\ell$ de solução salina. Injetar de 2 a 3 m$\ell$ da solução salina; aspirar repetidamente para recuperar lavados da via respiratória. Se nada for recuperado, repetir até que seja obtida uma amostra.

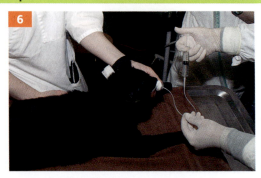

A solução salina é injetada e aspirada repetidamente até que seja recuperada uma amostra.

7. Uma vez que a amostra é recuperada, permitir que o paciente respire oxigênio, até sua recuperação completa.

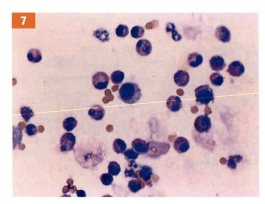

Lavado endotraqueal de um gato com tosse, com radiografia torácica normal, revelando muco abundante e inflamação eosinofílica, consistente com um diagnóstico de traqueobronquite alérgica felina (*asma*).

---

## PROCEDIMENTO 9.9 — Lavado broncoalveolar por broncoscopia

### OBJETIVO
Coletar amostra de secreções e células de vias respiratórias menores, alvéolos e interstício pulmonar para análise citológica e microbiológica.

### INDICAÇÕES
1. Cães e gatos com doença envolvendo vias respiratórias terminais, alvéolos ou interstício do pulmão para a qual não se alcançou um diagnóstico por meio de procedimentos ou técnicas diagnósticas com o animal desperto.
2. O lavado broncoalveolar (LBA) envolve encher uma região pulmonar definida e, então, recuperar o fluido que preencheu os alvéolos naquela região. Os resultados representam alterações no pulmão em um local

## PROCEDIMENTO 9.9 Lavado broncoalveolar por broncoscopia (continuação)

específico que está preenchido, portanto é importante que as radiografias sejam utilizadas para selecionar o lobo pulmonar no qual o LBA terá maior probabilidade de ser diagnosticado.

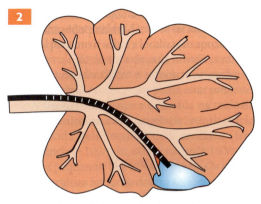

Diagrama do lavado broncoalveolar por broncoscopia apresentando a região pulmonar preenchida durante esse procedimento.

### CONTRAINDICAÇÕES E RECOMENDAÇÕES

1. LBA não pode ser realizado se um animal não é candidato à anestesia geral.
2. Embora técnicas de LBA não endoscópicas tenham sido relatadas, o LBA por broncoscopia é necessário quando é importante selecionar o lobo pulmonar a ser examinado. Deve-se usar um broncoscópio para essa técnica.
3. A principal complicação do LBA é a hipoxemia significativa durante o procedimento. Em geral, isso se resolve de forma rápida, porém é provável que animais que estão significativamente hipoxêmicos em repouso em ar ambiente não sejam bons candidatos para LBA. Monitorar a oxigenação do paciente e a capacidade de suplementar oxigênio durante e após o LBA é pré-requisito para realizar o procedimento.
4. Alguns animais, especialmente gatos, têm vias respiratórias reativas e podem desenvolver broncospasmo como uma complicação do LBA. É recomendado o pré-tratamento com broncodilatadores nesses pacientes.
5. LBA não é a técnica mais apropriada para animais com doença que envolva principalmente as vias respiratórias – lavado transtraqueal ou endotraqueal é uma técnica melhor para recuperar amostras da traqueia e vias respiratórias. O LBA é utilizado para amostra do interstício e dos alvéolos pulmonares.

### POSICIONAMENTO E CONTENÇÃO

Animais estão sob anestesia e em decúbito esternal para esse procedimento.

### EQUIPAMENTO

- Um endoscópio flexível de pequeno diâmetro; um broncoscópio pediátrico (4,8 mm de diâmetro externo, 2 mm para o canal de biópsia) pode ser utilizado na maioria dos cães e gatos
- Alíquotas de solução (salina) de cloreto de sódio estéril de 0,9% aquecida à temperatura corporal
- Seringas para aspirar o fluido do LBA

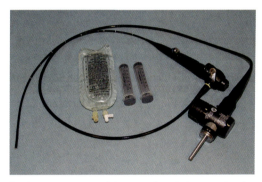

Equipamento necessário para o lavado broncoalveolar endoscópico.

### TÉCNICA: LAVADO BRONCOALVEOLAR POR BRONCOSCOPIA

1. Pré-oxigenação por máscara por vários minutos; colocar o cão ou gato sob um plano suave de anestesia geral injetável (em geral, utiliza-se propofol).
2. Inserir o tubo endotraqueal estéril e administrar a anestesia inalatória. Em gatos e cães muito pequenos, é necessária a extubação

# 162 Capítulo 9 Técnicas do Sistema Respiratório

## PROCEDIMENTO 9.9 | Lavado broncoalveolar por broncoscopia *(continuação)*

durante a broncoscopia e em LBA por broncoscopia. Em cães de grande porte, o broncoscópio pode ser inserido por meio de um adaptador no tubo endotraqueal, permitindo a ventilação durante o procedimento.

3. Realizar a broncoscopia diagnóstica de rotina, avaliando a traqueia e o comprimento dos principais brônquios entrando em cada lobo pulmonar que possa ser avaliado com o broncoscópio.

4. Passar o broncoscópio para o lobo a ser lavado até que a ponta esteja perfeitamente alojada em uma via respiratória. Se não é obtido um alojamento adequado, a amostra virá das vias respiratórias em vez do pulmão, e a recuperação do fluido será ruim.

5. Garantir que a linha de sucção do broncoscópio esteja desafixada.

6. Em cães de médio e grande porte, instila-se 25 ml de uma solução salina estéril 0,9% aquecida à temperatura corporal, com uma seringa para o pulmão pelo canal de biópsia do broncoscópio. Em cães e gatos muito pequenos, pode-se utilizar 10 ml por alíquota.

7. Imediatamente após a instilação da solução salina, aplica-se uma sucção suave à seringa, e o fluido é recuperado. Quando a seringa é preenchida com ar, este é eliminado; são realizadas tentativas adicionais de sucção até que não possa se obter mais fluido.

8. Uma segunda alíquota de 25 ml (ou 10 ml) de solução salina é instilada no pulmão e recuperada da mesma maneira, com o broncoscópio na mesma posição. Se desejado, também pode ser instilada uma terceira alíquota.

9. Se desejado, o broncoscópio é reposicionado e o LBA é realizado em outro lobo da mesma maneira.

### MANUSEIO DA AMOSTRA

1. O fluido do LBA deve ser bastante espumoso – resultado da presença de surfactante dos alvéolos.

2. O fluido do LBA deve ser imediatamente acondicionado em gelo após a coleta e processado rapidamente.

3. O fluido obtido deve ser analisado citológica e microbiologicamente.

## PROCEDIMENTO 9.10 | Aspiração pulmonar transtorácica

### OBJETIVO

Coletar amostra de células ou fluido do parênquima pulmonar para análise citológica e microbiológica.

### INDICAÇÕES

1. Animais com lesões solitárias no parênquima pulmonar localizadas adjacentes à parede corporal.

2. Animais com doença difusa, multifocal ou focal do parênquima pulmonar, na qual um lavado transtraqueal ou endotraqueal foi inconclusivo ou fornecido um resultado negativo.

3. Em animais com doença multifocal ou difusa, aspirar a região do pulmão que parece estar afetada severamente na radiografia; se a doença é verdadeiramente difusa, aspirar o parênquima superficial de um lobo pulmonar caudal.

### CONTRAINDICAÇÕES

1. Massas profundas dentro do parênquima pulmonar, adjacentes ao coração ou aos principais vasos sanguíneos, e massas separadas da parede corporal por um grande volume de pulmão aerado apresentam um risco elevado para complicações nesse procedimento. Técnicas alternativas não invasivas, como o lavado transtraqueal, sempre devem ser realizadas primeiro nesses pacientes, a fim de tentar alcançar um diagnóstico.

2. A aspiração pulmonar não deve ser realizada em animais com coagulopatia, hipertensão

## PROCEDIMENTO 9.10 — Aspiração pulmonar transtorácica (continuação)

pulmonar conhecida ou suspeita de abscesso pulmonar.

3. Pacientes severamente dispneicos com doença pulmonar difusa estão sob risco elevado de desenvolver pneumotórax após a aspiração pulmonar, e essa complicação pode ser fatal.

### EQUIPAMENTO

- Agulhas espinais de 22G, de 1½ ou 2½ polegadas
- Seringas de 6 m$\ell$
- Lâminas de vidro para microscópio em uma bandeja
- Luvas estéreis
- Solução de bloqueio de lidocaína (2% misturada em 9:1 com bicarbonato de sódio a 8,4%)

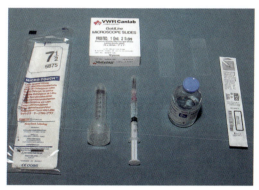

Equipamento necessário para aspiração pulmonar transtorácica.

### POSICIONAMENTO E CONTENÇÃO

1. Paciente em estação ou deitado em decúbito esternal, com contenção, para evitar movimentos. O auxiliar precisa obstruir as narinas enquanto a agulha está dentro do tórax.
2. Não é administrada nenhuma sedação, para que as alterações no padrão respiratório normal do animal possam ser monitoradas após o procedimento.

### ANATOMIA ESPECIAL

1. Radiografias são utilizadas para localizar uma região precisa no pulmão que será aspirada. Determinar corretamente o espaço intercostal, a distância acima da junção costocondral e a profundidade (comprimento da inserção da agulha) necessários.

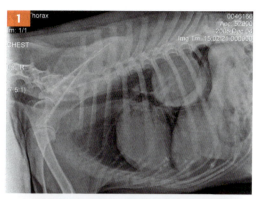

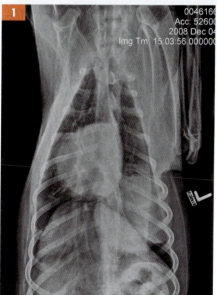

Radiografias lateral (*de cima*) e ventrodorsal (*de baixo*) de um cão com uma grande massa solitária no lobo pulmonar caudal esquerdo. A avaliação dessas radiografias sugere que a aspiração deve ser coletada na lateral esquerda, no sexto ou sétimo espaço intercostal, nos 25% da porção dorsal da cavidade torácica. A profundidade da inserção da agulha pode ser determinada por meio da radiografia ventrodorsal. (*Cortesia Dra. Elisabeth Snead, Universidade de Saskatchewan.*)

2. Quando uma massa focal está em contato com a parede corporal, o ultrassom pode ser utilizado para guiar o posicionamento da agulha.

## PROCEDIMENTO 9.10 — Aspiração pulmonar transtorácica (continuação)

**TÉCNICA**

1. Identificar a área a ser aspirada, com base nas radiografias.
2. O paciente está em estação ou contido em decúbito esternal. Realizar a tricotomia e preparar a pele sobre a região. São utilizadas luvas estéreis e técnica asséptica para o procedimento.

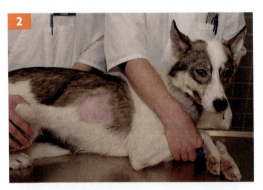

Contenção de um cão para aspiração pulmonar.

3. Aplicar solução de bloqueio de lidocaína para bloquear pele e tecidos subjacentes à pleura, no local de entrada.

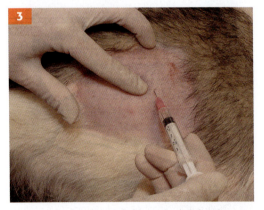

Injeção de solução de bloqueio de lidocaína.

4. Inserir uma agulha com estilete através da pele, pelos tecidos subcutâneos, e aproximadamente até a pleura. Evitar a punção de vasos intercostais, localizados na margem caudal de cada costela.

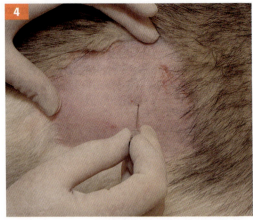

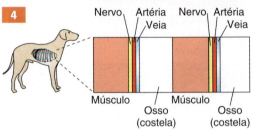

Inserção de uma agulha com estilete aproximadamente até a pleura, evitando punção de vasos intercostais, localizados na margem caudal de cada costela.

5. O assistente deve fechar a boca e o nariz do paciente, a fim de evitar excursões respiratórias torácicas.

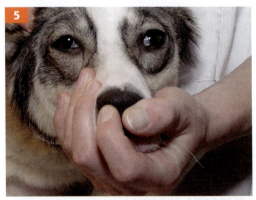

Um assistente fecha a boca e o nariz do paciente, para prevenir excursões respiratórias torácicas.

6. Remover o estilete e fixar a seringa.

## PROCEDIMENTO 9.10 — Aspiração pulmonar transtorácica (continuação)

7. Aplicar a sucção e mergulhar a agulha na profundidade desejada. Liberar a sucção e, então, aplicar novamente, de 5 a 8 m$\ell$, duas a três vezes, movendo rapidamente a agulha para que ela esteja somente por um total de 1 a 2 segundos no interior do parênquima pulmonar.

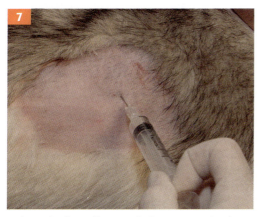

Inserção da agulha no pulmão a ser examinado.

8. Liberar a sucção e remover a agulha do tórax; preparar as lâminas imediatamente.
9. Monitorar as respirações e corar por 30 a 60 minutos após o procedimento.

### POTENCIAIS COMPLICAÇÕES

1. Pode ocorrer pneumotórax, especialmente se há um pulmão aerado entre a massa a ser aspirada e a parede corporal. Na maioria dos casos, ele é moderado e não requer tratamento, porém ocasionalmente pode ser grave. Animais que tossem repetidamente e animais que estão severamente dispneicos antes do procedimento estão sob risco elevado para essa complicação.
2. Hemotórax ou hemorragia pulmonar pode ocorrer quando há uma hemorragia no local a ser aspirado. Ela geralmente é moderada.
3. Ocasionalmente os animais morrem de súbito após a aspiração pulmonar transtorácica. Com frequência, são cães e gatos muito dispneicos, com doença pulmonar difusa grave, incapazes de tolerar o estresse adicional de um pneumotórax ou hemotórax.

### MANUSEIO DA AMOSTRA

1. Em geral, a recuperação das células não é muito grande utilizando a aspiração pulmonar transtorácica. Com frequência, todo o material aspirado está dentro da agulha e não é visualizado no canhão dela. As lâminas devem ser prontamente preparadas, ou a amostra coagulará e não poderá ser utilizada. Uma vez que a agulha foi retirada do tórax, ela deve ser removida da seringa; com 4 m$\ell$ de ar no interior da seringa, ela é reacoplada. Desse modo, o conteúdo da agulha pode ser expelido em uma lâmina, e o esfregaço é realizado imediatamente. Em geral, as lâminas são coradas e analisadas citologicamente.

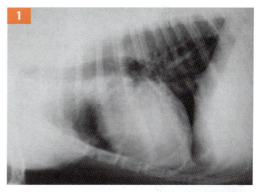

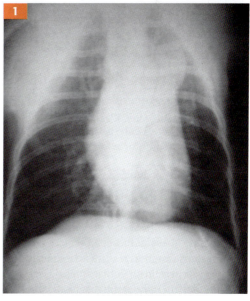

## PROCEDIMENTO 9.10 — Aspiração pulmonar transtorácica (continuação)

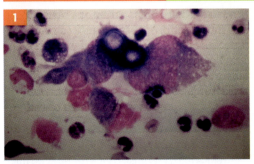

Radiografias torácicas de um Labrador de 3 anos, com febre, anorexia e uveíte anterior, apresentaram uma massa solitária dentro do parênquima pulmonar. A citologia do lavado transtraqueal forneceu evidência de inflamação, porém nenhum microrganismo. A aspiração de agulha fina revelou blastomicose.

2. Raramente um aspirado pulmonar fornece 0,5 a 1 m$\ell$ de fluido sanguíneo. Se isso ocorrer, posicionar o fluido de imediato em um tubo com ácido etilenodiaminotetracético (EDTA) para prevenir coágulo; então, fazer esfregaços diretos e concentrar preparados para análise.

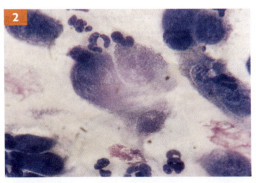

Citologia obtida de um aspirado de agulha fina de uma massa do lobo pulmonar caudal, identificada em um Pastor Alemão de 8 anos. Há uma população de células grandes com muitos critérios de malignidade. O diagnóstico é de carcinoma.

## PROCEDIMENTO 9.11 — Toracocentese

### OBJETIVO

1. Coletar fluido que está acumulado no espaço pleural, para análise citológica e microbiológica.
2. Aliviar sinais clínicos de dispneia causados pelo acúmulo de fluido ou ar no espaço pleural.

### INDICAÇÕES

1. Cães ou gatos com efusão pleural.
2. Cães ou gatos com dispneia causada pelo acúmulo significativo dentro do espaço pleural (pneumotórax).

### CONTRAINDICAÇÕES E PREOCUPAÇÕES

1. Deve-se suspeitar de efusão pleural no exame físico de um cão ou gato com respirações superficiais rápidas e sons cardíacos e pulmonares abafados na região ventral. Quando a dispneia é grave, recomenda-se realizar a toracocentese terapêutica antes de conter o animal para radiografia diagnóstica.
2. Gatos com efusões torácicas crônicas geralmente desenvolvem pleurite fibrinosa que impede seus pulmões de expandirem de forma normal, bloqueando o recuo elástico normal do pulmão. A punção pulmonar inadvertida com a agulha nesses animais pode resultar em um pneumotórax grave, sem resolução.
3. Quando o pneumotórax está presente, utilizar a toracocentese apenas para remover sangue suficiente para aliviar a dispneia e restaurar a capacidade do animal de ventilar efetivamente. O sangue deixado para trás será reabsorvido.

### POSICIONAMENTO E CONTENÇÃO

Na maioria dos casos, é necessária a contenção mínima. A toracocentese pode ser realizada com o animal em estação ou em decúbito esternal ou lateral. Se o animal está dispneico, recomenda-se a administração de oxigênio suplementar durante o procedimento, para diminuir a ansiedade. Raramente requer ou recomenda-se a sedação.

## PROCEDIMENTO 9.11 Toracocentese *(continuação)*

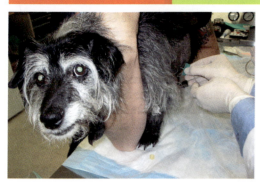

Contenção para toracocentese.

### ANATOMIA ESPECIAL

1. O espaço pleural no animal normal é somente um espaço potencial, à medida que as pleuras visceral e parietal estão em contato. Vários distúrbios podem ocasionar o acúmulo de fluido dentro do espaço (efusão pleural).
2. A maioria dos gatos e cães com efusão pleural desenvolve o fluido torácico de ambos os lados, porém o mediastino raramente é perfurado; portanto, a toracocentese em geral é realizada bilateralmente, a menos que o paciente tenha uma doença unilateral conhecida. O melhor local para realizar a toracocentese depende da quantidade e localização do fluido pleural identificado no exame físico ou em radiografias. A inserção da agulha entre o sexto e o nono espaço intercostal, acima da junção costocondral, costuma ser bem-sucedida. O fluido tem uma tendência a se acumular ventralmente, quando o animal está em estação ou em decúbito esternal. É comum que a toracocentese terapêutica seja realizada bilateralmente.
3. Animais com pneumotórax apresentam acúmulo de ar na região dorsal quando estão em estação ou decúbito esternal. A toracocentese nesses animais deve ser realizada sobre os campos dorsais dos lobos pulmonares caudais. A percussão pode ser utilizada para identificar o local mais ressonante para a toracocentese, para alívio de um pneumotórax.

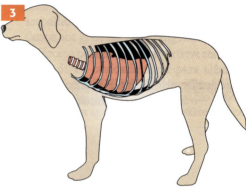

O ar pleural acumula-se principalmente no tórax dorsal e caudal no paciente em estação ou decúbito.

4. O suporte sanguíneo à parede torácica é fornecido pelas artérias intercostais, que estão caudais a cada costela na conjunção com uma veia e um nervo. Sempre que a toracocentese é realizada, a agulha deve ser inserida na margem cranial de uma costela, a fim de evitar a punção de um vaso intercostal.

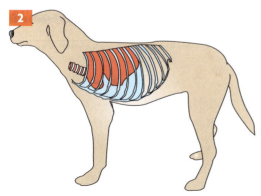

Fluido pleural acumula-se ventralmente no paciente em estação ou em decúbito.

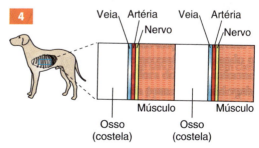

Os vasos intercostais estão localizados imediatamente caudais a cada costela.

## PROCEDIMENTO 9.11 — Toracocentese *(continuação)*

### EQUIPAMENTO

- Cateter borboleta de 19G ou 21G
- Torneira de três vias
- Seringa
- Em cães de grande porte ou em animais com efusões espessas, uma agulha ou cateter de grande calibre (14G a 18G) pode ser utilizada no lugar do cateter borboleta. Se é utilizado um cateter de grande calibre, ele deve ser fenestrado, para que o fluido penetre o cateter em múltiplos locais. A agulha (ou cateter) deve estar conectada à seringa e à torneira, utilizando o tubo de extensão para minimizar o movimento da agulha ou cateter durante a movimentação da seringa na coleta
- Solução de bloqueio de lidocaína (2% de lidocaína misturados em 9:1 com bicarbonato de sódio a 8,4%), seringa de 3 m$\ell$, agulha de 25G
- Luvas estéreis

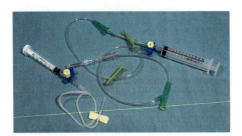

Equipamento utilizado para toracocentese.

### TÉCNICA

1. Em geral, conter o animal em estação ou decúbito esternal ou lateral. Administrar a suplementação de oxigênio se o animal estiver dispneico.

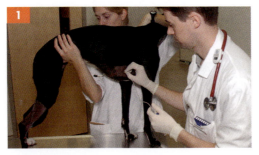

Cão contido enquanto permanece em estação para a toracocentese.

2. Determinar o local no qual deve ser realizada a toracocentese. Quando está presente uma efusão pleural, o local está geralmente entre o sexto e o oitavo espaço intercostal, próximo à junção costocondral.
3. Realizar a tricotomia e preparar o local. Devem ser utilizadas luvas estéreis e técnica asséptica para a toracocentese.
4. Bloquear o local com solução de bloqueio de lidocaína se a intenção é manter a agulha inserida por vários minutos para a toracocentese terapêutica. A toracocentese diagnóstica (remoção de 1 a 6 m$\ell$ de fluido) raramente requer anestesia local.
5. Com a seringa conectada, com o bisel direcionado cranialmente e a torneira aberta entre a agulha ou cateter e a seringa, a agulha é avançada através da pele e dos músculos intercostais craniais à costela. A agulha é mantida com a mão repousando contra a parede torácica, para que ela não se mova nas respirações ou no movimento do animal.

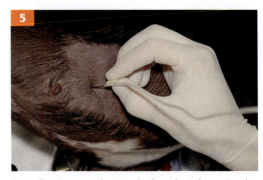

A agulha é avançada através da pele e dos músculos intercostais, cranial a uma costela, com a mão segurando a agulha repousando sobre a parede torácica, para dar estabilidade.

6. Aplicar gentilmente a sucção à seringa, assim a entrada no espaço pleural é imediatamente identificada por recuperação do fluido ou ar.
7. Conforme o espaço pleural é penetrado, continuar o avanço da agulha enquanto direciona a ponta, ligeiramente caudal, para que ela repouse contra a pleura parietal com o

## PROCEDIMENTO 9.11 Toracocentese (continuação)

bisel voltado para os pulmões. Isso permitirá a aspiração de fluido ou ar do tórax, sem lacerar o pulmão.

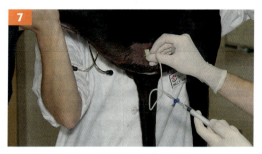

Avançar a agulha enquanto direciona a ponta, ligeiramente caudal, à medida que o espaço pleural é penetrado.

8. Se não é obtido fluido ou ar, ou se o fluxo é interrompido, tentar um local diferente.

### COMPLICAÇÕES POTENCIAIS

O pneumotórax iatrogênico pode ocorrer por uma punção pulmonar com a agulha. Em geral, ele é moderado, e raramente precisa de tratamento específico, exceto em animais com pleurite fibrosante ou neoplasia pulmonar, impedindo a retração elástica normal do pulmão.

### MANUSEIO DA AMOSTRA

O fluido coletado deve ser submetido à análise citológica e microbiológica.

### RESULTADOS

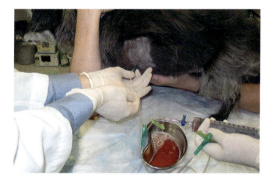

Coleta de um transudato modificado do espaço pleural de um cão com insuficiência cardíaca direita.

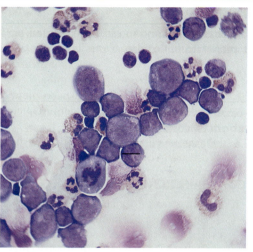

Fluido pleural coletado de uma Golden Retriever fêmea de 6 anos, castrada, com um breve histórico de dispneia e letargia. O fluido está dominado por uma população de grandes linfócitos redondos atípicos. Essa cadela tem linfoma tímico. (Cortesia de Dra. Marion Jackson, Universidade de Saskatchewan.)

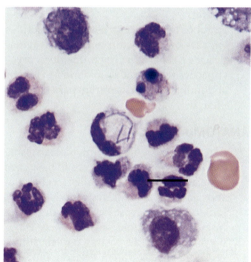

Fluido pleural coletado de um Pinscher Alemão de 5 anos, com histórico de 4 semanas de letargia e perda de peso e 2 dias de dispneia. O fluido está altamente celular e contém principalmente neutrófilos, muitos dos quais degenerados. Havia uma população de bactérias pleomórficas, dentro de neutrófilos e extracelulares, incluindo finas formas filamentosas (apresentado), como cocos e bastonetes. Esse é um piotórax. (Cortesia de Dra. Marion Jackson, Universidade de Saskatchewan.)

# 170 Capítulo 9 Técnicas do Sistema Respiratório

## PROCEDIMENTO 9.12 Implantação do tubo torácico

### OBJETIVO

Fornecer acesso contínuo ao espaço pleural, para remoção de fluido ou ar acumulado.

### INDICAÇÕES

1. Remover ar ou fluido do espaço pleural quando é necessária a drenagem frequente ou repetida.
2. Manejar medicamente o piotórax por meio de drenagem e lavagem.

### CONTRAINDICAÇÕES

1. Pacientes com dispneia grave causada por doença do espaço pleural devem receber pré-oxigenação e ter seu espaço pleural parcialmente evacuado por toracocentese, antes da inserção dos tubos torácicos.
2. Hipotensão/choque devem ser tratados e resolvidos antes da inserção dos tubos torácicos. A remoção urgente de fluido ou ar do tórax pode ser alcançada pela toracocentese repetida, até que o paciente esteja estável.
3. Os tubos torácicos não devem ser inseridos em cães ou gatos com hérnia diafragmática, até o reparo cirúrgico, devido às preocupações relacionadas ao dano às vísceras abdominais que evisceraram para o espaço pleural.

### ANATOMIA ESPECIAL

1. Artérias, veias e nervos intercostais estão localizados imediatamente caudais a cada costela. É onde os nervos podem ser bloqueados para oferecer analgesia local. Os vasos sanguíneos devem ser evitados durante a inserção do tubo torácico.
2. Na maioria dos cães e gatos, o mediastino é repleto e intacto, porém delgado, portanto ele rapidamente se torna permeável a fluido ou ar; assim, ambos os lados do tórax podem ser drenados com um tubo, se houver ar ou fluido não espesso no espaço pleural. Fluido espesso e deposição de fibrina tornam a implantação de tubos torácicos bilaterais desejável em cães com piotórax, mas gatos frequentemente podem ser manejados com um único tubo.

### POSICIONAMENTO E CONTENÇÃO

1. Remover os pelos e preparar o tórax lateral enquanto o animal está em decúbito esternal ou em estação e recebendo suplementação de oxigênio. Preparar todo o tórax lateral, da escápula até a região caudal da última costela, dorsal e ventralmente à linha média.
2. Em geral, são adequadas a sedação e a anestesia local para a inserção de tubo torácico em cães quando se utiliza o método do trocarte. A anestesia geral com a intubação é necessária em gatos e cães pequenos, e sempre que se utilizar a técnica cirúrgica.
3. Podem ser realizados bloqueios locais do nervo intercostal por injeção de solução de bloqueio de lidocaína dorsal/caudal e ventral/caudal a cada uma das costelas (5 a 12), com a agulha se estendendo para a pleura parietal. Aspirar antes de injetar, para prevenir a injeção IV. Também se deve bloquear o local da incisão da pele e bloquear em direção à pleura parietal no espaço intercostal (sétimo ou oitavo), onde o tubo penetrará no tórax.
4. O animal sedado ou anestesiado dever ser mantido em decúbito lateral durante a inserção do tubo.

### EQUIPAMENTO

1. Deve-se utilizar tubo de toracostomia – um tubo de grande diâmetro (10 a 32 Fr), dependendo do tamanho do paciente. Um diâmetro grande é especialmente importante quando se está removendo um fluido viscoso do espaço pleural, mas os tubos que são muito grandes causam desconforto. Como uma diretriz, o diâmetro do tubo deve ser aproximadamente o mesmo diâmetro do brônquio principal observado em radiografias torácicas. O tubo deve ser flexível, mas firme e resistente ao colapso. Tubos de polivinil com uma sonda (Argyle®) ou tubos de borracha sem uma sonda (tubo de alimentação Sovereign® e cateter uretral) podem ser utilizados
   - Para gatos e cães < 5 kg: tubo de 10 a 14 Fr
   - Para cães de 5 a 10 kg: tubo de 14 a 18 Fr
   - Para cães de 10 a 20 kg: tubo de 18 a 22 Fr
   - Para cães > 20 kg: tubo de 20 a 36 Fr

## PROCEDIMENTO 9.12 — Implantação do tubo torácico (continuação)

2. Miscelânia
   - Adesivos e grampos
   - Luvas estéreis
   - Bisturi com lâmina (nº 10)
   - Hemostática
   - Sutura não absorvível 3-0 ou 2-0
   - Fita de 2,5 cm
   - Adaptador para tubo extensor
   - Tubo de extensão IV, com torneira
   - Materiais para bandagem

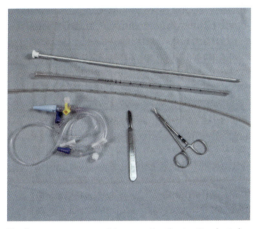

Equipamento necessário para implantação do tubo torácico.

### PREPARO DO TUBO

1. Podem ser adicionados orifícios laterais próximos à ponta do tubo, para facilitar a drenagem, mas orifícios maiores que um terço do diâmetro do tubo podem causar torção ou quebra.
2. Antes de inserir o tubo torácico, estar preparado para aplicar a sucção. Utilizar componentes e luvas estéreis, conectar o tubo de extensão IV a um adaptador para tubo extensor utilizando uma torneira de três vias. Acoplar uma seringa de 35 ou 60 m$\ell$ ao final do tubo IV. Posicionar essa instalação em uma gaze estéril, pronta para uso.
3. Remover o trocarte (se presente) do tubo torácico e cortar a ponta proximal (exterior) do tubo em uma diagonal; assim, o adaptador para tubo extensor vai se encaixar seguramente – teste-o.

### TÉCNICA: MÉTODO TROCARTE

1. Realizar a tricotomia e preparar a lateral do tórax; utilizar solução de bloqueios de lidocaína para bloquear a região, conforme descrito.
2. Medir previamente o tubo torácico para o posicionamento desejado dentro da cavidade torácica. A ponta do tubo deve permanecer ao longo do esterno, anterior ao coração.

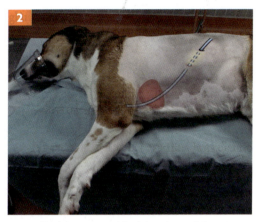

Posicionamento ideal do tubo torácico.

3. Cobrir a lateral do tórax com campos cirúrgicos estéreis presos por pinças Backhaus.
4. Esticar a pele e realizar uma pequena incisão (grande o suficiente para o tubo) na pele, na porção dorsal do 10º espaço intercostal.

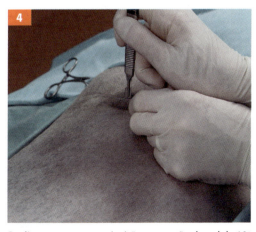

Realizar uma pequena incisão na porção dorsal do 10º espaço intercostal.

## PROCEDIMENTO 9.12 — Implantação do tubo torácico (continuação)

5. Garantir que o trocarte está inserido completamente no tubo; inserir o trocarte e o tubo através da incisão da pele, avançando cranialmente e um pouco ventral, para criar um túnel subcutâneo.

8. Uma vez que o trocarte penetrou o tórax, avançar o tubo para fora do trocarte, cranial e ventralmente. O comprimento do tubo que é avançado no espaço pleural deve permitir que a ponta do tubo permaneça ao longo do esterno, anterior ao coração.

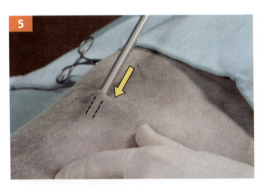

Inserir o tubo e o trocarte; avançá-los cranialmente e um pouco ventral, criando um túnel subcutâneo (seta).

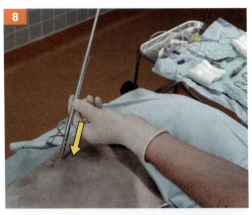

6. Quando a ponta do trocarte estiver sobre o sétimo ou oitavo espaço intercostal, direcionar o trocarte perpendicular à parede torácica, cranial a uma costela.

Uma vez que o trocarte entrou no tórax, avançar o tubo cranial e ventralmente para fora do trocarte, até que o tubo esteja posicionado adequadamente (seta).

7. Segurar o trocarte próximo à pele com uma mão, para prevenir a entrada descontrolada no tórax. Utilizando o calcanhar da outra mão, empurrar o trocarte pelo espaço intercostal para o tórax, com um impulso rápido e vigoroso. Pode ser mais fácil fazê-lo estando em um banquinho, acima do paciente.

9. Posicionar uma pinça ou uma hemostática grande sobre o tubo, para prevenir o pneumotórax à medida que o trocarte é removido. Segurar a extremidade do adaptador para tubo extensor do aparelho de sucção no tubo torácico, liberar a pinça e pedir ao assistente para evacuar o tórax enquanto o tubo está preso.

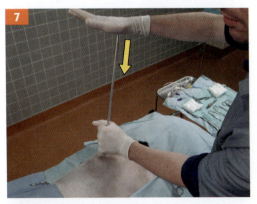

Quando a ponta do trocarte está sobre o sétimo ou oitavo espaço intercostal, avançar com vigor o trocarte pelos músculos intercostais, para o tórax (seta).

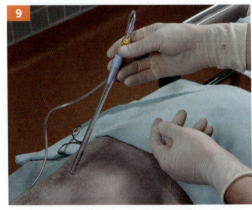

Remover o trocarte, anexar um aparelho preparado e aplicar a sucção para restabelecer a pressão negativa.

**PROCEDIMENTO 9.12** | **Implantação do tubo torácico** *(continuação)*

10. Pode-se utilizar um fio cirúrgico para fixar a conexão entre o tubo torácico, a torneira e o adaptador para tubo extensor.
11. Posicionar a sutura em bolsa de tabaco na pele ao redor do tubo e amarrá-la, deixando pontas longas. Fixar o tubo com uma sutura em armadilha de dedos chinesa (ver Boxe 11.2).

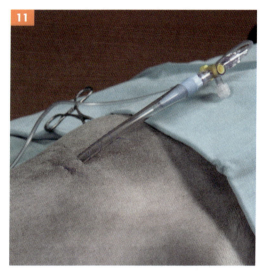

Segurar o tubo com uma sutura do tipo armadilha de dedos chinesa.

12. Quando o tubo não está drenando, manter uma ou duas pinças sobre o tubo, para prevenir o pneumotórax, caso o aparelho de sucção desacople.
13. Cobrir a incisão com um revestimento não aderente. Aplicar uma bandagem ligeiramente solta para segurar o tubo, com cuidado para evitar a compressão do tórax. Utilizar uma fita contra os pelos nos aspectos cranial e caudal da bandagem, para prevenir que ela escorregue. Deve ser colocado um colar elizabetano no paciente, a fim de evitar mastigação ou remoção do tubo. Considerar o uso do fio para fixar o tubo à torneira, a fim de prevenir o desacoplamento.
14. Obter uma radiografia para garantir que o tubo esteja posicionado adequadamente no espaço pleural cranioventral, até aproximadamente o nível da segunda costela.

### TÉCNICA: MÉTODO CIRÚRGICO

1. Técnica preferida em cães de pequeno porte, filhotes e gatos, nos quais o tórax é muito compressível para o uso da técnica do trocarte.
2. Remover os pelos e preparar a lateral do tórax, utilizando uma solução de bloqueio de lidocaína para bloquear a região, conforme descrito.
3. Cobrir a lateral do tórax com campos cirúrgicos estéreis, fixos com pinças Backhaus.
4. Medir previamente o tubo torácico para o posicionamento desejado dentro da cavidade torácica; assim, é possível saber quanto do tubo passará para o tórax. A ponta do tubo deve permanecer ao longo do esterno, anterior ao coração.

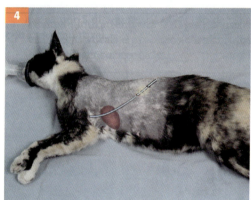

Posicionamento ideal do tubo torácico.

5. Para fornecer alguma rigidez, se desejado, um cateter rígido de polipropileno, cujo diâmetro é menor que o do cateter de borracha, pode ser inserido dentro do cateter de borracha como um estilete.
6. Realizar uma pequena incisão na porção dorsal do 10º espaço intercostal. Fixar a ponta do tubo (com o estilete inserido, se utilizado) com as pontas de uma hemostática, garantindo que as pontas da hemostática se estendam além da ponta do cateter. Aprofundar cranial e ventralmente nos tecidos subcutâneos para o sétimo ou oitavo espaço intercostal.

**174** Capítulo 9 Técnicas do Sistema Respiratório

## PROCEDIMENTO 9.12 — Implantação do tubo torácico (*continuação*)

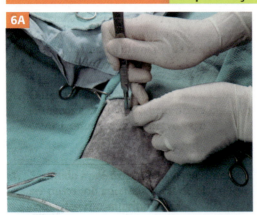

Realizar uma pequena incisão na porção dorsal do 10º espaço intercostal.

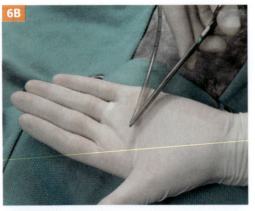

Segurar a ponta do tubo com as pontas de uma hemostática.

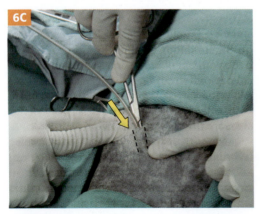

Aprofundar cranial e ventralmente no espaço subcutâneo (*seta*).

7. Com a ponta do tubo torácico ainda nas pontas da hemostática, direcionar a hemostática perpendicular à parede torácica e penetrar abruptamente os músculos intercostais no sétimo ou oitavo espaço intercostal. Tentar evitar permanecer contra a face caudal de uma costela, onde correm nervos e vasos.

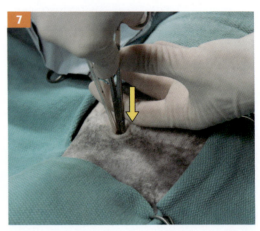

Direcionar a hemostática perpendicular à parede torácica, sobre o sétimo ou oitavo espaço intercostal, e penetrar abruptamente a parede torácica (*seta*).

8. Abrir as pontas da hemostática e avançar o tubo torácico para a cavidade pleural, guiando-o cranial e ventralmente. A ponta do tubo deve permanecer ao longo do esterno, anterior ao coração.

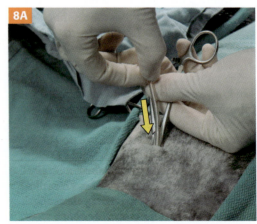

## PROCEDIMENTO 9.12 Implantação do tubo torácico *(continuação)*

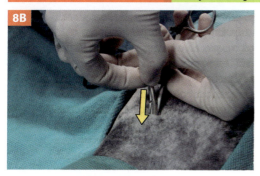

Abrir as pontas da hemostática e avançar o tubo torácico para a cavidade pleural (*seta*).

9. Posicionar uma pinça ou uma hemostática grande sobre o tubo, a fim de prevenir o pneumotórax. Segurar a terminação do adaptador para tubo extensor do aparelho de sucção no tubo torácico, liberar a pinça e pedir ao assistente para evacuar o tórax enquanto o tubo está preso.

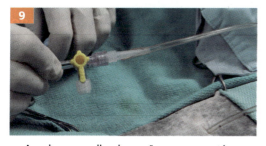

Acoplar o aparelho de sucção e evacuar o tórax.

10. Posicionar uma sutura bolsa de tabaco na pele ao redor do tubo e amarrá-la, deixando pontas longas.
11. Segurar o tubo com uma sutura de armadilha de dedos chinesa (ver Box 11.2).
12. Obter uma radiografia para garantir que o tubo esteja posicionado de forma adequada no espaço pleural cranioventral, até aproximadamente o nível da segunda costela.
13. Cobrir a incisão ao redor do tubo com um revestimento não aderente e aplicar uma bandagem levemente solta para fixar o tubo – com cuidado, para evitar a compressão do tórax. Deve-se colocar um colar elizabetano no paciente, a fim de evitar que ele retire o tubo.

### CUIDADO E MANUTENÇÃO DO TUBO

1. Cães com implantação de tubo torácico devem ser monitorados continuamente. Após as primeiras 24 horas de observação cuidadosa, gatos com um tubo torácico unilateral podem frequentemente ser monitorados de forma menos rigorosa se estiverem com uma bandagem no local, protegendo o tubo.
2. O espaço pleural deve ser drenado a cada 2 a 12 horas, dependendo da doença tratada. Alternativamente, a sucção contínua pode fornecer a evacuação constante. Deve ser utilizada técnica estritamente asséptica ao manusear os tubos, na troca de revestimentos e na drenagem do tórax.

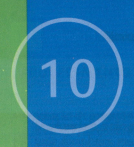

# 10 Técnicas Cardíacas

## PROCEDIMENTO 10.1 Exame e auscultação cardíacos

### OBJETIVO
Avaliar frequência, ritmo, sons e função cardíacos, para identificar e caracterizar quaisquer anomalias.

### INDICAÇÕES
1. Uma avaliação cardíaca completa deve ser realizada como parte de um exame geral em cada animal que se apresente ao veterinário.
2. A avaliação cardíaca direcionada deve ser realizada em qualquer paciente com sintomas de dificuldade respiratória, tosse, cianose, intolerância ao exercício, fraqueza ou episódios de colapso.

### CONTRAINDICAÇÕES E RECOMENDAÇÕES
Animais dispneicos com suspeita de doença cardíaca não devem ser estressados. Quando há a suspeita de insuficiência cardíaca e edema pulmonar, recomenda-se a administração de um diurético como a furosemida (6 a 8 mg/kg intravenosa [IV]) e o fornecimento de oxigênio inalatório complementar para estabilizar o paciente por 20 minutos antes da tentativa de uma avaliação cardíaca completa.

### POSICIONAMENTO E CONTENÇÃO
Durante uma avaliação cardíaca direcionada, é ideal que o animal esteja em estação e calmo, sobre a mesa ou no chão.

### ANATOMIA ESPECIAL
1. O fluxo sanguíneo no coração e nos pulmões em quatro etapas:
    A. O átrio direito recebe sangue venoso com pouco oxigênio e bombeia-o para o ventrículo direito, pela válvula tricúspide.
    B. O ventrículo direito bombeia esse sangue por meio da válvula pulmonar para os pulmões, pela artéria pulmonar.
    C. O átrio esquerdo recebe o sangue rico em oxigênio dos pulmões e bombeia-o para o ventrículo esquerdo, pela válvula mitral.
    D. O ventrículo esquerdo bombeia esse sangue rico em oxigênio por meio da válvula aórtica para o sistema circulatório, pela aorta.
2. Durante a auscultação cardíaca direcionada, é importante examinar as quatro regiões valvulares, a fim de detectar múrmuros súbitos (Boxe 10.1).
    A. A área mitral é auscultada sobre a lateral esquerda do tórax, sobre o ápice cardíaco, no ponto de intensidade máxima (PIM) dos sons cardíacos. Na maioria dos cães e gatos, está localizada no quinto espaço intercostal (EIC), na junção costocondral (JCC).
    B. A válvula aórtica é auscultada um pouco mais cranial que a válvula mitral, no quarto EIC esquerdo acima da JCC em cães e no terceiro EIC esquerdo na JCC na maioria dos gatos.

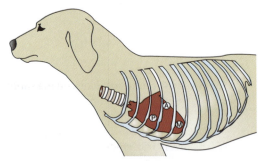

Áreas de auscultação sobre a porção esquerda do tórax para as válvulas cardíacas pulmonar (*P*), aórtica (*A*) e mitral (*M*).

# PROCEDIMENTO 10.1 — Exame e auscultação cardíacos *(continuação)*

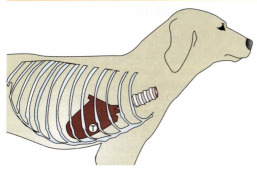

Área de auscultação sobre o tórax direito para a válvula cardíaca tricúspide (*T*).

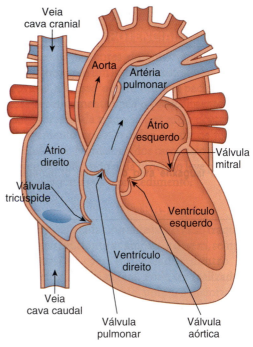

Diagrama das válvulas cardíacas.

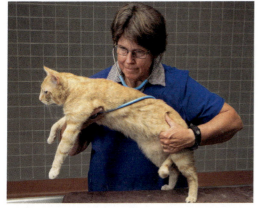

A maioria dos murmúrios felinos é mais bem escutada de modo paraesternal.

## BOXE 10.1 — Anatomia do coração

**Válvula mitral:** válvula atrioventricular esquerda (VAE), entre átrio esquerdo e ventrículo esquerdo
**Válvula tricúspide:** válvula atrioventricular direita (VAD), entre átrio direito e ventrículo direito
**Válvula aórtica:** entre ventrículo e aorta direitos.
**Válvula pulmonar:** entre ventrículo direito e artéria pulmonar

C. A válvula pulmonar é auscultada sobre a base esquerda do coração, no terceiro EIC esquerdo, próximo à margem esternal, na maioria dos cães e gatos.
D. A válvula tricúspide é auscultada sobre a metade direita do tórax no quarto EIC, próximo à JCC, na maioria dos cães e gatos.

## EQUIPAMENTO

- Estetoscópio
- Ambiente calmo

## TÉCNICA: AVALIAÇÃO CARDÍACA DIRECIONADA

1. O paciente deve estar em estação, sobre a mesa ou no chão.
2. Observar frequência, padrão e esforço respiratórios do paciente a distância.
3. Notar qualquer perda de peso evidente, perda muscular ou distensão abdominal por ascite. Todos esses sinais podem ocorrer em animais com insuficiência cardíaca.
4. Avaliar a cor da membrana mucosa oral. A palidez pode ocorrer com anemia ou com baixa perfusão sanguínea devido à doença cardíaca. A cianose (coloração azulada da membrana mucosa) ocorre quando há um excesso de hemoglobina não oxigenada no sangue, e é mais frequentemente observada em pacientes cardíacos com edema pulmonar grave e naqueles

## PROCEDIMENTO 10.1 — Exame e auscultação cardíacos (continuação)

com uma troca de sangue não oxigenado da direita para a esquerda, por defeitos cardíacos congênitos (Boxe 10.2).

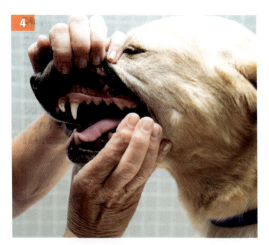

Membrana mucosa rósea em um cão normal.

### BOXE 10.2 — Defeitos cardíacos congênitos causando cianose

Tetralogia de Fallot
    Estenose pulmonar
    Defeito no septo ventricular
    Dextroposição da aorta
    Hipertrofia concêntrica do ventrículo direito
DSV com fluxo da direita para a esquerda
PDA com fluxo da direita para a esquerda, cianose diferencial
    Membranas mucosas caudais (pênis, vulva) cianóticas
    Membranas mucosas craniais (oral) róseas

*PDA*, persistência do ducto arterioso; *DSV*, defeito do septo ventricular.

5. Determinar o tempo de preenchimento capilar (TPC). Tornar a membrana mucosa oral pálida com a pressão do dedo e avaliar o tempo necessário para que a cor retorne. O tempo normal é de menos de 2 segundos. O TPC prolongado pode ocorrer por desidratação ou baixa perfusão tecidual sanguínea, porém esse é um teste pouco preciso. Muitos cães com insuficiência cardíaca e débito cardíaco reduzido ainda apresentam TPC normal.

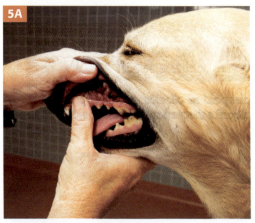

Aplicar pressão com os dedos nas membranas mucosas.

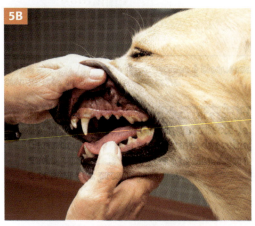

Membranas mucosas empalidecidas.

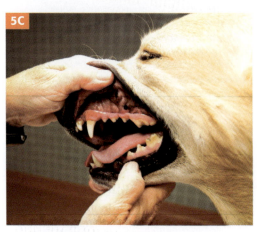

Retorno da cor às membranas mucosas.

## PROCEDIMENTO 10.1 Exame e auscultação cardíacos (continuação)

6. Avaliar as veias jugulares em animais com suspeita de doença cardíaca. Com a cabeça moderadamente estendida, obstruir a veia jugular na entrada torácica e palpar a veia à medida que ela se distende. Liberar a pressão na entrada torácica e observar a frequência na qual a distensão se resolve. Em geral, a distensão se resolve imediatamente, mas, em cães com insuficiência cardíaca congestiva do lado direito, a veia jugular permanece distendida.

7. Pacientes com insuficiência cardíaca direita geralmente desenvolvem distensão jugular venosa acentuada quando se aplica pressão ao abdome cranial, aumentando o volume sanguíneo no sistema venoso periférico. Isso é denominado *refluxo hepatojugular*.

8. Devido à conexão entre o hipertireoidismo e a doença cardíaca, sempre palpar os gatos com anomalias cardíacas para verificar aumento da tireoide.

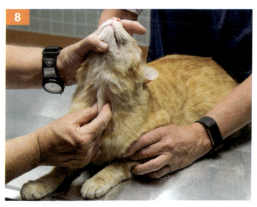

Palpação para um deslocamento de tireoide em gato.

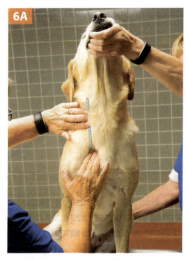

Palpar a veia jugular enquanto a mantém presa.

9. Palpar o precórdio, região do tórax diretamente sobre o coração, na qual cada batimento cardíaco pode ser palpado. Isso define a localização aproximada do coração no tórax, permitindo a determinação inicial do ritmo cardíaco e a detecção de sopros de alta intensidade, palpando um frêmito (uma vibração palpável no precórdio).

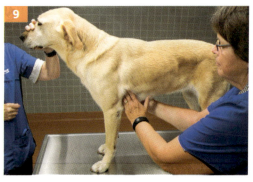

Palpar precórdio.

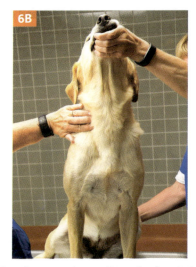

Não deve haver nenhuma distensão da veia jugular quando ela é liberada.

## PROCEDIMENTO 10.1 Exame e auscultação cardíacos (continuação)

10. Palpar os pulsos da artéria femoral na porção mais elevada na superfície medial de ambos os membros posteriores, a fim de avaliar a qualidade do pulso. Posicionar indicador, dedo médio ou ambos os dedos gentilmente sobre a artéria, para sentir o pulso; aplicar pressão suficiente para obstruir o fluxo; reduzir lentamente a pressão até que o pulso de força máxima retorne. A pressão de pulso (a pressão sentida sobre a porção digital do pulso) é a diferença entre a pressão arterial sistólica e diastólica. As condições comumente associadas a pulsos da artéria femoral hipercinéticos (mais fortes que o normal) e hipocinéticos (mais fracos que o normal) estão listadas no Boxe 10.3.

11. Auscultar o coração sobre o precórdio no paciente em estação enquanto o pulso femoral é palpado, para identificar ritmo e frequência cardíacos. Pulsos femorais inferiores aos batimentos cardíacos constituem déficit de pulso e são comuns em arritmias com uma frequência cardíaca rápida (taquiarritmias), em que algumas vezes o coração contrai quando o ventrículo ainda não foi preenchido com sangue.

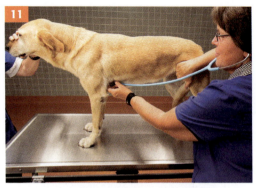

Escutar o coração enquanto o pulso femoral é palpado.

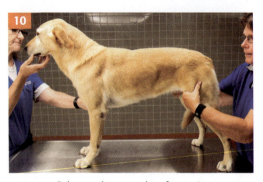

Palpar ambos os pulsos femorais.

12. Determinar a **frequência cardíaca** (batimentos por minuto [bpm]) contando por 15 segundos e multiplicando por 4 (Boxe 10.4).
13. Avaliar o **ritmo cardíaco**. O **ritmo sinusal normal** é o ritmo normal esperado em cães e gatos, e é caracterizado por um batimento rítmico regular do coração, muito parecido com o ponteiro de segundos do relógio. O tempo entre cada batimento cardíaco e a relação entre os dois sons cardíacos **lub (S1)** e **dub (S2)** permanecem razoavelmente constantes.
14. Arritmias. Algumas arritmias apresentam achados auscultatórios muito distintos, portanto pode haver a suspeita durante o exame inicial (Boxe 10.5), mas, em qualquer momento no qual uma irregularidade

### BOXE 10.3 Distúrbios afetando a pressão de pulso

**Pulsos hipercinéticos**
Febre
Hipertireoidismo
Excitação/exercícios
Regurgitação aórtica
Persistência do ducto arterioso

**Pulsos hipocinéticos**
Desidratação grave
Volume intravascular reduzido
Choque
Insuficiência cardíaca
Estenose aórtica

**Pulsos de intensidade variável**
Algumas arritmias
Pulso paradoxal: pressão de pulso diminui durante a inspiração, especialmente em animais com tamponamento cardíaco

### BOXE 10.4 Taxa de pulso

**Taxa de pulso normal**
| | |
|---|---|
| Cão | 60 a 160 bpm |
| Gato | 140 a 210 bpm |

# PROCEDIMENTO 10.1 Exame e auscultação cardíacos (continuação)

## BOXE 10.5 Arritmias comuns com achados auscultatórios distintos

**Arritmia sinusal**
Frequência lenta ou normal
Oscilação irregular recorrente da frequência cardíaca com respiração
Aumento da frequência cardíaca durante a inspiração, conforme o tônus vagal diminui
Redução da frequência cardíaca durante a exalação, conforme o tônus vagal aumenta

**Taquicardia sinusal**
Frequência acelerada
Ritmo regular

**Fibrilação atrial**
Frequência acelerada
Ritmo irregular não recorrente
Déficits de pulso frequentes
Volume dos sons cardíacos varia de batimento para batimento
Frequentemente descrito como som semelhante ao de um tênis em uma secadora

**Complexos ventriculares prematuros**
O batimento cardíaco ocorre prematuramente acompanhado por uma ligeira pausa no ritmo
O batimento prematuro pode não ser notado como uma pausa ("fora de ritmo")

pressão enfatizando os sons de alta frequência escutados normalmente com o diafragma.

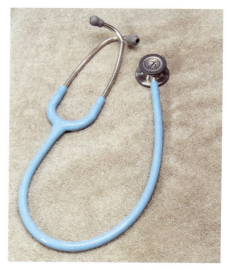

Estetoscópio.

inexplicada na frequência cardíaca é detectada na auscultação, deve ser recomendado um eletrocardiograma (ECG).

15. Auscultação de sons cardíacos normais:
    A. Os principais componentes de um estetoscópio são auscultador (sino e diafragma, o qual será segurado contra a parede torácica), tubos auriculares e olivas macias.
       O *sino* do estetoscópio acentua os sons de baixa frequência, ao passo que o *diafragma* detecta sons de alta frequência (principais sons e sopros cardíacos). Alguns estetoscópios combinam as porções do sino e diafragma em uma peça, e a pressão aplicada contra a parede torácica determina a frequência sonora mais bem escutada, com o aumento da

    B. Auscultar sobre o ápice cardíaco esquerdo (ponto de impulso máximo), na região da válvula mitral, a cadência normal de lub-dub, lub-dub (onde lub é o primeiro [S1] e dub é o segundo [S2] som cardíaco que pode ser escutado).
       Na região da válvula mitral, o primeiro som cardíaco, S1 (LUB), é mais alto e mais longo que o segundo som cardíaco, S2 (dub). Assim, o som é LUB-dub, LUB-dub.

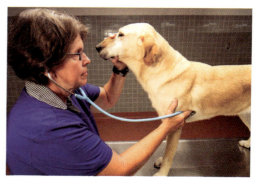

Auscultar sobre a válvula mitral.

# 182 Capítulo 10 Técnicas Cardíacas

## PROCEDIMENTO 10.1 Exame e auscultação cardíacos (continuação)

**C.** Avançar o estetoscópio suavemente, auscultando os sons cardíacos sobre cada região de válvula e sobre todo o hemitórax esquerdo, onde o coração pode ser escutado, incluindo a região profunda da axila. À medida que a auscultação se move do ápice cardíaco até a base do coração em animais normais, o S2 se torna progressivamente mais alto que o S1 – portanto, na base cardíaca se ouve lub-DUB, lub-DUB.

**D.** Sons cardíacos normais correspondem a eventos importantes no ciclo cardíaco.

S1 ocorre no início da sístole (contração ventricular), quando a pressão no interior dos ventrículos em contração excede as pressões atriais. S1 é o som do fechamento das válvulas mitral e tricúspide.

A *sístole* é o período de silêncio normal entre os sons cardíacos S1 e S2. Durante esse período, os ventrículos estão contraindo; as válvulas aórtica e pulmonar estão abrindo, para deixar o sangue ser ejetado dos ventrículos para a aorta; e as artérias pulmonares e os átrios estão sendo preenchidos com sangue da circulação sistêmica. O pulso da artéria femoral normalmente é palpado de imediato após a auscultação do primeiro som cardíaco (S1).

Quando a contração ventricular está acabando e as pressões ventriculares caem abaixo das pressões da aorta e artéria pulmonar, as válvulas aórtica e pulmonar se fecham. S2 é o som dessas válvulas se fechando, sinal de início da *diástole*.

**16.** *Sopros cardíacos* são vibrações audíveis prolongadas produzidas por fluxo sanguíneo turbulento por meio de comunicações anormais entre as câmaras cardíacas ou por válvulas cardíacas estenóticas ou insuficientes (com vazamento). Eles também podem ocorrer devido à viscosidade sanguínea alterada (anemia, policitemia) ou a diâmetros de vasos sanguíneos alterados.

Os sopros geralmente são auscultados como um som suave, chiado, durante uma porção normalmente silenciosa do ciclo cardíaco. Qualquer descrição de um sopro deve incluir localização anatômica (PIM), radiação, tempo, intensidade (volume) e qualidade (Boxe 10.6).

**A.** *Localização* é descrita observando a lateral do tórax, onde o sopro é mais alto, e se é mais alto no ápice ou na base cardíaca, sobre uma válvula específica ou em outra localização (p. ex., paraesternal na porção esquerda). Muitos sopros em felinos são auscultados somente de modo paraesternal.

**B.** Os sopros normalmente *radiam* ou viajam na direção do fluxo sanguíneo turbulento, assim eles podem ser auscultados em localizações adicionais com seu PIM.

**C.** O *tempo* deve ser observado como sistólico (entre S1 e S2), diastólico (entre S2 e S1) ou contínuo. Com frequência, os sopros sistólicos podem ser descritos mais precisamente como sistólicos precoces, sistólicos tardios ou holossistólicos (sístole completa).

**D.** *Intensidade*, ou volume dos sopros cardíacos: graduada em uma escala de I a VI, para permitir a comunicação entre os clínicos e o monitoramento da intensidade do sopro em um paciente ao longo do tempo (Boxe 10.7). Os fatores que aumentam ou reduzem o volume dos sons cardíacos normais também podem alterar a percepção da intensidade do sopro (Boxe 10.8).

**E.** *Qualidade*, ou formato: descreve se a intensidade do sopro é constante ou se ela se altera. Os sopros auscultados

---

## BOXE 10.6 Descrição de sopros cardíacos

| | |
|---|---|
| Localização | Intensidade |
| Radiação | Qualidade |
| Tempo | |

Procedimento 10.1 Exame e auscultação cardíacos **183**

## PROCEDIMENTO 10.1 Exame e auscultação cardíacos *(continuação)*

### BOXE 10.7 Graus de sopros

1/6: sopro suave difícil de escutar, mesmo sobre o PIM
2/6: sopro suave audível com cada batimento sobre o PIM
3/6: sopro mais alto, facilmente escutado a certa distância do PIM
4/6: sopro alto, amplamente radiado, sem observação de frêmito
5/6: sopro muito alto associado ao frêmito precordial palpável no PIM
6/6: sopro extremamente alto escutado sem que o estetoscópio encoste no tórax

*PIM*, ponto de intensidade máxima.

### BOXE 10.8 Condições afetando o volume dos sons cardíacos

| Volume aumentado | Volume reduzido |
|---|---|
| Magreza | Obesidade |
| Excitação, medo, exercício | Efusão pleural, pneumotórax, hérnia diafragmática |
| Hipertireoidismo | Efusão pericárdica |
| Anemia | Contração ventricular reduzida (hipotiroidismo, cardiomiopatia dilatada) |

normalmente são caracterizados como formato platô, se apresentarem intensidade constante ao longo de toda a sua duração, ou crescendo-decrescendo (formato de diamante), se constroem um pico de intensidade e então sofrem o declínio, como ocorre no sopro de ejeção.

F. Conhecer tempo, localização e características de um sopro associados à sinalização permite que o clínico estabeleça um diagnóstico diferencial (Boxe 10.9).

### BOXE 10.9 Sopros cardíacos comuns

**Sopros inocentes**

(*Animais jovens sem doença cardíaca*)
Base cardíaca esquerda
Sem radiação evidente
Sistólico
Grau leve 1 a 3/6

**Sopros fisiológicos**

(*Anemia, débito cardíaco elevado, sem doença cardíaca*)
Base cardíaca esquerda
Sem radiação evidente
Sistólico
Grau leve 1 a 3/6

**Insuficiência mitral**

(*Displasia, endocardiose, cardiomiopatia*)
Área do ápice mitral esquerdo
Pode radiar para a direita
Sistólico precoce a holossistólico
Intensidade variável
Sopro no formato platô

**Movimento sistólico anterior da válvula mitral causando obstrução do fluxo aórtico**

(*Gatos com hipertireoide, hipertensão, cardiomiopatia hipertrófica*)
Margem esternal esquerda

Sopro sistólico intenso no lado esquerdo
Intensificação mediante estresse e taquicardia

**Estenose subaórtica**

Região aórtica na base cardíaca esquerda, geralmente com o mesmo volume na direita
Pode radiar para a entrada torácica direita, acima das artérias carótidas
Sistólico
Intensidade variável
Crescendo-decrescendo
Pulsos femorais ± fracos

**Estenose pulmonar**

Região pulmonar da base cardíaca esquerda
Raramente se irradia acima das artérias carótidas
Sistólico
Intensidade variável, frequentemente alto
Crescendo-decrescendo
Pulsos femorais normais

**Insuficiência aórtica**

(*Geralmente relacionado à endocardite*)
Base cardíaca esquerda
Diastólico
Crescendo-decrescendo

*(continua)*

## PROCEDIMENTO 10.1 Exame e auscultação cardíacos (continuação)

### BOXE 10.9 Sopros cardíacos comuns (continuação)

**Persistência do ducto arterioso**
Base cardíaca esquerda
Sopro "mecânico" contínuo (sistólico e diastólico)
Intensidade variável: em geral, alto, frequentemente com um frêmito
Picos com intensidade próxima a S2
Corresponde aos pulsos femorais

**Insuficiência tricúspide**
(Displasia, endocardiose, endocardite)
Região paraesternal na D, tricúspide
Sistólico
Intensidade variável
Sopro em formato platô

**Tetralogia de Fallot**
Sopros complexos, múltiplos
Sopro esternal direito por defeito no septo ventricular
Sopro na base cardíaca esquerda por estenose pulmonar

**Defeito no septo ventricular**
O sopro depende do tamanho/localização do defeito e da direção do fluxo
Geralmente esternal no lado direito
Holossistólico, formato platô

**Defeito no septo atrial**
Região pulmonar no lado esquerdo (base cardíaca)
Sistólico precoce
Crescendo-decrescendo

---

## PROCEDIMENTO 10.2 Eletrocardiograma

### OBJETIVO
Avaliar atividade elétrica e ritmo cardíaco.

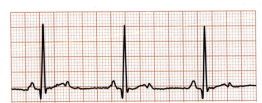

Eletrocardiograma normal.

### INDICAÇÕES
1. Ritmo cardíaco anormal detectado durante o exame físico (bradicardia, taquicardia ou ritmo irregular).
2. Monitoramento de rotina de cães com doença cardíaca.
3. Avaliação pré-anestésica.
4. Histórico de episódios paroxísticos de colapso ou fraqueza, que pode ser síncope.
5. Avaliação de raças com risco de arritmias adquiridas (Boxers, Dobermans).
6. Avaliação de pacientes com suspeita de hiperpotassemia (gatos bloqueados, hipoadrenocorticismo, ruptura de bexiga, insuficiência renal aguda).
7. Monitoramento de pacientes após trauma, com condições médicas ou sob tratamentos que predispõem à arritmia.
8. Monitoramento durante a pericardiocentese.

### CONTRAINDICAÇÕES E RECOMENDAÇÕES
1. Evitar a contenção em decúbito lateral em pacientes dispneicos. O ECG realizado em estação ou em decúbito esternal será adequado para determinar o ritmo cardíaco.
2. A interferência elétrica pode ser minimizada revestindo a mesa metálica com um tapete de borracha e evitando o contato entre os eletrodos.
3. Os artefatos gerados pelo movimento respiratório no ECG podem tornar a interpretação impossível. Quando necessário, reposicionar os eletrodos distal ao cotovelo e joelho, para minimizar o artefato de movimento.

### ANATOMIA E FUNÇÃO ESPECIAIS
1. Um sistema de condução elétrica dentro do coração gera impulsos elétricos que viajam pelo coração e iniciam a contração da musculatura cardíaca.

## PROCEDIMENTO 10.2  Eletrocardiograma (continuação)

A. O nodo sinoatrial (SA) refere-se a um grupo de células localizadas no átrio direito, que normalmente geram impulsos elétricos iniciando a contração atrial, servindo como um marca-passo cardíaco.

B. O nodo atrioventricular (AV) é um grupo de células no fundo do átrio direito próximo ao ventrículo. O nodo AV recebe impulsos do nodo SA e os direciona através do feixe His e dos feixes direito e esquerdo para os ventrículos, iniciando a contração ventricular. Se por alguma razão o nodo SA não gerar impulsos, o nodo AV pode substituí-lo como marca-passo cardíaco.

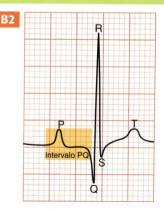

Complexo do eletrocardiograma.

C. Complexos do ECG:
   **Onda P no ECG:** reflete a atividade elétrica que se propaga através dos átrios esquerdo e direito e aciona suas contrações.
   **Complexo QRS:** reflete o impulso viajando pelos ventrículos direito e esquerdo para começar a contração, iniciando a sístole.
   **Onda T:** sempre segue o QRS e é resultado das células dos ventrículos voltando para um estado de repouso.
   **Intervalo P-Q:** período avaliado em milissegundos que se estende do início da onda P (despolarização atrial) até o início do complexo QRS (despolarização ventricular).

### EQUIPAMENTO

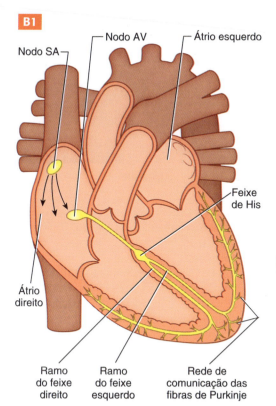

Sistema de condução do coração.

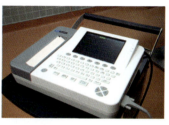

Equipamento de eletrocardiograma com derivações.

## PROCEDIMENTO 10.2 Eletrocardiograma (continuação)

### POSICIONAMENTO E CONTENÇÃO
Conter o animal gentilmente em decúbito lateral direito sobre um tapete com isolamento elétrico.

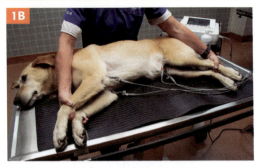

Cão com derivações no local.

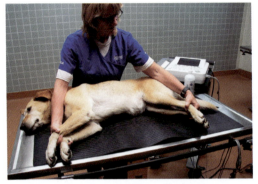

Conter o animal gentilmente em decúbito lateral direito em um tapete com isolamento elétrico.

### PROCEDIMENTO

1. As derivações devem ser acopladas à pele dos membros apropriados de acordo com cor/rótulo.

    *Branco:* membro anterior direito, proximal ao olecrano.
    *Preto:* membro anterior esquerdo, proximal ao olecrano.
    *Verde:* membro posterior direito, cranial e proximal ao joelho.
    *Vermelho:* membro posterior esquerdo, cranial e proximal ao joelho.

    Derivações precordais também podem ser acopladas no lado direito e esquerdo sobre o coração

2. Aplicar álcool onde as derivações serão acopladas no paciente.

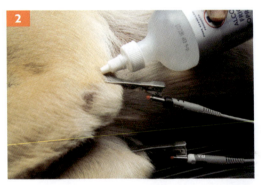

Aplicar álcool.

3. Ligar o equipamento.
4. Ajustar as configurações (Boxe 10.10). Sempre registrar as configurações horizontal e vertical utilizadas.
5. Um ECG padrão inclui traçados de todas as seis derivações de membros (I, II, III, avR, aVL, aVF). A derivação II é utilizada para a maioria das análises.

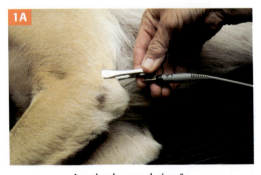

Acoplando uma derivação.

### BOXE 10.10 Configurações-padrão para eletrocardiograma

Configurações-padrão: velocidade do papel: 50 mm/s, sensibilidade: 10 mm/mV
Nessas configurações, cada quadrante menor equivale a 0,02 s, 0,1 mV
SEMPRE REGISTRAR AS CONFIGURAÇÕES UTILIZADAS NA FOLHA DO ELETROCARDIOGRAMA.

## PROCEDIMENTO 10.2 Eletrocardiograma (continuação)

6. Coletar um traçado de 3 minutos para monitorar os complexos anormais.
7. Remover os clipes gentilmente e liberar o animal da contenção.

### INTERPRETAÇÃO DO ELETROCARDIOGRAMA

A avaliação sistemática do traçado do ECG envolve estas etapas:

1. **Calcular a frequência cardíaca.** Em uma velocidade de gravação de 50 mm/s, cada quadrante maior (5 mm) equivale a 0,1 segundo; assim, 30 quadrantes grandes representam 3 segundos. Contar o número de complexos em 30 quadrantes grandes e multiplicar por 20, para determinar os bpm.
   - Uma caneta Bic Round Stic® padrão com tampa mede exatamente 150 mm de comprimento; portanto, contando os complexos entre as duas pontas da caneta, serão 3 segundos.

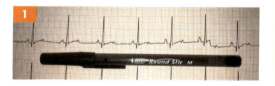

   - A frequência cardíaca normal é de 60 a 160 bpm em cães e 140 a 210 bpm em gatos. Determinar se a frequência está normal, taquicárdica (muito rápida) ou bradicárdica (muito lenta).
2. **Determinar a regularidade do ritmo.** A distância entre os complexos QRS está regular ou irregular? Se irregular, ela é frequentemente irregular (como em uma arritmia sinusal) ou não tem uma frequência de irregularidade (como na fibrilação atrial [FA])?
3. **Há um complexo QRS para cada onda P?**
   A. Em geral, existem ondas P ocorrendo regularmente, e cada onda P é seguida por um QRS normal. Isso é chamado de um *ritmo sinusal normal* (iniciado pelo nodo SA).
   B. Se a onda P está visível no ECG e *não* é seguida por um QRS normal, então tem ocorrido uma insuficiência de condução da despolarização atrial pelo nodo AV na via normal. Isso está descrito como bloqueio AV (ver "Achados comuns no eletrocardiograma").
4. **Há uma onda P para cada QRS, e P e QRS estão consistentemente e razoavelmente relacionadas?**
   A. Se um QRS surge *sem* uma onda P, isso implica que os átrios não despolarizaram normalmente antes da despolarização ventricular.
   B. Quando animais estão muito taquicárdicos, pode ser impossível dizer no ECG se há uma onda P associada aos complexos QRS sem redução da frequência cardíaca utilizando uma manobra vagal (Boxe 10.11).

### BOXE 10.11 Manobra vagal

OBJETIVO: aumentar o tônus vagal para diminuir a frequência cardíaca e auxiliar a interpretação do ECG no paciente taquicárdico

TÉCNICA:
1. Realizar e registrar o ECG por 30 s antes do procedimento, durante o procedimento e por 15 s após o procedimento.
2. Fechar as pálpebras e, utilizando o polegar e os dedos do meio de uma mão, deprimir os globos oculares caudalmente para dentro da órbita, aplicando pressão suficiente para retrair os olhos substancialmente para a órbita, mas sem causar dor.
3. Aplicar um movimento de massagem curto, suave e circular; continuar até ocorrer uma redução substancial na frequência cardíaca, ou por 15 s.

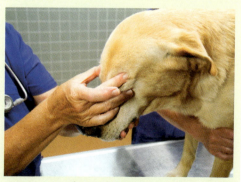

Manobra vagal com pressão ocular.

*ECG*, eletrocardiograma.

## PROCEDIMENTO 10.2 Eletrocardiograma (continuação)

C. As despolarizações de origem ventricular são mais observadas mais frequentemente como complexos ventriculares prematuros (CVPs).

D. Batimentos de escape são complexos QRS de origem ventricular que ocorrem mais tardios do que um batimento normal deveria ocorrer; portanto, eles seguem uma pausa. Eles têm um mecanismo de defesa para o coração manter o batimento se o nodo sinusal não iniciar uma contração.

E. Algumas vezes haverá ondas P e complexos QRS ocorrendo regularmente, sem nenhuma relação consistente entre os dois, implicando a presença de ritmos atrial e ventricular separados. Isso é descrito como dissociação AV.

5. **Algum dos complexos QRS parece morfologicamente anormal?** Se houver algum complexo sinusal normal, ele deve ser examinado e comparado aos complexos com suspeita de estarem anormais.

   A. Se os complexos QRS anormais estão presentes, eles ocorrem precocemente (prematuros) ou tardios (escape) relativos ao batimento que os precede?
   
   B. Batimentos prematuros podem se originar acima dos ventrículos (atrial ou supraventricular) ou no ventrículo.
   
   C. Batimentos atrial e supraventricular têm condução relativamente normal através dos ventrículos, portanto os complexos QRS geralmente parecem estreitos e retos, como um batimento conduzido normalmente.
   
   D. Batimentos prematuros com origem ventricular são conduzidos de modo anormal pelos ventrículos, resultando em complexos QRS anormais que são altos, amplos e bizarros. Pode haver uma pausa compensatória após um CVP se ele ocorreu precocemente no ciclo cardíaco.
   
   E. Os batimentos de escape com origem ventricular se originam no ventrículo; assim, eles podem ser observados como complexos QRS amplos e bizarros que ocorrem mais tarde do que um batimento normal ocorreria, seguindo uma pausa.

   F. Ocasionalmente, todos os complexos QRS estarão amplos e morfologicamente anormais, apesar de uma relação consistente com a onda P precedente (indicando que os batimentos são de origem sinusal). Isso sugere um atraso ou um bloqueio do impulso elétrico viajando do nodo AV pelos feixes direito ou esquerdo para o ventrículo correspondente, denominado *bloqueio do ramo do feixe*.

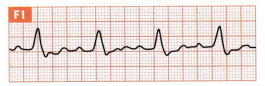

F1

Ritmo sinusal normal (P para cada QRS) com bloqueio do ramo do feixe esquerdo.

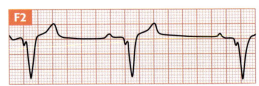

F2

Ritmo sinusal normal (P para cada QRS) com bloqueio do ramo do feixe direito.

6. **O que é o eixo elétrico (EE)?**

   A. O EE é a direção pela qual a atividade elétrica é conduzida dentro do coração e representa a soma de todas as ondas de despolarização que estão ocorrendo simultaneamente. O EE pode ser calculado a partir da magnitude da deflexão do complexo QRS em seis derivações (I, II, III, avR, aVL, aVF).
   
   B. O EE pode auxiliar a determinar se houve o aumento da câmara ou se houve uma condução anormal, como um bloqueio de ramo de feixe.
   
   C. Para calcular o EE:
   
   (1) Encontrar a derivação isoelétrica na qual as deflexões positivas e negativas do complexo QRS estão iguais.

**PROCEDIMENTO 10.2** Eletrocardiograma *(continuação)*

Se as duas derivações são isoelétricas, escolher a derivação isoelétrica com as menores deflexões.
(2) Determinar a derivação perpendicular para a derivação sobre o plano frontal do diagrama.

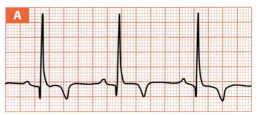

Exemplo de ritmo normal.

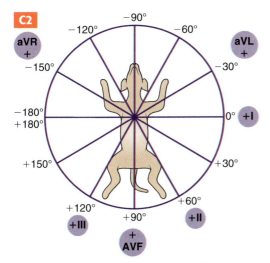

Plano frontal do diagrama do EE.

(3) Determinar se a deflexão QRS na derivação perpendicular é predominantemente positiva ou negativa no ECG.
(4) A orientação correspondente no plano frontal do diagrama é o eixo.
D. Normal em cães: 40 a 130°. Normal em gatos: 0 a 160°.
E. O EE normalmente aponta na direção do ventrículo esquerdo, pois é o maior dos dois ventrículos. Os desvios do EE vão ocorrer sempre que houver hipertrofia ventricular direita.
F. Quando há um bloqueio no sistema de condução intraventricular, o EE estará desviado em direção ao local do bloqueio.
7. Achados comuns no eletrocardiograma:
   A. **Ritmo sinusal normal**: ritmo cardíaco normal no qual uma onda P é consistentemente seguida por um complexo QRS e, então, por uma onda T.

B. **Taquicardia sinusal**: ritmo cardíaco normal no qual uma onda P é consistentemente seguida por um QRS, mas a frequência está rápida – muitas vezes por exercícios, dor, ansiedade ou excitação.
C. **Bradicardia sinusal**: ritmo cardíaco normal no qual uma onda P é consistentemente seguida por um QRS, mas a frequência está lenta – muito frequente em condicionamento atlético, hipotermia ou sedação.
D. **Arritmia sinusal**: arritmia frequentemente irregular, na qual cada onda P é consistentemente seguida por um QRS de aparência normal, porém a frequência é variável. O coração bate mais rápido quando o cão inala e mais lento quando o cão exala, devido às alterações no tônus vagal na respiração. Essa é uma arritmia comum em cães com um coração normal.
E. **Bloqueio AV**: tipo de arritmia que resulta em uma frequência cardíaca mais lenta que o normal, devido a uma doença afetando o nodo AV, impedindo uma passagem eficiente dos impulsos.
   (1) Bloqueio AV de primeiro grau. Condução atrasada do nodo SA, por meio da junção AV para os ventrículos. O ECG apresentará um intervalo P-Q prolongado.

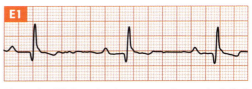

Bloqueio AV de primeiro grau; o intervalo P-Q é > 0,13 segundo.

## PROCEDIMENTO 10.2 Eletrocardiograma (continuação)

(2) Bloqueio AV de segundo grau. Insuficiência intermitente do nodo SA em transmitir os impulsos por meio da junção AV para os ventrículos. O ECG apresentará algumas ondas P que não são seguidas por QRS.

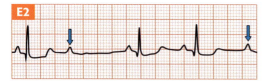

Bloqueio AV de segundo grau; marcação de ondas P não conduzidas (setas).

(3) Bloqueio AV de terceiro grau. Bloqueio persistente dos impulsos do nodo SA por meio da junção AV. No ECG, as ondas P ocorrem regularmente em uma frequência normal; os complexos QRS ocorrem regularmente em uma taxa de escape mais lenta, não relacionados às ondas P.

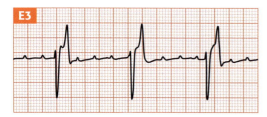

Bloqueio AV de terceiro grau com ritmo ventricular de escape. Batimentos atriais e batimentos ventriculares regulares não relacionados.

F. **Complexos atriais prematuros:** um batimento prematuro se origina de um foco ectópico nos átrios. A onda P ocorre mais precocemente (prematuramente) se comparada a uma onda P normal, e pode apresentar um formato diferente. Ela começa no batimento cardíaco que é prematuro, mas com um QRS que é semelhante aos complexos QRS sinusais normais.

G. **Taquicardia atrial/supraventricular:** ritmo regular rápido com origem em um foco nos átrios que não o nodo SA nem a junção AV. A manifestação e o término geralmente são repentinos (paroxístico); não acelera ou diminui. É diferenciada da taquicardia ventricular (TV) por um QRS com morfologia e identificação relativamente normais de uma onda P antes de cada QRS (porém, pode ser necessária uma manobra vagal para diminuir a frequência cardíaca). A frequência está muito rápida para uma taquicardia sinusal.

H. **Fibrilação atrial:** ritmo ventricular com irregularidade inconstante (intervalos R-R irregulares sem padrão previsível), com uma frequência normal para rápida. Não existem ondas P distintas em nenhuma derivação. FA é a arritmia clinicamente significativa mais comum em cães. É observada mais frequentemente em cães de raças grandes e gigantes com cardiomiopatia dilatada. Há a suspeita de FA baseada na auscultação de um ritmo cardíaco rápido, com irregularidade inconstante, acompanhado por déficits de pulso.

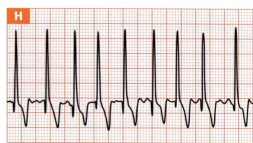

Fibrilação atrial com rápida resposta ventricular. A morfologia de QRS está normal, mas os intervalos R-R estão irregulares, e as ondas P, ausentes.

I. **Complexos ventriculares prematuros:** ocorrem quando as descargas elétricas são iniciadas espontaneamente nos ventrículos em vez de no nodo SA, fazendo

## PROCEDIMENTO 10.2 Eletrocardiograma (continuação)

com que os ventrículos contraiam-se mais precocemente (R-R mais curta) que o batimento sinusal esperado. Se os CVPs ocorrem precocemente no ciclo cardíaco, eles são seguidos por uma ligeira pausa. O QRS associado é amplo, com uma morfologia anormal refletindo a origem ventricular do batimento. Um, dois ou três impulsos ventriculares consecutivos são considerados CVPs, ao passo que quatro ou mais em sequência são definidos como TV. Quando todos os CVPs originam-se de um foco ectópico, eles têm morfologia semelhante, porém os focos múltiplos são mais comuns. Durante a auscultação de pacientes com CVPs, pode ser difícil observar que o batimento anormal ocorre precocemente, mas a pausa subsequente será notada como um "batimento falho". Batimentos muito prematuros podem produzir pulsos fracos ou um déficit de pulso.

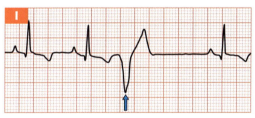

Complexo ventricular prematuro (*seta*) está amplo e bizarro; ocorre precocemente e é seguido por uma ligeira pausa.

**J.** **Taquicardia ventricular:** ocorre quando quatro ou mais contrações prematuras de origem ventricular ocorrem em sequência, resultando em uma frequência ventricular de 180 bpm ou mais em cães e 240 bpm ou mais em gatos. A TV pode ser constante ou paroxística, e os pulsos podem estar fracos ou ausentes durante períodos de taquicardia.

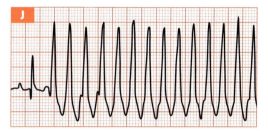

Taquicardia ventricular paroxística com múltiplos complexos de origem ventricular amplos e bizarros, seguindo um período de ritmo sinusal normal.

**K.** **Hiperpotassemia:** achados de ECG reltados classicamente em gatos com hiperpotassemia moderada incluem amplitude da onda T aumentada, amplitude da onda R reduzida, QRS ampliado e intervalo P-Q prolongado. Hiperpotassemia mais grave (> 8,5 mEq/$\ell$) tem sido associada à amplitude reduzida da onda P, e eventualmente a uma ausência de ondas P (paralisia atrial) e a ritmo sinoventricular. Embora esses achados no ECG em um paciente complexo sejam altamente sugestivos de hiperpotassemia, muitos gatos hiperpotassêmicos apresentarão ECG normal. A bradicardia é comum em cães hiperpotassêmicos, porém é variável em gatos hiperpotassêmicos.

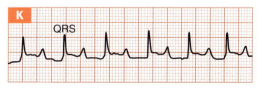

Eletrocardiograma clássico de um gato com obstrução uretral e hiperpotassemia grave, apresentando paralisação atrial. Não são observadas ondas P, mas o ritmo R-R está regular. A amplitude da onda T está aumentada e as ondas QRS estão ampliadas.

## PROCEDIMENTO 10.3 Pericardiocentese

### OBJETIVO
Remover fluido que se acumulou dentro do saco pericárdico ao redor do coração.

### INDICAÇÕES
Cães e gatos com acúmulo significativo de efusão pericárdica causando débito cardíaco reduzido (tamponamento cardíaco).

### CONSIDERAÇÕES CLÍNICAS
1. O acúmulo de fluido pericárdico comprime o coração, limitando o preenchimento cardíaco e reduzindo o débito cardíaco. Baixo débito cardíaco, hipotensão arterial e baixa perfusão do coração e de outros órgãos podem levar a choque cardiogênico, disrritmias cardíacas e morte. A pericardiocentese é frequentemente realizada como um procedimento de emergência. Mesmo a remoção de pequenas quantias de fluido pericárdico pode aliviar o tamponamento cardíaco e melhorar a função cardiovascular.
2. Deve-se suspeitar de tamponamento cardíaco agudo em animais com intolerância ao exercício, taquicardia, pulsos da artéria femoral fracos (especialmente durante a inspiração) e sons cardíacos abafados. A distensão venosa da jugular também pode estar evidente. Em animais com tamponamento cardíaco crônico, as efusões pleural e peritoneal também podem ocorrer. Radiografias geralmente revelam um coração arredondado aumentado, ao passo que o ECG revela complexos QRS de baixa voltagem e alternações elétricas (a altura dos complexos QRS varia com os batimentos). O acúmulo de fluido entre o pericárdio e o coração pode ser mais bem documentado pelo ecocardiograma. O tamponamento é confirmado por compressão ou colapso do átrio direito – e algumas vezes o ventrículo direito – durante a sístole.

### CONTRAINDICAÇÕES E RECOMENDAÇÕES
1. A pericardiocentese geralmente é realizada do lado direito na incisura cardíaca, a fim de minimizar o risco de trauma aos pulmões e vasos coronários importantes. Ainda há algum risco de laceração pulmonar, levando ao pneumotórax, ou punção do miocárdio, levando à hemorragia ou a disritmias.
2. Sempre que possível, o ECG deve ser monitorado durante a pericardiocentese. O contato da agulha ou do cateter com o coração pode induzir arritmias ventriculares, sinalizando que a agulha foi inserida muito profundamente.

### POSICIONAMENTO E CONTENÇÃO
Na maioria dos casos, é necessária a mínima contenção. A pericardiocentese geralmente é realizada com o animal em decúbito esternal ou lateral esquerdo; a punção é realizada no lado direito.

### ANATOMIA ESPECIAL
A pericardiocentese deve ser realizada do lado direito. Os pulmões têm, no lado direito, uma incisura cardíaca mais proeminente; portanto, inserir a agulha no lado direito reduz a chance de punção ou laceração pulmonar. Os principais vasos coronários estão localizados mormente no lado esquerdo; assim, a punção do lado direito também minimiza o risco de laceração desses vasos. O local da punção é localizado por palpação, onde o impulso cardíaco é mais forte. Em geral, a pericardiocentese é realizada entre a quarta e sexta costelas, abaixo da JCC no lado direito.

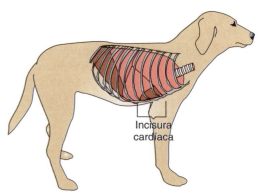

Durante a pericardiocentese, a agulha é inserida no lado direito na incisura cardíaca, para reduzir o risco de punção ou laceração pulmonar.

## PROCEDIMENTO 10.3 Pericardiocentese *(continuação)*

### EQUIPAMENTO

- Para cães pequenos ou gatos, um cateter borboleta de 19G ou 21G
- Para cães maiores, um cateter sobre a agulha grande (14 a 16G) (cateter Medicut®) e tubo de extensão
- Torneira de três vias
- Seringa de coleta (12 a 35 m$\ell$) e tubo de extensão
- Solução de bloqueio de lidocaína (2% de lidocaína misturados em 9:1 com bicarbonato de sódio a 8,4%), 1 m$\ell$ na seringa de 3 m$\ell$, agulha de 25G
- Vasilha para coleta do fluido

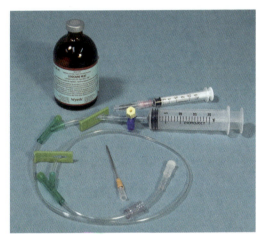

Equipamento necessário para pericardiocentese.

### TÉCNICA

1. Conter o animal gentilmente em decúbito esternal ou lateral. Administrar oxigênio suplementar se o animal estiver dispneico. É desejável o acesso IV; a administração de fluido pode melhorar o preenchimento cardíaco.
2. Quando disponível, o volume de fluido pericárdico e a localização ideal da agulha para a pericardiocentese podem ser confirmados por ultrassom.
3. Determinar o local no qual a pericardiocentese deve ser realizada por palpação, onde o impulso cardíaco é mais forte. Se o coração não pode ser palpado, a pericardiocentese deve ser realizada entre a quarta e a sexta costela, abaixo da JCC no lado direito.
4. Realizar tricotomia e preparo sobre o terço ventral do hemitórax direito, a partir do terceiro ao sétimo EIC. São utilizadas luvas estéreis e técnica asséptica para esse procedimento.
5. Bloquear o local com solução de bloqueio de lidocaína da pele para a pleura.
6. Avançar o cateter através da pele e dos músculos intercostais, cranial à costela, para evitar danos aos vasos intercostais. Angular o cateter e a agulha ligeiramente para a dorsal enquanto segura a agulha com a mão em repouso sobre a parede torácica, para estabilidade adicional.

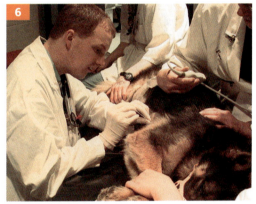

Avançar o cateter através da pele, dos músculos intercostais e da cavidade torácica para o saco pericárdico.

7. Com efusões de longa duração, geralmente há um aumento da resistência e uma sensação de arranhadura quando o saco pericárdico é encontrado inicialmente. Isso é seguido por um "pop" diferenciado no momento em que o saco pericárdico fibroso é penetrado e o fluido pericárdico sob pressão começa a fluir pelo cateter.
8. Onde o fluido pericárdico e um grande volume de efusão pleural coexistem, o fluido pleural pode aparecer no canhão da agulha imediatamente na entrada do espaço pleural. Quando esse é o caso, avançar o cateter e a agulha até que o batimento cardíaco seja palpado contra a agulha; então, avançar para o espaço pericárdico.

## PROCEDIMENTO 10.3 Pericardiocentese (continuação)

9. Quando o saco pericárdico é penetrado, avançar o cateter sobre a agulha, remover a agulha e conectar um dispositivo de extensão IV que já esteja conectado à torneira e à seringa no cateter.
10. O cateter sobre a agulha é propenso à torção; portanto, em cães grandes, um cateter urinário de diâmetro estreito (5 Fr), estéril, de polipropileno rígido pode ser inserido pelo cateter para o saco pericárdico, facilitando a recuperação do fluido.
11. O monitoramento do ECG é recomendado para detectar o contato da agulha com o miocárdio. Os CVPs geralmente sugerem que a agulha ou o cateter está tocando o coração.
12. O fluido é drenado lentamente até que o coração possa ser palpado contra a agulha. Durante a remoção do fluido, os complexos no ECG devem aumentar em amplitude, os pulsos femorais devem ficar mais fortes e a taquicardia do animal deve diminuir.

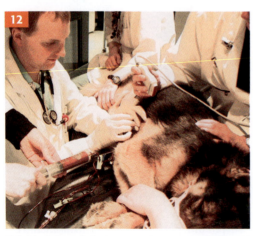

O fluido é drenado lentamente do saco pericárdico até que o coração possa ser palpado contra o cateter.

13. Em geral, o fluido pericárdico é bastante hemorrágico em cães, e um fluido escuro e sanguinolento frequentemente é aspirado para o tubo. Esse fluido não deve coagular quando é colocado na vasilha. Se coagula, deve haver a preocupação em relação à ocorrência de uma hemorragia aguda por uma ruptura de câmara, vaso ou neoplasia cardíaca, ou a ponta do cateter pode estar dentro de uma câmara do coração.

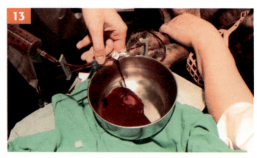

Drenagem de fluido pericárdico hemorrágico causando o tamponamento cardíaco em um cão com hemangiossarcoma atrial direito.

### COMPLICAÇÕES POTENCIAIS

1. Se a agulha entra em contato com o coração, uma sensação acentuada de arranhadura ou batida é sentida, e a agulha se moverá com cada batimento cardíaco. Os CVPs geralmente estão aparentes no ECG. Se houver o contato cardíaco, a agulha deve ser ligeiramente retraída.
2. Se uma disritmia ventricular prolongada se desenvolve e persiste após a ligeira retração do cateter, administrar 2 mg/kg de lidocaína IV (sem epinefrina).
3. Raramente ocorre um pneumotórax por punção pulmonar durante a pericardiocentese.

### MANUSEIO E ANÁLISE DA AMOSTRA

1. O fluido coletado deve ser submetido para análise citológica e microbiológica.
2. A diferenciação citológica da efusão pericárdica neoplásica da pericardite hemorrágica benigna em cães pode ser difícil ou impossível, devido à falha das células tumorais em descamar para o fluido pericárdico e à presença comum de células mesoteliais muito reativas, exibindo muitos critérios de malignidade.
3. As células linfoides neoplásicas ocasionalmente podem ser identificadas em cães e gatos com linfoma.

# Técnicas do Sistema Gastrintestinal

## 11

### PROCEDIMENTO 11.1 — Exame oral

**OBJETIVO**

Examinar e avaliar a cavidade oral.

**INDICAÇÕES**

A avaliação deve ser realizada como parte de todo exame físico.

**EQUIPAMENTO**

- Lanterna

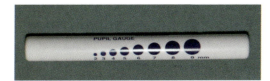

Uma fonte de luz é necessária para o exame oral.

**TÉCNICA**

1. Conter o paciente em uma mesa, em estação ou sentado.

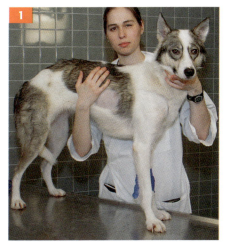

Conter o paciente em uma mesa, em estação ou sentado.

2. Retrair os lábios, para visualizar os dentes e a gengiva. Procurar dentes soltos, excesso de tártaro e fraturas dentárias, assim como massas orais. Palpar o maxilar e a mandíbula para avaliar dor e frouxidão de dentes. Em filhotes de cães e gatos, avaliar oclusão e buscar dentes decíduos retidos ou fenda palatina. Sempre que é identificada doença dentária ou periodontal, registrar a anomalia encontrada e a localização do dente, utilizando o sistema Triadan modificado (Boxe 11.1).

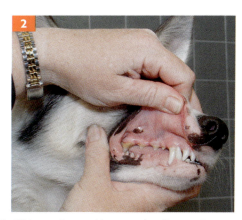

Os lábios estão retraídos para visualizar os dentes e a gengiva, revelando cálculo dentário leve em um Husky de 3 anos.

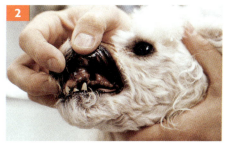

Fístula oronasal em um Poodle de 11 anos.

## PROCEDIMENTO 11.1 Exame oral (continuação)

### BOXE 11.1 Sistema numérico Triadan

O sistema numérico Triadan modificado utiliza números para identificar os dentes.
1. O primeiro número indica o quadrante onde está localizado, com os quadrantes numerados sequencialmente, como um relógio.

   Quadrante maxilar direito, série de 100
   Quadrante maxilar esquerdo, série de 200
   Quadrante mandibular esquerdo, série de 300
   Quadrante mandibular direito, série de 400

2. Cada dente é numerado de forma sequencial, procedendo caudalmente da linha média rostral, iniciando com o primeiro incisivo (dente 01), como se houvesse 3 incisivos, 1 canino, 4 pré-molares e 3 molares. Os dentes caninos sempre são 04 (104, 204, 304, 404).

3. Gatos não têm o primeiro pré-molar em todos os quadrantes (105, 205, 305, 405) e os segundos pré-molares da mandíbula (306, 406); além disso, têm menos molares que os cães.
4. Fórmulas dentárias

|  | CÃO ADULTO | GATO ADULTO |
|---|---|---|
| Incisivos | 3 maxilares, 3 mandibulares | 3 maxilares, 3 mandibulares |
| Caninos | 1 maxilar, 1 mandibular | 1 maxilar, 1 mandibular |
| Pré-molares | 4 maxilares, 4 mandibulares | 3 maxilares, 2 mandibulares |
| Molares | 2 maxilares, 3 mandibulares | 1 maxilar, 1 mandibular |

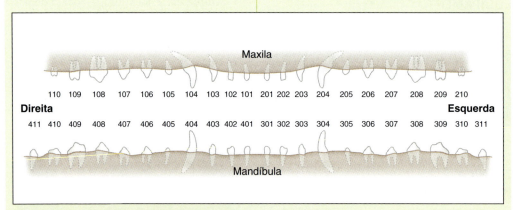

Sistema numérico Triadan modificado no cão.

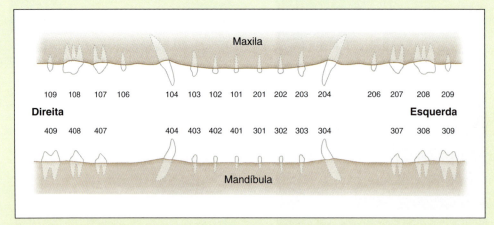

Sistema numérico Triadan modificado no gato.

## PROCEDIMENTO 11.1 Exame oral *(continuação)*

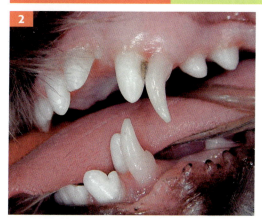

Dentes caninos decíduos retidos em um Terrier.

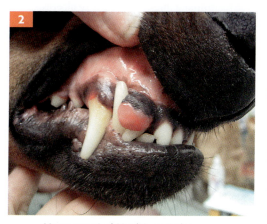

Massa gengival (*épulis*) em Doberman.

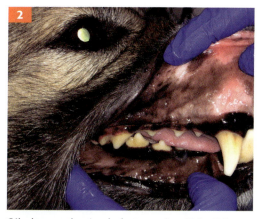

Cálculo e uso abrasivo de dentes caninos 104 e 404 neste Pastor. (Cortesia de Dra. Candace Grier-Lowe, Universidade de Saskatchewan.)

3. Examinar as gengivas e a mucosa bucal (no interior dos lábios) para evidências de anemia, icterícia ou petéquias.

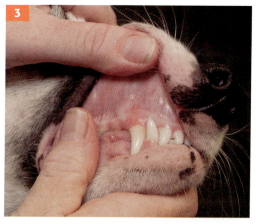

Membranas mucosas róseas em um cão normal.

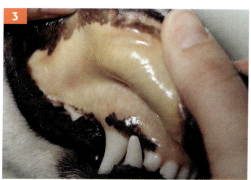

Membranas mucosas pálidas e amareladas em um cão com anemia hemolítica.

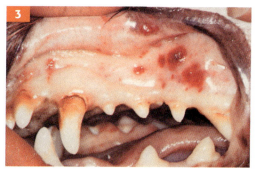

Petéquias e palidez orais em um cão com trombocitopenia imunomediada.

## PROCEDIMENTO 11.1 Exame oral (continuação)

4. Examinar as tonsilas em relação à cor, ao tamanho ou à secreção; verificar corpos estranhos ou massas. Se o cão está sedado, pode-se explorar a cripta tonsilar, palpar o palato duro e examinar as glândulas salivares sublinguais.

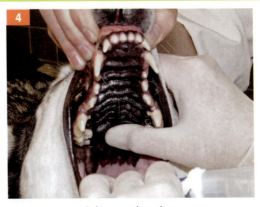

Palpar o palato duro.

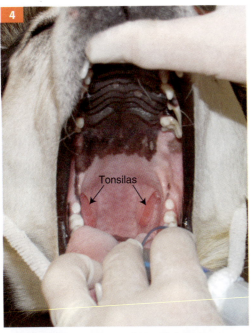

Examinar as tonsilas e a faringe.

5. Examinar a língua em busca de úlceras, queimaduras ou tumores. Levantar a língua para visualizar o frênulo e para excluir uma massa ou um corpo estranho linear preso ao redor da base da língua.

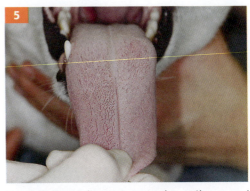

Exame da língua de um cão normal, para úlceras, queimaduras ou tumores.

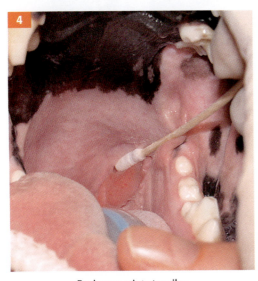

Explorar a cripta tonsilar.

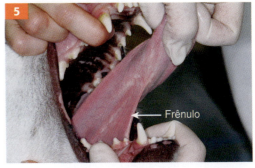

Levantar a língua de um cão para observar o frênulo.

Procedimento 11.1 Exame oral 199

## PROCEDIMENTO 11.1 Exame oral (continuação)

**6.** A língua de um gato normal é utilizada para asseio, sendo coberta com espinhos firmes (papilas).

**8.** A figura apresenta úlceras de língua causadas por infecção por calicivírus em um gato.

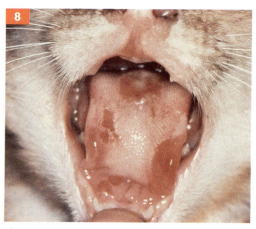

Úlceras linguais causadas por infecção por calicivírus.

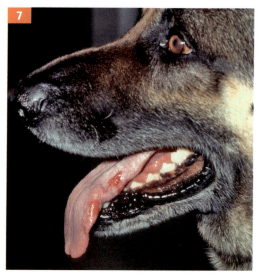

Língua de um gato normal.

**7.** A figura apresenta um Pastor Alemão de 7 anos que desenvolveu úlceras na língua por vasculite. Esse cão tem lúpus eritematoso sistêmico.

**9.** Gatos muito comumente apresentam corpos estranhos lineares. Para observar sob a língua de um gato:
  **A.** Conter a cabeça e utilizar o polegar para empurrar o espaço intermandibular para cima.

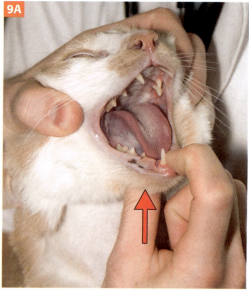

Um Pastor Alemão de 7 anos desenvolveu úlceras na língua devido à vasculite. Esse cão tem lúpus eritematoso sistêmico.

Conter a cabeça e utilizar o polegar para empurrar o espaço intermandibular para cima.

## PROCEDIMENTO 11.1 Exame oral *(continuação)*

**B.** Abrir a boca do gato e, com um dedo, virar a língua para cima, expondo o frênulo.

**D.** Em alguns gatos, o levantar da língua é mais bem realizado utilizando um *swab* com ponta de algodão.

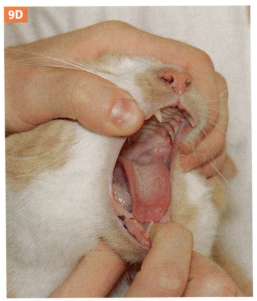

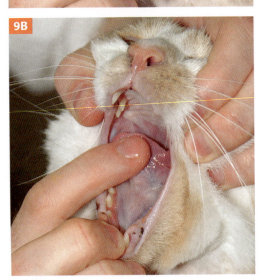

A boca do gato é aberta e, com um dedo, a língua é virada para cima.

**C.** O frênulo deve ser visualizado como uma membrana reta e ininterrupta, para descartar um corpo estranho linear.

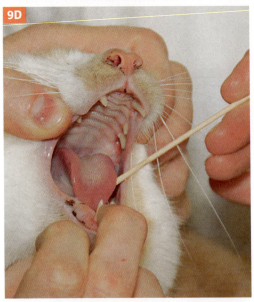

## PROCEDIMENTO 11.1 Exame oral *(continuação)*

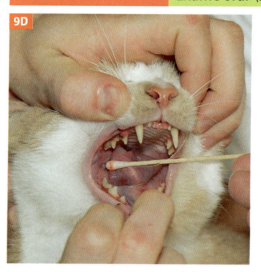

Levantar a língua utilizando um *swab* de ponta de algodão.

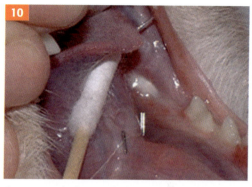

10. A figura apresenta um corpo estranho linear sob a língua de um gato de 1 ano, com histórico de 3 dias de vômito.

Corpo estranho linear sob a língua de um gato de 1 ano, com histórico de 3 dias de vômito. (Cortesia do Dr. Anthony Carr.)

---

## PROCEDIMENTO 11.2 Intubação orogástrica (passagem de uma sonda gástrica)

### OBJETIVO
Estabelecer acesso temporário direto ao estômago de um animal.

### INDICAÇÕES
1. Para administrar medicação, material para contraste radiográfico ou nutrição diretamente ao estômago, como *bolus*.
2. Para remover ou coletar amostras do conteúdo gástrico após uma suspeita de envenenamento, e para realizar lavagem gástrica.
3. Para tentar descompressão de um estômago dilatado por acúmulo de gás.

### CONTRAINDICAÇÕES E RECOMENDAÇÕES
1. A contenção adequada é essencial.
2. Deve-se ter cautela para garantir que o tubo está posicionado corretamente antes da administração de qualquer substância através dele. A administração da maioria das substâncias na traqueia pode ser fatal.

### EQUIPAMENTO
- Sonda gástrica:
  - Tubo 18 Fr de borracha ou polipropileno para gatos adultos e cães acima de 18 kg
  - Sonda nasogástrica para potros (9,5 mm de diâmetro externo) para cães acima de 18 kg

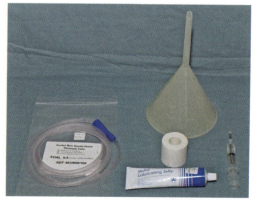

Equipamento necessário para passagem da sonda gástrica.

## PROCEDIMENTO 11.2 — Intubação orogástrica (passagem de uma sonda gástrica) *(continuação)*

- Espéculo: espéculo bucal canino comercial
- Rolo de fita adesiva de 5 cm de largura
- Um abridor de boca com um orifício central e orifícios para os dentes do animal
- Fita adesiva ou caneta marca-texto, para marcar a sonda gástrica
- Gel lubrificante
- Seringa contendo 5 mℓ de solução salina estéril
- Seringa ou funil para o material a ser administrado

### POSICIONAMENTO E CONTENÇÃO

Conter o animal sentado ou em decúbito esternal (gatos e cães de pequeno porte) sobre uma mesa. Para cães de grande porte, fazer o animal se sentar no chão, contra um canto da parede; o assistente deve estar com as pernas uma de cada lado do cão.

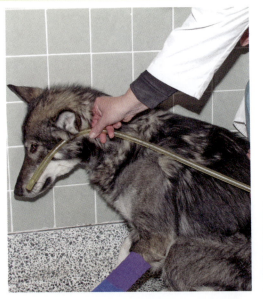

Mensuração do comprimento do tubo para alcançar o estômago do dente canino até a última costela, aproximadamente.

### TÉCNICA

1. Mensurar previamente a sonda gástrica, segurando-a próxima ao animal. Quando a ponta estiver no nível da última costela, marcar o ponto no tubo, na abertura oral, com um pedaço de esparadrapo ou um marcador.

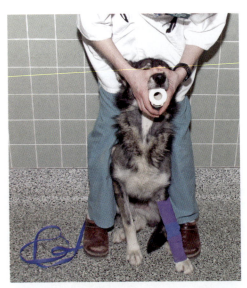

Conter um cão de grande porte, permitindo-o sentar-se no chão contra um canto da parede; o assistente deve estar com as pernas uma de cada lado do cão.

### ANATOMIA ESPECIAL

O comprimento do tubo para alcançar o estômago pode ser mensurado do dente canino à última costela, aproximadamente.

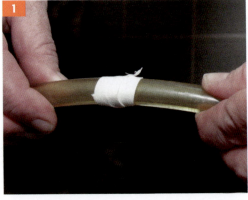

Marcação da localização do tubo, indicando que ele deve ter alcançado o estômago.

## PROCEDIMENTO 11.2 — Intubação orogástrica (passagem de uma sonda gástrica) *(continuação)*

2. Umedecer a ponta do tubo com um gel lubrificante.

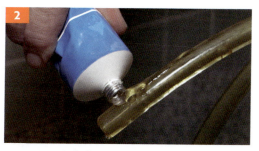

Lubrificar a ponta da sonda.

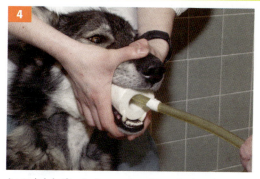

A sonda lubrificada é passada pelo espéculo até o ponto pré-marcado.

3. Inserir o espéculo na boca do animal e manter as mandíbulas fechadas sobre o espéculo.

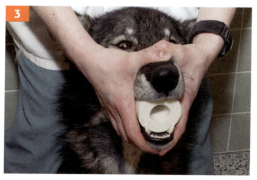

Um espéculo é posicionado na boca do animal e as mandíbulas são mantidas fechadas ao redor do espéculo.

4. Passar o tubo lubrificado pelo espéculo e avançar para o ponto pré-marcado.

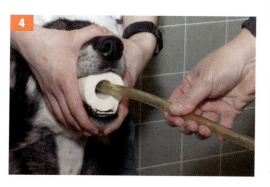

5. Avaliar o posicionamento adequado da sonda gástrica. Essa etapa é crítica, pois a administração de material nos pulmões em lugar do estômago geralmente é fatal. Para avaliar o posicionamento da sonda:
   A. Palpar o tubo na região cervical. Em cães de médio e grande portes, o tubo será palpável adjacente à traqueia tubular, portanto serão palpadas duas estruturas tubulares no pescoço. Em animais menores, isso não é confiável, uma vez que o tubo que passou frequentemente não é palpável.
   B. Administrar 5 m$\ell$ da solução salina estéril através da sonda gástrica e observar a tosse. Esse é o método mais confiável para determinar se o tubo está posicionado adequadamente, e o único método que é efetivo em cães e gatos pequenos.

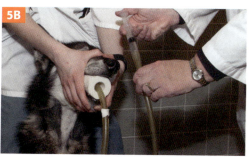

Administração de 5 m$\ell$ de solução salina através do tubo, para verificar o posicionamento adequado.

## PROCEDIMENTO 11.2 — Intubação orogástrica (passagem de uma sonda gástrica) (continuação)

6. Administrar materiais prescritos ou remover conteúdos gástricos por meio do tubo. Antes de remover a sonda, lavá-la com 3 a 8 m$\ell$ de água, obstruir a terminação do tubo com o polegar, para prevenir vazamento dos conteúdos do tubo de volta ao estômago, e retirá-lo em um único movimento.

### COMPLICAÇÕES POTENCIAIS

Administração inadvertida de material para os pulmões.
Trauma esofágico.
Irritação gástrica.
Perfuração gástrica.

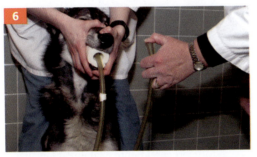

A porção final do tubo é obstruída com o polegar, antes de sua retirada.

## PROCEDIMENTO 11.3 — Intubação gástrica de neonatos

### OBJETIVO
Fornecer nutrição a um neonato inapetente ou incapaz de mamar.

### INDICAÇÕES
1. Para fornecer nutrição a um filhote neonato órfão ou para suplementar a ingestão de nutrientes quando a mãe não produz a quantidade de leite adequada para manutenção da ninhada.
2. Para oferecer nutrição a um filhote neonato que está inapetente ou incapaz de mamar.
3. Para suplementar a ingestão de nutriente em um filhote neonato que não consegue ganhar 5 a 10% do seu peso corporal diariamente, apesar das tentativas de controlar a amamentação, para reduzir a competição.
4. A alimentação por sonda é mais fácil e mais rápida que a amamentação pela mamadeira, quando feita adequadamente. Tem menor probabilidade de resultar em aspiração. Ela também pode ser utilizada em neonatos que, devido à doença ou hipotermia, não têm forte reflexo de sucção.

### CONTRAINDICAÇÕES E RECOMENDAÇÕES
1. Quando os filhotes neonatos perdem temperatura, perdem seu reflexo de sucção e apresentam esvaziamento gástrico retardado. Não se deve administrar nada além de solução de dextrose de 5 a 10%, por meio de sonda gástrica, se a temperatura corporal está abaixo de 34,5°C (94°F), à medida que o íleo possivelmente realiza a regurgitação e causa aspiração do conteúdo. Sempre aquecer neonatos com temperatura corporal baixa antes de alimentá-los.
2. Inserir a terminação do tubo totalmente no estômago, mantê-la no local durante toda a alimentação e administrar o alimento lentamente, para evitar que a fórmula entre no

## PROCEDIMENTO 11.3 — Intubação gástrica de neonatos (continuação)

esôfago, aumentando o risco de regurgitação e aspiração.
3. Utilizar o maior tubo possível, tornando mais difícil passar o tubo inadvertidamente para a traqueia.
4. Filhotes frequentemente choram enquanto o tubo é posicionado adequadamente. Se houver tosse, crepitação ou dificuldade respiratória, remover e reposicionar o tubo, pois ele pode estar na traqueia.
5. Se o tubo não passa facilmente no nível do estômago, ele pode estar na traqueia. Remover e reposicionar.

### EQUIPAMENTO

Utilizar a maior sonda alimentar infantil ou cateter de borracha vermelha, que passará facilmente.
- Diretrizes:
    - Sonda de 5-8 Fr, se o peso corporal for < 300 g
    - Sonda de 10-14 Fr, se o peso corporal for > 300 g
- Seringa que será acoplada ao cateter
- Fórmula líquida para alimentação

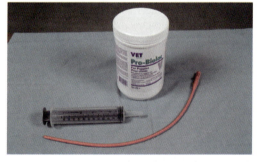

Equipamento necessário para a alimentação por sonda em filhotes.

### ANATOMIA ESPECIAL

1. O esôfago e a traqueia deixam a faringe caudal, com a abertura laríngea na linha média e o esôfago adjacente à esquerda da linha média.
2. O esôfago tem um diâmetro maior que a traqueia; portanto, deve-se utilizar uma sonda maior e passá-la lentamente pela faringe, para dar ao neonato tempo para deglutir, tornando mais provável que o tubo entre no esôfago. Colocar a sonda inadvertidamente na traqueia é o maior risco da alimentação por sonda em neonatos – um erro que tem grande probabilidade de ser fatal.
3. Se o tubo é posicionado acidentalmente na traqueia, deve-se encontrar resistência nos pulmões antes que o comprimento necessário da sonda para entrar no estômago seja inserido. Se houver resistência na passagem do tubo, ou se o neonato tossir, ou apresentar dificuldade respiratória, deve-se remover a sonda e começar novamente.

### TÉCNICA

1. Cada filhote deve ser pesado, a fim de determinar o volume de fórmula apropriado a administrar, de acordo com as recomendações do fabricante. A necessidade diária geralmente é dividida em quatro ou mais alimentações. O volume estomacal médio em neonatos é de 4 a 5 m$\ell$/100 g de peso corporal, porém é desaconselhável a administração de mais da metade do volume em uma única alimentação.
2. A fórmula deve ser aquecida entre aproximadamente 35 e 38°C antes da alimentação, e o filhote deve ser mantido aquecido, para promover a motilidade gástrica.
3. Se o tubo utilizado tem orifícios próximos à terminação, deve-se remover a terminação, para que a fórmula chegue diretamente ao final, e arredondar a ponta, para que não irrite a faringe, o esôfago ou o estômago.
4. Com a sonda acoplada à seringa, aspirar mais fórmula que o necessário na seringa. Manter a seringa na vertical e eliminar o ar do tubo. Secar o tubo.

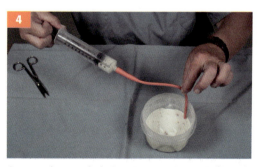

Com o tubo acoplado à seringa, aspirar mais fórmula que o necessário e eliminar o ar do tubo e da seringa.

**PROCEDIMENTO 11.3** — **Intubação gástrica de neonatos** *(continuação)*

5. Mensurar a distância do nariz à última costela, com o focinho estendido, a fim de estimar o comprimento do tubo a ser inserido para penetrar o estômago, e fazer uma marcação na sonda.

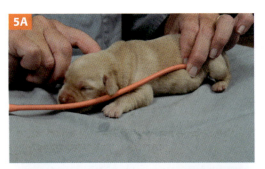

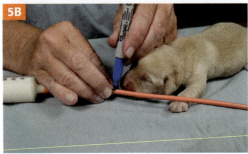

A distância do nariz à última costela é marcada, a fim de estimar o comprimento do tubo necessário para penetrar no estômago.

6. Manter o filhote em uma posição ereta (esternal) em uma mesa. Deve-se abrir sua boca gentilmente e passar o tubo pela boca e garganta.

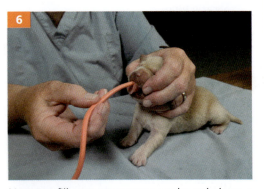

Manter o filhote ereto; passar o tubo pela boca e garganta.

7. Passar o tubo lentamente, dando a chance ao filhote de flexionar o pescoço e deglutir, conforme o tubo avança. Se o animal tem um forte reflexo de sucção, deixá-lo succionar o dedo conforme avança o tubo, para facilitar a deglutição.

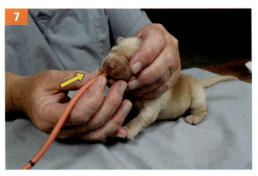

Avançar o tubo lentamente, dando ao filhote uma chance de deglutir.

8. Passar a sonda lentamente até o ponto pré-marcado, indicando que a terminação da sonda está no estômago. Se houver resistência na passagem do tubo, se o neonato tosse ou se apresenta dificuldade respiratória, deve-se remover a sonda imediatamente e começar de novo.

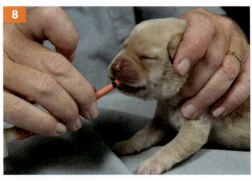

Passar o tubo até o ponto pré-marcado, indicando a terminação do tubo no estômago.

9. Com gentileza, pressionar o êmbolo da seringa e injetar lentamente o volume adequado de fórmula. Uma vez que as primeiras gotas são injetadas sem causar tosse ou crepitação no

## PROCEDIMENTO 11.3  Intubação gástrica de neonatos *(continuação)*

neonato, pode-se ter certeza de que o tubo está no local correto, sendo possível continuar com a injeção.

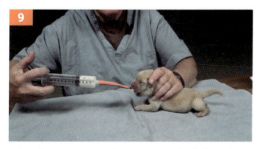

Injetar lentamente o volume apropriado de fórmula no estômago.

**10.** Esperar de 5 a 10 segundos e, então, remover o tubo em um movimento suave.

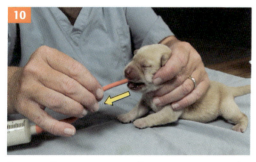

Esperar de 5 a 10 segundos e remover o tubo lentamente.

**11.** Manter o filhote ereto por um minuto ou dois, para reduzir as chances de refluxo para o esôfago, regurgitação e aspiração.

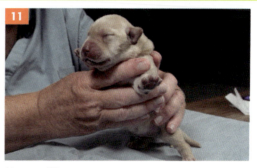

Manter o filhote ereto por 1 a 2 minutos, para minimizar refluxo e regurgitação.

### OBSERVAÇÕES IMPORTANTES

1. A administração inadvertida de material aos pulmões tem alta probabilidade de ser fatal. Isso geralmente pode ser evitado ao utilizar a sonda de tamanho apropriado, passá-la completamente no estômago e removê-la imediatamente em caso de tosse ou engasgamento do neonato, ou se houver resistência à passagem do tubo.
2. Filhotes com idade inferior a 2 a 3 semanas devem ser estimulados a urinar e defecar após cada alimentação, massageando-se levemente as áreas anais e genitais com um algodão umedecido em água morna.
3. Filhotes entre 2 e 3 semanas, que estão sendo alimentados por sonda, podem ser desmamados lentamente; é possível oferecer um mingau aquoso de ração úmida para filhotes, misturada à água ou fórmula. Eles podem ser estimulados a entrar em uma tigela rasa com mingau e sugar o alimento dos dedos ou dos irmãos.

---

## PROCEDIMENTO 11.4  Intubação nasogástrica/nasoesofágica

### OBJETIVO
Estabelecer acesso direto ao estômago ou esôfago.

### INDICAÇÕES
1. Administrar medicações, material de contraste radiográfico ou nutrição e água com um *bolus*.
2. Administrar medicações ou dietas líquidas e água como infusão contínua, contornando a necessidade de o paciente deglutir ou se alimentar voluntariamente.
3. Realizar descompressão gástrica em pacientes com atonia gástrica.

## PROCEDIMENTO 11.4 — Intubação nasogástrica/nasoesofágica (continuação)

### CONTRAINDICAÇÕES E RECOMENDAÇÕES

1. Deve-se ter muita cautela, para garantir que a sonda esteja corretamente posicionada, antes que seja administrada qualquer substância por meio do tubo. A administração da maioria das substâncias na traqueia pode ser fatal.
2. A administração de medicações ou outros líquidos em *bolus* pode ser realizada diretamente no estômago; porém, manter a terminação do tubo no estômago promove o refluxo gastresofágico, ou a esofagite. Para uso por período prolongado, a sonda deve ser passada somente para o canal do esôfago.

### EQUIPAMENTO

- Sonda de alimentação infantil de tamanho apropriado
  - Em gatos, utilizar tubo 3,5 a 5 Fr
  - Em cães com menos de 15 kg, utilizar um tubo 5 Fr
  - Em cães com mais de 15 kg, utilizar um tubo de 8 Fr
- Anestésico oftálmico tópico
- Gel lubrificante
- Seringa com 1 a 2 mℓ de solução salina estéril
- Material de bandagem, se a sonda for permanente

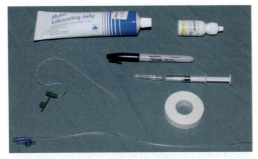

Equipamento necessário para passagem da sonda nasogástrica em gato.

### POSICIONAMENTO E CONTENÇÃO

Manter o animal em posição esternal ou sentado sobre uma mesa. Para esse procedimento, gatos indóceis são mais bem contidos em uma bolsa ou enrolados em uma toalha.

### ANATOMIA ESPECIAL

1. O comprimento da sonda, necessário para alcançar o estômago para a administração de medicações em *bolus*, alimentação ou descompressão gástrica, pode ser avaliado do dente canino até a última costela.

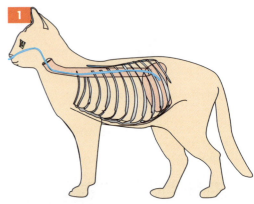

O comprimento do tubo necessário para alcançar o estômago é avaliado do dente canino até a última costela.

2. Para a administração de uma infusão contínua ou a administração intermitente de medicações ou dieta líquida, o comprimento do tubo a ser inserido pode ser avaliado do dente canino até o sétimo ou oitavo espaço intercostal.

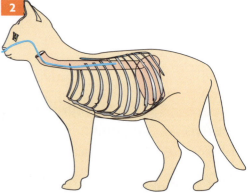

Para a administração de uma infusão contínua, o comprimento do tubo a ser inserido pode ser avaliado do dente canino até o sétimo ou oitavo espaço intercostal.

## PROCEDIMENTO 11.4 Intubação nasogástrica/nasoesofágica (continuação)

### PROCEDIMENTO

1. Medir previamente o tubo desde a narina até o nível da última costela (para uso em *bolus*), ou 7 ou 8 espaços intercostais (para uso prolongado), e fazer uma marcação com fita adesiva ou caneta.

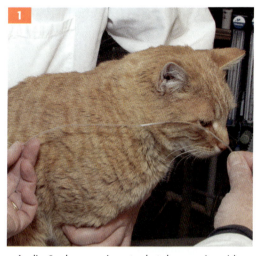

Avaliação do comprimento do tubo a ser inserido.

2. Instilar quatro ou cinco gotas do anestésico tópico em uma narina, inclinando a cabeça para permitir que a mucosa nasal seja revestida e anestesiada. Esperar por 2 a 3 minutos e, então, instilar mais duas gotas.

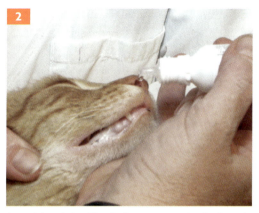

Anestésico tópico é instilado em uma narina, inclinando a cabeça para permitir que a mucosa seja revestida e anestesiada.

3. Aplicar uma pequena quantidade de gel lubrificante na ponta da sonda nasogástrica.

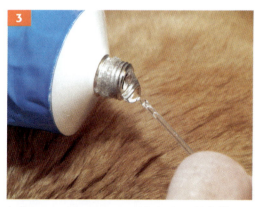

Aplicar uma pequena quantidade de gel lubrificante na ponta da sonda nasogástrica.

4. Segurar a cabeça do animal com uma mão; utilizar a outra mão para inserir o tubo no aspecto ventromedial da narina anestesiada. Manter o tubo próximo ao nariz, para prevenir que o paciente espirre, afastando o tubo durante a inserção.

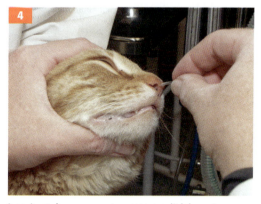

Inserir o tubo no aspecto ventromedial da narina anestesiada e avançar até a marca realizada previamente.

5. Passar o tubo lentamente pela orofaringe, permitindo que o animal faça a deglutição do tubo para o esôfago.
6. Não deve haver resistência física à passagem do tubo, se ele está no esôfago. Avançar o tubo até a marca realizada previamente.

## PROCEDIMENTO 11.4 — Intubação nasogástrica/nasoesofágica (continuação)

7. Verificar o posicionamento adequado da sonda ao instilar de 1 a 2 m$\ell$ de solução salina estéril. Se a sonda foi posicionada inadvertidamente na traqueia, isso provocará tosse no animal. Uma alternativa é realizar uma radiografia torácica lateral, para verificar o posicionamento.

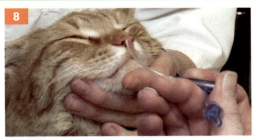

Antes de remover o tubo, fechar a extremidade com um dedo.

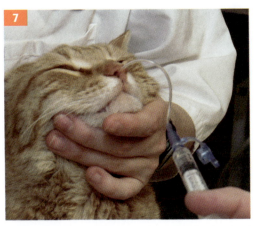

Avaliar o posicionamento do tubo ao instilar 1 a 2 m$\ell$ de solução salina estéril; observar se há tosse.

8. Para a administração de *bolus* ao estômago, usar materiais prescritos, lavar o tubo com 1 a 2 m$\ell$ de água e, antes da remoção do tubo, fechar a extremidade com o polegar ou o dedo.

9. Se a sonda será mantida no local, deve ser passada para o esôfago somente no nível do sétimo ou oitavo espaço intercostal. Ela deve ser fixada (sutura, grampo, cola) ao nariz e à testa do animal. Evitar o contato com os bigodes, pois incomoda o paciente. O colar elizabetano é útil para prevenir que o paciente desloque o tubo com a pata ou ao esfregar a face.
10. Posicionar uma coluna de água no tubo e tampá-lo quando não estiver em uso.
11. As sondas nasoesofágicas podem ser utilizadas contínua ou intermitentemente, e os animais podem beber e deglutir sem desconforto. Entretanto elas raramente são utilizadas por mais de 5 a 7 dias, por acomodarem somente dietas líquidas, e a alimentação enteral prolongada é mais bem realizada com uma sonda de esofagostomia ou gastrostomia.

### POTENCIAIS COMPLICAÇÕES

Administração inadvertida de materiais para os pulmões.
Trauma esofágico, esofagite.
Irritação gástrica.

---

## PROCEDIMENTO 11.5 — Implantação de sonda para alimentação esofágica em gatos

### OBJETIVO
Estabelecer acesso direto ao esôfago para alimentação.

### INDICAÇÕES
1. Inapetência.
2. Trauma ou cirurgia maxilofacial.
3. Massas orais ou faríngeas, tornando a alimentação impossível.

## PROCEDIMENTO 11.5 — Implantação de sonda para alimentação esofágica em gatos (continuação)

4. Necessidade de alimentação por sonda durante vários dias. Uma dieta triturada pode ser fornecida por meio dessa sonda e pode permanecer no local por semanas ou meses.
5. Sondas esofágicas para alimentação também podem ser utilizadas em cães, com uma técnica semelhante para a inserção

### CONTRAINDICAÇÕES E RECOMENDAÇÕES

1. Vômitos intratáveis.
2. Regurgitação, megaesôfago, estreitamento esofágico ou corpo estranho.
3. Coagulopatia grave.
4. Incapacidade de proteção de vias respiratórias, paralisia laríngea.
5. Incapacidade de tolerar um procedimento anestésico breve.

### EQUIPAMENTO

- Sonda de alimentação de borracha vermelha ou silicone de 12 a 16 Fr
- Bisturi cirúrgico com lâmina nº 11
- Pinça hemostática curva de 12,5 a 15 cm (Kelly ou Carmalt)
- Luvas estéreis
- Material de bandagem e sutura

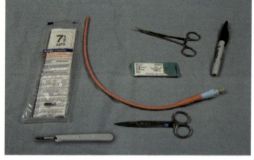

Equipamento necessário para implantar uma sonda de alimentação esofágica em um gato.

### POSICIONAMENTO E CONTENÇÃO

1. O paciente deve estar de jejum por 12 horas antes da implantação da sonda por esofagostomia.
2. É necessária anestesia geral. Recomenda-se anestesia inalatória.
3. O gato deve estar posicionado em decúbito lateral direito.

### ANATOMIA ESPECIAL

1. O esôfago está localizado principalmente à esquerda da linha média, na região cervical mais elevada.
2. A veia jugular externa é formada pelas veias linguofacial e maxilar, caudal ao ângulo mandibular. Na bifurcação formada por essas veias, está a glândula salivar mandibular. Todas essas estruturas devem ser evitadas ao implantar a sonda por esofagostomia.
3. A artéria carótida está localizada profundamente em relação à veia jugular externa, ao longo da margem dorsolateral da traqueia, e deve ser evitada.

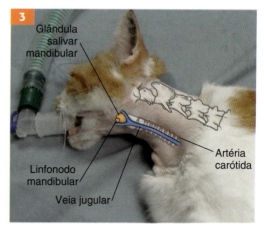

Anatomia relevante da região cervical esquerda.

4. A compressão da veia jugular, na entrada torácica, provoca a distensão da veia e a torna visível e palpável na região cervical. A incisão no esôfago, para a sonda de alimentação esofágica, será dorsal à veia jugular e ventral à asa do atlas na região cervical média, aproximadamente na metade do espaço entre a cabeça e o ombro.

## PROCEDIMENTO 11.5 — Implantação de sonda para alimentação esofágica em gatos (continuação)

### TÉCNICA

1. Anestesiar e intubar o gato, posicionado em decúbito lateral direito.
2. Realizar a tricotomia do pescoço, a partir do ramo mandibular caudal à entrada torácica, dorsal e ventralmente à linha média, e realizar uma assepsia cirúrgica.
3. Se houver múltiplos orifícios laterais, a terminação da sonda pode ser cortada em diagonal, proximal aos orifícios, e então arredondada, para facilitar a passagem do alimento.
4. Marcar a posição no tubo, que indicará a inserção da região cervical ao tórax médio (sétima à nona costela).

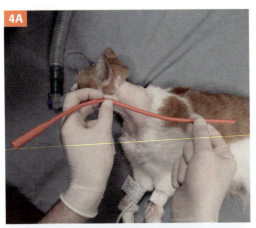

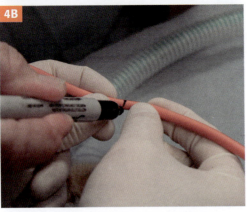

O comprimento da sonda deve ser avaliado do tórax médio ao ponto de inserção planejado, na região cervical média, e seu comprimento marcado na sonda.

5. Uma pinça curva é introduzida na boca e direcionada para o esôfago, levando as pontas para a lateral contra a pele, dorsal à veia jugular na região cervical média, aproximadamente na metade do espaço entre o ramo mandibular e a entrada torácica/ombro (2,5 a 5 cm caudal ao ângulo da mandíbula).

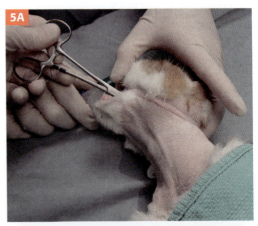

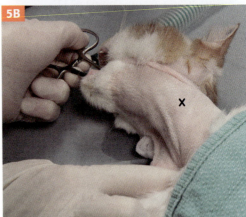

Introduzir uma pinça curva na boca e direcionar para o esôfago, trazendo as pontas lateralmente contra a pele, dorsal à veia jugular e ventral às asas do atlas, na região cervical média.

6. Diretamente sobre as pontas palpáveis da pinça, realizar uma incisão paralela à veia jugular, estendendo-se pela pele e subjacente à fáscia, até o esôfago.

## PROCEDIMENTO 11.5 — Implantação de sonda para alimentação esofágica em gatos (continuação)

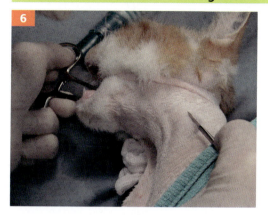

8. Avançar a ponta da pinça lateralmente, através da incisão, mantendo pressão lateral. Não deixar a ponta da pinça desaparecer.
9. Abrir a pinça, agarrar e prender a terminação distal da sonda pré-mensurada, garantindo que a ponta da sonda esteja presa em uma direção paralela à ponta da pinça. Evitar prender tecidos no esôfago ou na boca à medida que a pinça é fechada; assim será possível retirar a pinça e puxar a sonda para o esôfago.

7. Continuar a incisão através da parede esofágica, expondo a ponta da pinça.

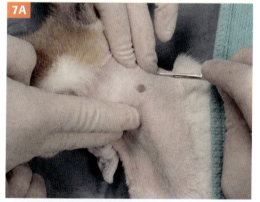

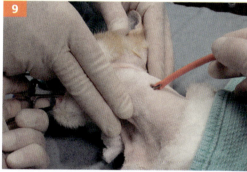

Abrir a pinça e prender a terminação distal do tubo pré-mensurado.

10. A pinça é removida pela boca, puxando a terminação distal da sonda, rostralmente em frente à boca. A terminação proximal (terminação da seringa) da sonda estará virada no sentido caudal.

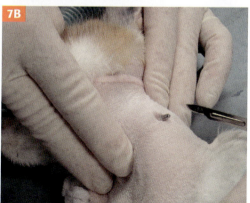

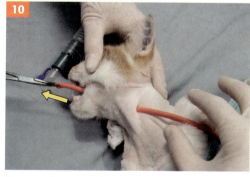

Realizar uma incisão sobre as pontas palpáveis da pinça, até que as estejam expostas.

Retração da pinça pela boca, puxando a sonda rostralmente.

## PROCEDIMENTO 11.5 — Implantação de sonda para alimentação esofágica em gatos (continuação)

**11.** Soltar a terminação distal da sonda da pinça e prender a sonda novamente na direção oposta.

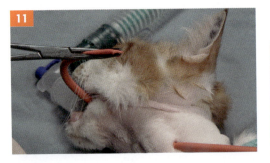

**12.** Utilizar a pinça para direcionar a ponta da sonda para baixo, para o esôfago, a partir da faringe.

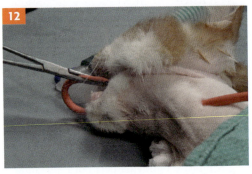

Prender a sonda distal e direcioná-la para baixo, para o esôfago, a partir da faringe.

**13.** Uma vez que a ponta da sonda está direcionada para o esôfago, deve-se desprender a pinça e utilizar os dedos para empurrá-la ao esôfago.

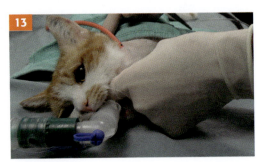

Desprender a sonda e empurrá-la para o esôfago manualmente.

**14.** Uma vez que a sonda está no local, direcionada ao esôfago, a terminação proximal da sonda deve girar rostralmente, para a frente do paciente.

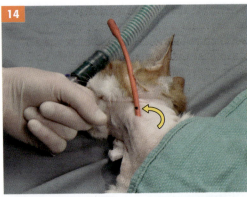

Uma vez que a sonda está no local, direcionada para o esôfago, a terminação proximal da sonda girará para a frente do paciente.

**15.** Avançar a sonda até a distância desejada para o esôfago (conforme indicado pela marcação na sonda).

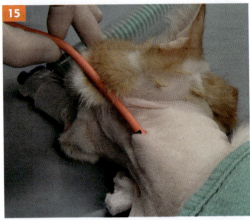

Avançar o comprimento desejado da sonda para o esôfago.

**16.** Realizar uma sutura em bolsa de tabaco mais frouxa, ao redor do orifício na pele, e fechá-la, deixando as terminações longas.

## PROCEDIMENTO 11.5 — Implantação de sonda para alimentação esofágica em gatos *(continuação)*

17. Realizar uma sutura de armadilha de dedos chinesa (ou sutura bailarina, ou sandália romana) ao redor da base da sonda, no ponto em que penetra na pele (Boxe 11.2).

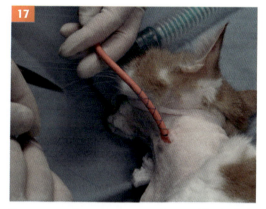

Segurar a sonda com uma sutura de armadilha de dedo chinesa (ou sutura bailarina ou sandália romana).

18. Um curativo é posicionado sobre o local da incisão e uma gaze é colocada ao redor do pescoço, para manter a sonda no lugar.
19. A sonda é lavada e tampada com uma coluna de água no seu interior.
20. Realizar uma radiografia para garantir que a sonda está no local correto, terminando no meio do esôfago distal. A sonda não deve atravessar o esfíncter esofágico inferior, pois causaria irritação e refluxo gastresofágico.

### CUIDADOS COM A SONDA

1. A alimentação pode ser iniciada logo que o gato estiver recuperado da anestesia.
2. O estoma na pele deve ser examinado diariamente durante a primeira semana, para evidências de infecção ou vazamento de alimento ou saliva. Esse local pode ser limpo com solução antibacteriana tópica, conforme necessário.

## BOXE 11.2 — Sutura de armadilha de dedo chinesa

**Definição**
Uma série de nós são utilizados para fixar uma sonda à pele, para que a tensão na sonda aumente com sua tração, prevenindo a remoção.

**Técnica**

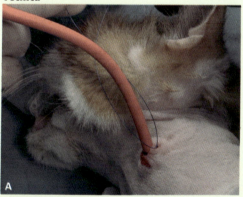

A. Realizar uma sutura em bolsa de tabaco ao redor da incisão, ou realizar uma sutura simples descontínua na pele adjacente à saída da sonda, deixando as terminações longas.

B. Passar as terminações da sutura abaixo da sonda, cruzando-as e trazendo as terminações para cima.

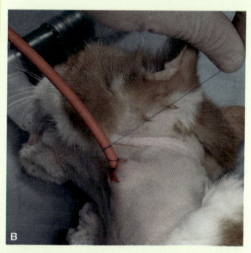

Fazer um nó (*nó cirúrgico ou nó quadrado*) ao redor da sonda, provocando um ligeiro entalhe.

*(continua)*

## PROCEDIMENTO 11.5 — Implantação de sonda para alimentação esofágica em gatos (continuação)

### BOXE 11.2 — Sutura de armadilha de dedo chinesa (continuação)

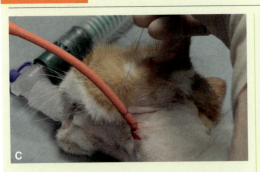

**C.** Passar as terminações da sutura abaixo da sonda novamente, cruzando-as e trazendo-as para cima.

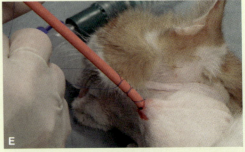

**E.** Passar as terminações da sutura abaixo da sonda novamente e cruzá-las antes de apertar o nó sobre o tubo, aproximadamente 0,5 a 1 cm do nó anterior.

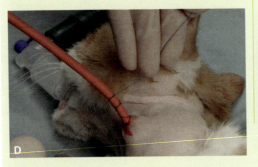

**D.** Realizar um segundo nó sobre a sonda, aproximadamente 0,5 a 1 cm do primeiro nó.

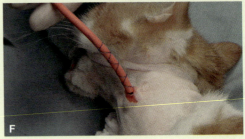

**F.** Repetir esse processo até que haja quatro nós; então, realizar um nó quadrado no topo do quarto nó.

3. Lavar a sonda com água antes e depois de cada uso ajuda a prevenir obstrução. Se a sonda obstruir, deve-se preenchê-la com bebida carbonada à base de cola, por 5 a 10 minutos, seguido de uma lavagem vigorosa com água, podendo aliviar o problema.
4. Uma vez que o suporte nutricional não é mais necessário, as suturas podem ser cortadas, e o tubo, removido. A incisão cicatrizará por segunda intensão.

### POSSÍVEIS COMPLICAÇÕES

1. Refluxo gastresofágico, esofagite e regurgitação são comuns, caso o tubo passe pelo esfíncter esofágico inferior para o estômago.
2. Sondas por esofagostomias não são recomendadas em gatos com vômito, visto que eles frequentemente ejetam a sonda para cavidade oral e mastigam a terminação.
3. Balançar a cabeça e arranhar a sonda podem ser um problema se o local de inserção da sonda está muito próximo da cabeça.
4. Irritação leve e infecção no local do estoma podem ser manejadas com antibióticos tópicos e limpeza.
5. Utilizar um bisturi para empurrar o final da sonda para o esôfago raramente pode causar perfuração esofágica, portanto deve ser evitado.

**PROCEDIMENTO 11.6** — Palpação e drenagem do saco anal

### OBJETIVO
Palpar e avaliar os sacos anais, assim como drenar seus conteúdos.

### INDICAÇÕES
1. Os sacos anais devem ser palpados como parte de um exame físico de rotina em cães; se estiverem repletos, devem ser esvaziados.
2. Cães com sacos anais repletos ou inflamados geralmente vão "se esfregar" no chão ou lamber sua região anal. Esses comportamentos sugerem que os sacos anais devam ser avaliados.
3. Pode haver uma massa (neoplásica ou abscesso) associada aos sacos anais.

### CONTRAINDICAÇÕES E RECOMENDAÇÕES
Aplicar pressão excessiva a um saco anal doente ou obstruído pode resultar em ruptura.

### EQUIPAMENTO
- Luva de látex
- Gel lubrificante
- Gazes

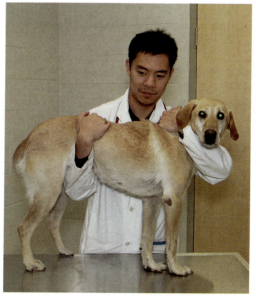

Contenção do cão para palpação do saco anal.

### ANATOMIA ESPECIAL
Os sacos anais estão localizados em uma posição de 5 e 7 horas, em relação ao ânus.

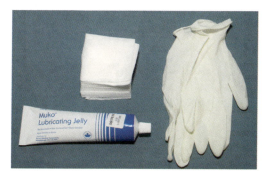

Equipamento necessário para palpação e drenagem do saco anal.

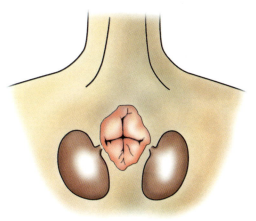

Os sacos anais estão localizados em uma posição de 5 e 7 horas em relação ao ânus.

### POSICIONAMENTO E CONTENÇÃO
O animal deve ser contido em uma posição em estação sobre uma mesa, e deve ter um apoio abaixo do abdome, feito por um assistente, para prevenir que se sente ou para minimizar a movimentação.

### TÉCNICA
1. Inserir o dedo indicador, enluvado e lubrificado, no reto; palpar as regiões anal e retal, para avaliar qualquer anomalia.

| **PROCEDIMENTO 11.6** | **Palpação e drenagem do saco anal** (*continuação*) |

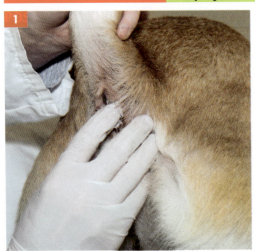

Inserir o dedo indicador enluvado e lubrificado no reto.

**2.** Identificar os sacos anais na posição de 5 e 7 horas, e palpar cada um entre o dedo indicador dentro do reto e o polegar na região perineal.

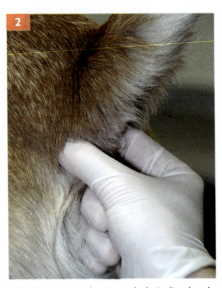

Palpação do saco anal entre o dedo indicador dentro do reto e o polegar na região perineal.

**3.** Se os sacos anais serão drenados, posicionar uma gaze ou outro material absorvente sobre a abertura do saco anal na margem anorretal e, gentilmente, porém de modo firme, apertar o saco anal da superfície ventral em direção à abertura do saco anal, até que esteja vazio.

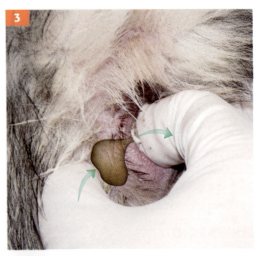

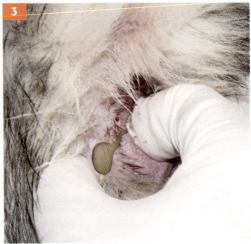

Apertar o saco anal gentilmente, porém de modo firme, da superfície ventral em direção à abertura do saco anal, para drenar seus conteúdos.

## PROCEDIMENTO 11.6 — Palpação e drenagem do saco anal *(continuação)*

**4.** Os conteúdos normais do saco anal podem variar em cor e consistência. As secreções muito frequentemente são amarelas, cinza ou marrons.

**5.** Palpar o saco anal vazio para quaisquer espessamentos ou massas.

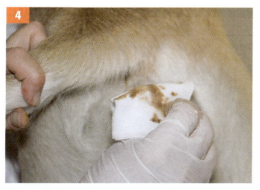

Os conteúdos normais do saco anal são tipicamente amarelos, cinza ou marrons.

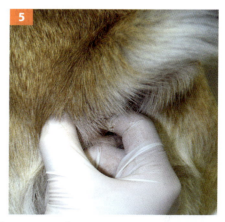

Palpar o saco anal para espessamentos ou massas, uma vez que esteja vazio.

---

## PROCEDIMENTO 11.7 — Biópsia de fígado por aspiração com agulha fina

### OBJETIVO
Obter células do fígado para análise citológica.

### INDICAÇÕES
1. Disfunção hepática, elevações dramáticas nas enzimas hepáticas, causas hepáticas de icterícia, aumento hepático ou massas dentro do parênquima hepático.
2. Aspirados hepáticos às cegas podem ser realizados quando o ultrassom ou outras imagens confirmaram que há uma doença do parênquima hepático difusa e uniforme, com aumento do fígado.
3. Aspirados percutâneos de massas hepáticas discretas ou focais, ou a aspiração de conteúdos da vesícula biliar, podem ser realizados utilizando o ultrassom como guia.

### CONTRAINDICAÇÕES E RECOMENDAÇÕES
1. Anomalias hemostáticas são comuns em pacientes com insuficiência hepática. Antes de realizar a aspiração percutânea do fígado, deve-se realizar um hemograma completo (CBC), uma contagem de plaquetas e um perfil de coagulação; o tempo de sangramento deve ser avaliado e quaisquer anomalias precisam ser identificadas (p. ex., plasma fresco, vitamina K).
2. Tumores vasculares hepáticos, como hemangiossarcoma, com frequência sangram excessivamente quando aspirados; as chances de produzir diagnóstico são baixas, por isso é raro que as massas hepáticas cavitárias sejam aspiradas.
3. Aspirados hepáticos percutâneos são menos invasivos e custam menos que uma cirurgia ou laparoscopia, mas os resultados obtidos nem sempre se correlacionam com os resultados de biópsias teciduais. Essa técnica é mais efetiva para confirmação de um diagnóstico de lipidose hepática em gatos e linfoma hepático em cães e gatos. A aspiração também pode oferecer um diagnóstico

## PROCEDIMENTO 11.7 — Biópsia de fígado por aspiração com agulha fina (continuação)

quando neoplasias hepáticas focais são aspiradas utilizando o ultrassom como guia.

4. Colecistocentese percutânea guiada por ultrassom (aspiração de conteúdos da vesícula biliar) também pode ser realizada, mas é importante esvaziar completamente a vesícula de seus conteúdos, a fim de minimizar o vazamento biliar para o peritônio.

### EQUIPAMENTO
- Agulha espinal de 22G, de 3,8 a 6,3 cm, com um estilete.

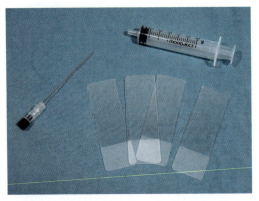

Equipamento necessário para aspiração do fígado com agulha fina.

### ANATOMIA ESPECIAL

1. A vesícula biliar está localizada no lado direito do fígado, e frequentemente está distendida em pacientes com doença hepática associada à colestase ou anorexia. Deve-se ter cuidado para evitar a punção da vesícula biliar durante a aspiração hepática. O animal é posicionado em decúbito dorsal e inclinado para a direita; quando há a doença difusa, são obtidos aspirados dos lobos esquerdos do fígado.
2. O fígado normalmente não se projeta além do arco costal. Quando o fígado está aumentado, a aspiração percutânea cega é relativamente simples. Quando o fígado está com o tamanho pequeno ou normal, o paciente deve ser inclinado com o tórax mais elevado que o abdome, para que o fígado se mova caudalmente além do arco costal; utiliza-se o ultrassom como guia.

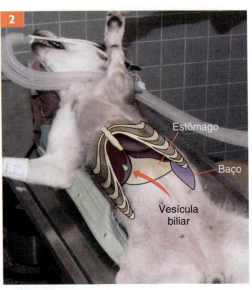

Inclinando o corpo para a direita e elevando o tórax em relação ao abdome, maximiza-se a exposição do fígado e reduz-se a chance de punção da vesícula biliar quando o aspirado hepático é realizado do lado esquerdo.

### TÉCNICA

1. Sedar o animal conforme necessário, para que ele permaneça imóvel durante o procedimento.
2. Posicionar o animal em decúbito dorsal, com o tórax mais elevado que o abdome, e todo o corpo inclinado para a direita, visando maximizar a exposição do fígado e reduzir o risco de punção da vesícula biliar.

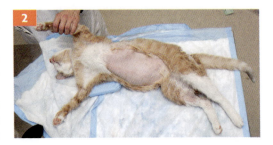

## PROCEDIMENTO 11.7 — Biópsia de fígado por aspiração com agulha fina (continuação)

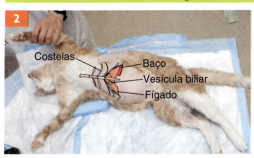

O gato está posicionado adequadamente, visando maximizar a exposição do fígado e reduzir o risco de punção da vesícula biliar.

3. Realizar a tricotomia e preparar o abdome ventral anterior. Utilizar luvas e técnica assépticas.
4. Utilizar o ultrassom como guia, ou as técnicas de posicionamento e referências descritas anteriormente, a fim de avançar a agulha à região desejada dentro do parênquima hepático.
5. Quando há a doença multifocal difusa ou extensa, aspirados "cegos" podem ser obtidos utilizando referências específicas. O local de entrada para a agulha está no nível da xifoide, que representa metade da distância entre a linha média até o arco costal. Avançar a agulha na direção craniodorsal, com inclinação de aproximadamente 30° à esquerda do plano sagital médio (para evitar a vesícula biliar).

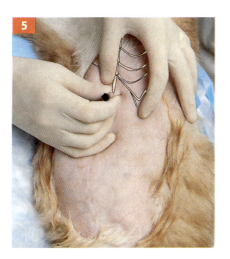

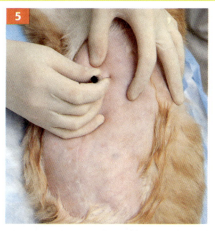

O local de entrada da agulha está no nível da xifoide, que representa metade da distância entre a linha média até o arco costal.

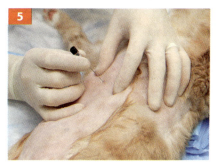

A agulha da biópsia avança para a região craniodorsal do fígado, em um ângulo de aproximadamente 30° à esquerda do plano sagital médio (para evitar a vesícula biliar).

6. Remover o estilete.

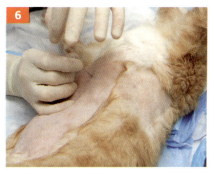

O estilete da agulha é removido.

## PROCEDIMENTO 11.7 — Biópsia de fígado por aspiração com agulha fina *(continuação)*

7. Segurando a agulha pelo canhão, deve-se avançá-la várias vezes para o fígado enquanto a torce. Isso força as células para dentro da agulha.

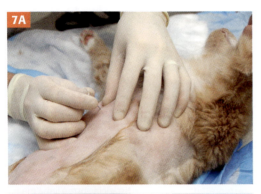

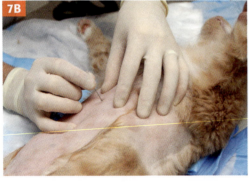

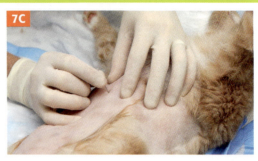

Avançar a agulha diversas vezes para o fígado enquanto a faz torcer, para forçar as células para dentro da agulha.

8. Remover a agulha do abdome.
9. Acoplar a seringa com 2 a 3 m$\ell$ de ar dentro.
10. Esguichar a amostra em uma lâmina de microscópio.
11. Realizar o esfregaço suave e corar para avaliação citológica.

### COMPLICAÇÕES POTENCIAIS

As complicações são minimizadas pelo uso de uma agulha de pequeno diâmetro.

Hemorragia e punção da vesícula biliar, além da peritonite por bile, são complicações potenciais.

*Aviso: a precisão diagnóstica dessa técnica é baixa, exceto em pacientes com linfoma hepático difuso ou gatos com lipidose hepática primária.*

---

## PROCEDIMENTO 11.8 — Abdominocentese

### OBJETIVO
Coletar uma amostra de fluido peritoneal para análise.

### INDICAÇÕES
Presença de uma efusão abdominal.

### CONTRAINDICAÇÕES E RECOMENDAÇÕES

1. Deve-se ter cuidado para evitar a perfuração ou laceração de órgãos abdominais aumentados.
2. Sempre que possível, deve-se realizar radiografias abdominais antes da abdominocentese, pois pode haver confusão com pneumoperitônio espontâneo devido à entrada de ar para a cavidade peritoneal durante esse procedimento.
3. É comum uma abdominocentese negativa se há somente um pequeno volume de efusão ($< 6$ m$\ell$/kg).

## PROCEDIMENTO 11.8 — Abdominocentese (continuação)

### EQUIPAMENTO
- Cateter borboleta de 14G a 22G ou uma agulha de 3,8 cm, com tubo de extensão
- Seringa
- Tubos

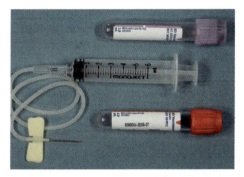

Equipamento necessário para abdominocentese.

### POSICIONAMENTO E CONTENÇÃO
O animal deve ser contido em decúbito lateral, ou deve estar em estação. Geralmente, não é necessária a sedação.

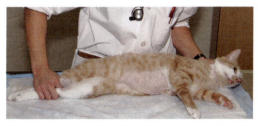

Gato contido em decúbito lateral para abdominocentese.

### ANATOMIA ESPECIAL
Em um animal com um grande volume de efusão, o local ideal está ligeiramente caudal ao umbigo na linha média.

### TÉCNICA
1. Realizar a tricotomia na linha média ventral e limpar com solução asséptica.
2. Acoplar o cateter borboleta ou a agulha com o tubo de extensão à seringa; introduzir lentamente a agulha na cavidade peritoneal na linha média, 2 a 3 cm caudal ao umbigo.

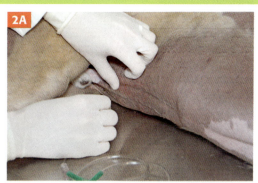

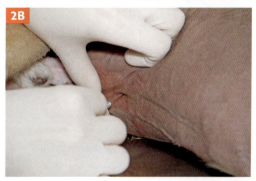

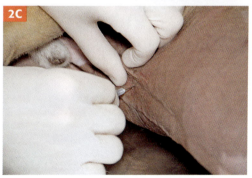

Uma agulha é introduzida lentamente na cavidade peritoneal na linha média, 2 a 3 cm caudal ao umbigo, para abdominocentese.

3. Gentilmente, aplicar sucção à seringa conforme a agulha entra na cavidade abdominal.
4. Se não é obtido nenhum fluido, retirar ligeiramente a agulha e redirecioná-la, ou mudar a posição do animal.
5. Se ainda assim não se obtém fluido, remover a seringa da agulha e girá-la em 360° ao longo do seu eixo, para limpar a ponta, e redirecionar a agulha.

## PROCEDIMENTO 11.8 — Abdominocentese (continuação)

6. Coletar o fluido diretamente na seringa e submeter à análise citológica; quando necessário, também à análise bioquímica e microbiológica.

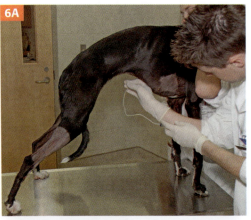

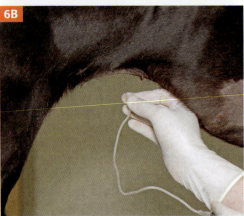

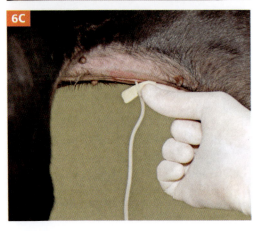

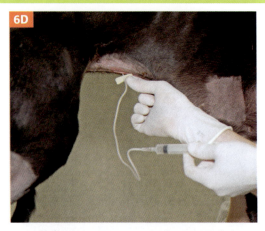

Abdominocentese em um cão em estação.

### RESULTADOS

A figura apresenta a citologia de uma efusão abdominal de um cão com peritonite séptica causada por deiscência, vista em uma biópsia de região com espessamento intestinal.

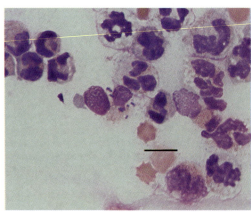

Efusão abdominal de um Bulldog de 6 anos com peritonite séptica seguida por deiscência de um espessamento intestinal completo em região de biópsia. Grandes números de neutrófilos degenerados está presente, alguns dos quais fagocitaram bactérias de diferentes espécies. (Cortesia de Dra. Marion Jackson, Universidade de Saskatchewan.)

A figura a seguir apresenta a aparência macroscópica e microscópica de uma efusão abdominal viscosa e amarela de um gato, com a forma úmida da peritonite infecciosa felina.

Procedimento 11.9 Lavado peritoneal diagnóstico 225

## PROCEDIMENTO 11.8 Abdominocentese (continuação)

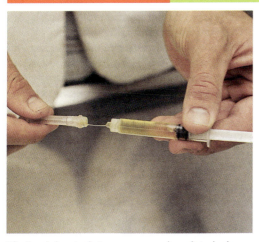

Efusão abdominal viscosa e amarela, coletada de um gato. O conteúdo proteico total desse fluido foi de 65 g/ℓ.

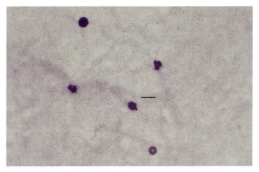

A celularidade do fluido é elevada, com a maioria das células (85%) de neutrófilos não degenerados, assim como alguns macrófagos e linfócitos ocasionais. O pontilhado basofílico de fundo sugere um elevado conteúdo proteico. Esse exsudato piogranulomatoso não séptico é típico de efusão encontrada em gatos com a forma úmida da peritonite infecciosa felina. (Cortesia da Dra. Marion Jackson, Universidade de Saskatchewan.)

## PROCEDIMENTO 11.9 Lavado peritoneal diagnóstico

### OBJETIVO
Coletar um lavado da cavidade peritoneal, para avaliação diagnóstica.

### INDICAÇÕES
1. Presença de pequeno volume de efusão abdominal que não pode ser amostrado por abdominocentese.
2. Animais com dor abdominal aguda sem explicação associada à febre ou a leucograma inflamatório.
3. Animais com suspeita de deiscência intestinal cirúrgica pós-operatória.
4. Animais que sofreram trauma contundente ou penetrante, quando há a suspeita de uma ruptura.

### CONTRAINDICAÇÕES E RECOMENDAÇÕES
O fluido coletado por lavagem peritoneal diagnóstica deve ser interpretado com cautela, pois pode ocorrer a diluição da contagem celular total e dos analitos químicos.

### EQUIPAMENTO
- Cateter sobre agulha de 14G, com 6,3 a 9 cm
- Solução cristaloide isotônica aquecida (37°C) (Normosol-R®, lactato de Ringer ou solução salina a 0,9%)
- Acesso para administração intravenosa (IV) de fluido; bolsa de pressão de infusão IV rápida
- Seringa de 3 mℓ, cateter borboleta de 14G a 22G ou agulha de 3,8 cm, com tubo de extensão para coleta de fluido
- Tubos
- Luvas estéreis

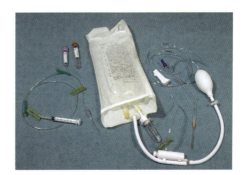

Equipamento necessário para lavagem peritoneal diagnóstica.

# 226 Capítulo 11 Técnicas do Sistema Gastrintestinal

## PROCEDIMENTO 11.9 Lavado peritoneal diagnóstico (continuação)

### POSICIONAMENTO E CONTENÇÃO

Conter o animal em decúbito lateral.

### TÉCNICA

1. Realizar a tricotomia do abdome ventral em um quadrado 10 × 10 cm, centralizado no umbigo; preparar a região de modo asséptico.
2. Utilizando luvas estéreis, inserir o cateter sobre a agulha na cavidade abdominal, 2 cm para a direção caudal e 2 cm para a direita do umbigo.
3. Uma vez que a agulha penetrou a parede abdominal, avançar o cateter lentamente com um movimento suave de torção, para prevenir a punção inadvertida de quaisquer órgãos abdominais.
4. Retirar a agulha; coletar e analisar qualquer fluido que possa ser coletado do cateter.
5. Instilar 20 m$\ell$/kg de solução salina aquecida para a cavidade abdominal por um período de 5 minutos.
6. Remover o cateter e rolar o animal lateralmente, ou permitir que o animal caminhe enquanto o abdome é massageado, para distribuir o fluido.
7. Deitar o animal em decúbito lateral; preparar assepticamente o abdome, como descrito anteriormente.
8. Realizar a abdominocentese, para remover ao menos 1 m$\ell$ do fluido lavado para análise.

### ANÁLISE DA AMOSTRA

1. Neutrófilos degenerados com bactérias, fibras vegetais ou uma contagem de células sanguíneas brancas acima de 2.000/m$\ell$ sugerem peritonite séptica, com necessidade cirúrgica.
2. Fluido róseo indica hemorragia intra-abdominal, com um volume concentrado de hemácias maior que 4%, sugerindo hemorragia significativa.
3. Uma análise mais profunda do fluido do lavado pode revelar aumento de bilirrubina ou cristais biliares, indicando ruptura da via biliar; aumento da creatinina e potássio comparado ao soro, sugerindo ruptura do trato urinário; ou inflamação não séptica e níveis elevados de amilase comparados ao soro, sugerindo pancreatite aguda.

# Técnicas do Sistema Urinário

## 12

### PROCEDIMENTO 12.1 Coleta de urina por cistocentese

**OBJETIVO**

Coletar urina diretamente da bexiga.

**INDICAÇÕES**

1. Obter uma amostra de urina não contaminada por bactérias, células e debris do trato urinário inferior.
2. Ajudar na localização de hematúria, piúria e bacteriúria.

**CONTRAINDICAÇÕES**

1. Quando uma amostra não contaminada não é necessária, e a urina está sendo coletada para verificar sua densidade específica ou monitorar a glicosúria, é preferível simplesmente coletar a urina por captura livre em cães, ou usando produtos de cama não absorventes projetados para coleta de urina em gatos.
2. Distúrbios hemorrágicos.
3. Possibilidade de piometra, ou abscesso prostático que poderia ser inadvertidamente rompido por essa técnica.
4. Animais com suspeita de câncer de bexiga, porque, por essa técnica, as células tumorais podem ser semeadas no peritônio.
5. Animais com obstrução do fluxo urinário ou com probabilidade de obstrução do fluxo urinário antes que o orifício criado por essa técnica na bexiga tenha chance de cicatrizar.

**EQUIPAMENTO**

- Agulha de calibre 22G, 1 ou 1,5 polegada
- Seringa de 5 m$\ell$
- Álcool

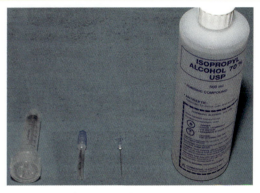

Equipamento necessário para cistocentese.

**TÉCNICA**

1. Conter o paciente em decúbito dorsal.
2. Palpar a bexiga, se possível, para avaliar o tamanho e a localização; limpar a superfície da pele com álcool.

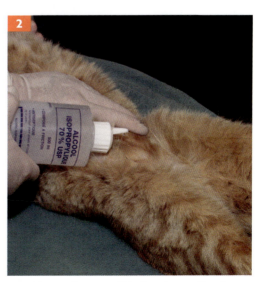

Limpando a superfície da pele com álcool.

## PROCEDIMENTO 12.1 — Coleta de urina por cistocentese *(continuação)*

3. Localizar e imobilizar a bexiga urinária, se possível. Não aplicar pressão digital excessiva antes, durante ou após a cistocentese.

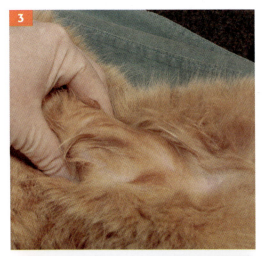

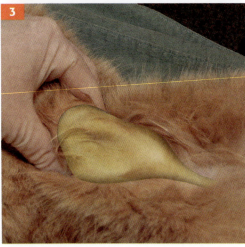

Localizando e imobilizando da bexiga urinária por palpação suave.

4. Colocar a agulha na seringa.
5. Avançar a agulha pela parede abdominal ventral até a bexiga, tendo o cuidado de inserir a agulha através da parede da bexiga em um ângulo oblíquo direcionado no sentido dorsocaudal, para que, à medida que a bexiga encolha, a ponta da agulha permaneça dentro do lúmen da bexiga. Aplicar sucção.

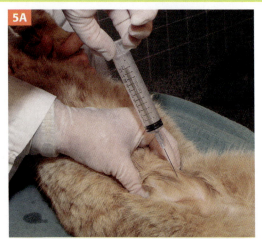

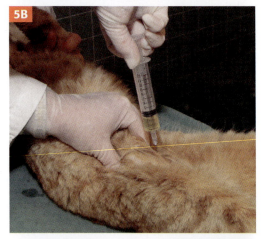

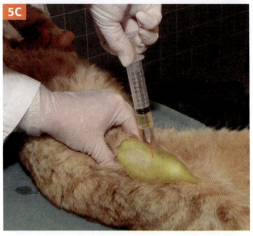

Direcionamento da agulha dorsocaudal durante a cistocentese.

## PROCEDIMENTO 12.1 Coleta de urina por cistocentese (continuação)

6. Liberar toda a sucção, uma vez que a amostra for obtida, para minimizar a chance de contaminação da amostra.
7. Retirar a agulha do abdome.
8. Trocar a agulha e colocar a amostra de urina em um tubo.

### TÉCNICA ALTERNATIVA: CISTOCENTESE GUIADA POR ULTRASSOM

A cistocentese guiada por ultrassom pode ser mais indicada nos casos em que a bexiga não pode ser palpada porque o paciente está tenso ou obeso, ou se a bexiga for pequena. Uma vantagem dessa técnica é que não apenas o tamanho e a localização da bexiga podem ser avaliados, mas também, às vezes, é possível identificar o espessamento da parede da bexiga e a presença de sedimentos, cálculos ou massas intraluminais.

1. Ligar o aparelho de ultrassom e ajustar as configurações.
2. Conter o paciente em decúbito dorsal.
3. Aplicar álcool à vontade no abdome caudal, a fim de umedecer a pele e o pelo e permitir um bom contato com o transdutor do ultrassom. Se necessário, para uma boa imagem, aplicar gel condutor solúvel em água.
4. Colocar a agulha na seringa.
5. Identificar a bexiga usando ultrassom e inserir a agulha pela parede abdominal ventral sobreposta em direção à bexiga.

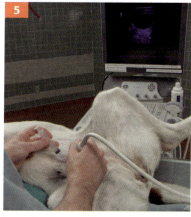

Identificar a bexiga usando ultrassom e inserir uma agulha no sentido dorsocaudal através da parede abdominal, em direção à bexiga.

6. Inserir a ponta da agulha na bexiga, em um ângulo oblíquo direcionado para a cauda (dorsocaudal), de modo que, à medida que a bexiga diminuir, a ponta da agulha permaneça no lúmen.
7. Quando a agulha estiver visível dentro do lúmen da bexiga, aplicar uma aspiração suave, para obter a urina.

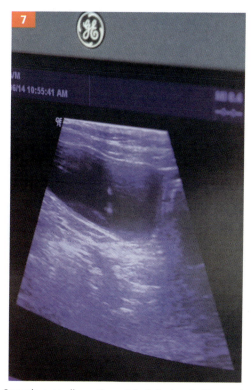

Quando a agulha estiver visível dentro do lúmen da bexiga, aplicar a sucção.

8. Liberar toda a sucção assim que a amostra for obtida; retirar a agulha do abdome.

### TÉCNICA ALTERNATIVA: CISTOCENTESE CEGA

Se a bexiga não puder ser palpada porque o paciente está tenso ou obeso, e a orientação por ultrassom não estiver disponível, tentar uma "cistocentese cega". Esse procedimento geralmente é bem-sucedido se a bexiga estiver moderadamente cheia.

**PROCEDIMENTO 12.1** **Coleta de urina por cistocentese** *(continuação)*

1. Conter o paciente em decúbito dorsal.

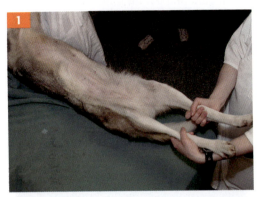

Contenção em decúbito dorsal, para cistocentese cega.

2. Aplicar álcool à vontade no abdome caudal.

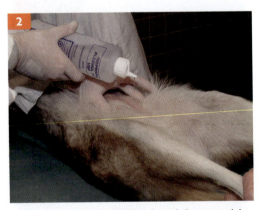

Aplicação generosa de álcool no abdome caudal.

3. Aplicar alguma pressão no abdome para empurrar o conteúdo abdominal no sentido caudal e estimar a localização da bexiga. Nas fêmeas, a agulha de cistocentese geralmente deve entrar no abdome, onde o álcool se acumula. Em cães machos, a agulha deve ser inserida lateralmente ao pênis, aproximadamente a meio caminho entre a ponta do prepúcio e o escroto.
4. Colocar a agulha na seringa.
5. Avançar a agulha pela parede abdominal ventral até a bexiga, tendo o cuidado de inseri-la pela parede da bexiga em um ângulo oblíquo direcionado no sentido dorsocaudal, para que, à medida que a bexiga diminua, a ponta da agulha permaneça dentro do lúmen da bexiga. Aplicar aspiração.

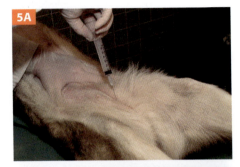

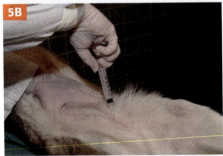

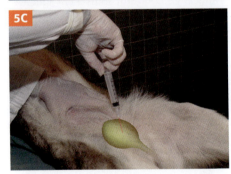

A agulha é direcionada no sentido dorsocaudal, para que, à medida que a bexiga diminua, a ponta da agulha permaneça dentro do lúmen da bexiga.

6. Liberar toda a aspiração assim que a amostra tiver sido obtida, para minimizar a chance de contaminá-la.
7. Retirar a agulha do abdome.
8. Trocar a agulha e colocar a amostra de urina em um tubo.

# PROCEDIMENTO 12.2 Cateterização urinária: gato macho

## OBJETIVO
Fornecer acesso à bexiga urinária para coletar urina, aliviar a obstrução urinária ou instilar substâncias.

## INDICAÇÕES
1. Coleta de urina para urinálise ou cultura.
2. Coleta de volumes de urina em períodos exatos, para estudos de função renal.
3. Monitoramento do fluxo urinário.
4. Instilar material de contraste radiográfico.
5. Avaliação do lúmen uretral para cálculos, massas ou estenoses.
6. Coleta de amostra de urina para avaliação citológica quando houver suspeita de neoplasia da bexiga.
7. Para aliviar a obstrução uretral estrutural ou funcional.

## COMPLICAÇÕES POTENCIAIS
1. Trauma na uretra ou bexiga.
2. Introdução de infecção.

## EQUIPAMENTO
- Luvas estéreis
- Lubrificante estéril
- Fluido de lavagem estéril (solução salina)
- Cateter urinário apropriado

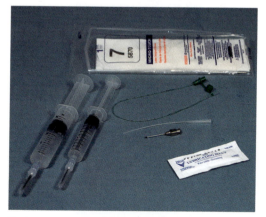

Equipamento necessário para passar um cateter urinário em um gato macho.

## CATETERES URINÁRIOS USADOS

1. Um cateter uretral TomCat® aberto, que é um cateter de polipropileno 3 1/2-Fr, é normalmente utilizado para aliviar a obstrução uretral em gatos. Ele tem uma extremidade aberta, permitindo a lavagem durante o cateterismo, a fim de resolver o bloqueio uretral e facilitar a passagem. Por ser um cateter rígido, não é recomendado para uso como cateter permanente, porque pode causar trauma na bexiga e irritação uretral.

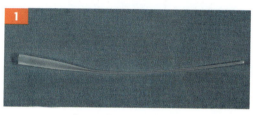

Cateter TomCat® aberto.

2. Uma sonda flexível de alimentação enteral infantil, consistindo de tubos de polietileno de 3 1/2-Fr ou 5-Fr, é mais frequentemente usada como um cateter permanente após o alívio da obstrução uretral. Esse cateter também pode ser usado para coletar amostra de urina de gatos sem obstrução uretral.

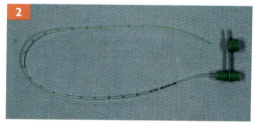

Sonda de alimentação enteral infantil, de polietileno macio.

3. Um cateter metálico verde com ponta aberta pode ser usado para aliviar a obstrução uretral; ele é rígido, para permitir a passagem, tem um lúmen central, para permitir a lavagem e também uma ponta atraumática arredondada. Entretanto, por ser um cateter curto, não alcançará o lúmen da bexiga.

## PROCEDIMENTO 12.2 Cateterização urinária: gato macho (continuação)

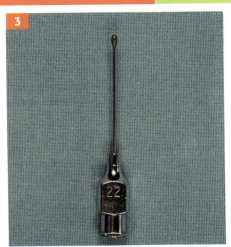

Cateter metálico verde de ponta aberta.

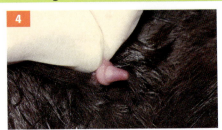

Manter a exposição do pênis, apertando com firmeza o prepúcio ao redor da base dele.

5. Lavar gentilmente a extremidade do pênis com solução antisséptica e enxaguar com soro fisiológico.
6. Puxar o pênis diretamente para trás, no sentido caudal, de modo que o longo eixo da uretra peniana fique paralelo à coluna vertebral, reduzindo a curvatura natural da uretra e simplificando a passagem do cateter.

### TÉCNICA

1. Sedar o gato, se necessário.
2. Conter o gato em decúbito lateral ou dorsal.

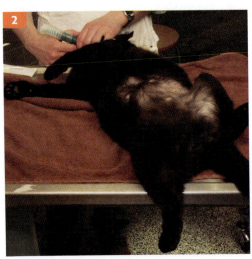

Gato contido em decúbito dorsal, para cateterismo uretral.

3. Expor o pênis empurrando-o caudalmente enquanto segura o prepúcio; puxar o prepúcio para frente.
4. Assim que o pênis for exposto, segurá-lo apertando firmemente o prepúcio ao redor da base do pênis.

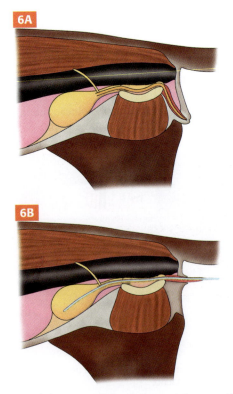

Puxar o pênis exposto diretamente para trás, em sentido caudal, reduz a curvatura natural da uretra e simplifica a passagem de um cateter urinário.

**PROCEDIMENTO 12.2** **Cateterização urinária: gato macho** *(continuação)*

7. Lubrificar a ponta do cateter com lubrificante aquoso estéril.

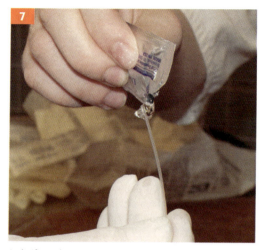

Lubrificando a ponta de um cateter urinário TomCat®.

8. Inserir suavemente a ponta do cateter no orifício uretral externo e avançar para o lúmen da bexiga.

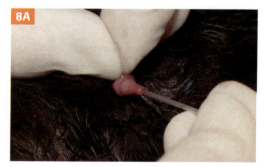

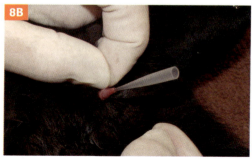

Inserindo a ponta do cateter no orifício uretral externo, avançando para o lúmen da bexiga.

9. Se houver resistência, o cateter pode ser enxaguado durante o avanço, com solução salina estéril – estar ciente de que isso alterará os resultados do teste na urina obtida.

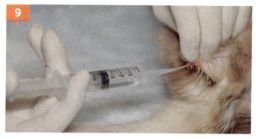

O enxágue pode ajudar a aliviar uma obstrução uretral e facilitar o avanço do cateter.

10. Quando um cateter permanente é necessário, o cateter rígido de polipropileno é substituído por um cateter macio. O cateter interno macio é fixado, a fim de manter as suturas colocadas no períneo do gato por meio de uma fita borboleta ou usando uma sutura de dedo chinês.

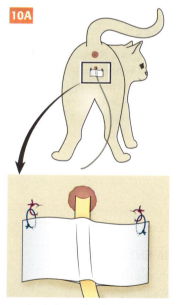

Uma fita em borboleta aderida a um cateter urinário permanente é fixada, a fim de manter as suturas no períneo do gato, para permitir a substituição menos traumática do cateter.

## PROCEDIMENTO 12.2 — Cateterização urinária: gato macho *(continuação)*

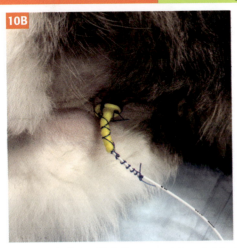

Uma sutura de dedo chinês fixa um cateter urinário de politetrafluoroetileno ao gato.

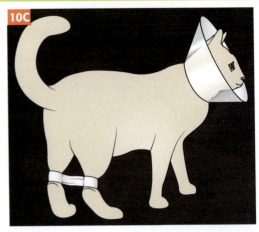

Um colar elizabetano e travas unindo as duas patas traseiras podem ajudar a evitar que o gato remova o cateter urinário prematuramente.

---

## PROCEDIMENTO 12.3 — Cateterização urinária: cão macho

### OBJETIVO
Fornecer acesso à bexiga urinária para coletar urina, aliviar a obstrução urinária ou instilar substâncias.

### INDICAÇÕES
1. Coleta de urina para urinálise ou cultura.
2. Coleta de volumes de urina em períodos exatos, para estudos de função renal.
3. Monitoramento do fluxo urinário.
4. Instilar material de contraste radiográfico.
5. Avaliação do lúmen uretral para cálculos, massas ou estenoses.
6. Coleta de amostra de urina, para avaliação citológica quando houver suspeita de neoplasia da bexiga.
7. Para aliviar a obstrução uretral estrutural ou funcional.

### EQUIPAMENTO
- Luvas esterilizadas
- Lubrificante estéril
- Um cateter urinário apropriado

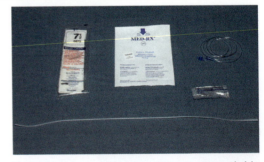

Equipamento necessário para passar um cateter urinário em um cão macho.

### CATETERES URINÁRIOS UTILIZADOS

1. Um cateter de polipropileno rígido de 4 a 10 Fr (dependendo do tamanho do cão) pode ser usado para uma única coleta de urina ou para o alívio da obstrução uretral. O cateter rígido não é recomendado para uso como cateter permanente, porque causa trauma na bexiga e irritação uretral.

**PROCEDIMENTO 12.3** Cateterização urinária: cão macho *(continuação)*

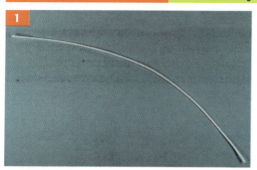

Cateter rígido de polipropileno.

2. Uma sonda flexível de alimentação enteral infantil, de 4 a 10 Fr, feita de polietileno, pode ser utilizada para coletar uma amostra de urina ou como um cateter permanente.

## TÉCNICA

1. Conter o cão em decúbito lateral ou dorsal.
2. Estimar o comprimento do cateter a ser inserido, segurando o cateter próximo ao cão.

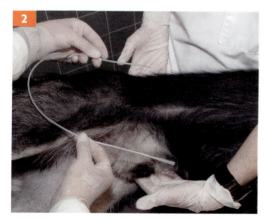

Estimando o comprimento do cateter a ser inserido em um cão.

3. Expor o pênis empurrando-o cranialmente a partir da base, enquanto empurra-se o prepúcio em sentido caudal, expondo o pênis. Manter a exposição peniana continuando a empurrar cranialmente na base do pênis e caudalmente o prepúcio.

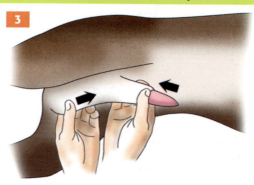

Expondo o pênis.

4. Lavar gentilmente com solução antisséptica a extremidade do pênis e enxaguar com soro fisiológico.

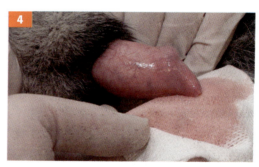

Lavagem da extremidade do pênis com solução antisséptica.

5. Lubrificar a ponta do cateter com lubrificante aquoso estéril.

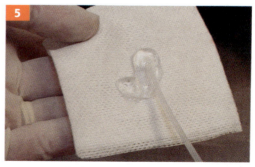

Lubrificando a ponta do cateter.

## PROCEDIMENTO 12.3 — Cateterização urinária: cão macho (continuação)

6. Inserir gentilmente a ponta do cateter no orifício uretral externo e avançar para o lúmen da bexiga, tomando cuidado para não avançar muito.

7. Coletar e descartar os primeiros 5 a 6 m$\ell$ de urina e, em seguida, coletar uma amostra para urinálise e cultura.

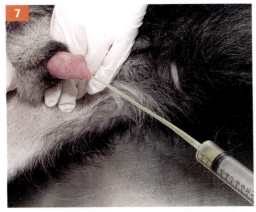

Inserção da ponta do cateter no orifício uretral externo.   Coleta de urina por meio de um cateter urinário.

## PROCEDIMENTO 12.4 — Cateterização urinária: cadela

### EQUIPAMENTO
- Espéculo
- Luvas estéreis
- Lubrificante estéril
- Cateter apropriado

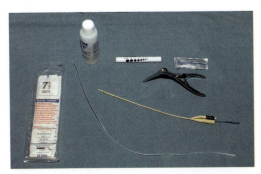

Equipamento necessário para cateterizar uma cadela.

### CATETERES URINÁRIOS UTILIZADOS

1. Um cateter de polipropileno rígido de 4 a 10 Fr (dependendo do tamanho do cão) pode ser usado para uma única coleta de urina ou para o alívio da obstrução uretral. O cateter rígido não é recomendado para uso como cateter permanente, porque causa trauma na bexiga e irritação uretral.

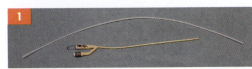

Cateteres urinários usados em cadelas incluem um cateter rígido de polipropileno e um cateter de Foley.

2. Um cateter de Foley de 3 a 10 Fr com um balão inflável de retenção pode ser inserido para ser utilizado como um cateter permanente. Um estilete (guia) pode ser usado, para adicionar rigidez durante a colocação do cateter.

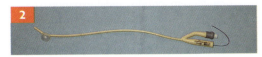

Cateter de Foley com balão inflável autorretentor e estilete (guia).

## PROCEDIMENTO 12.4 — Cateterização urinária: cadela (continuação)

### ANATOMIA ESPECIAL

1. O orifício uretral externo encontra-se dentro de um tubérculo no assoalho ventral da vagina.
2. Ao passar o espéculo e o cateter, é importante inseri-los próximo à comissura dorsal da vulva, para evitar a fossa clitoriana, que é sensível.
3. A porção caudal da vagina é o vestíbulo, que é muito inclinado no sentido dorsocranial, até passar o tubérculo uretral.

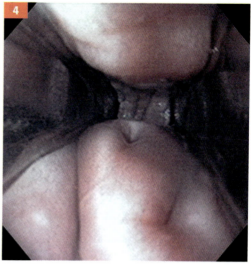

O orifício uretral externo está localizado no assoalho ventral da vagina.

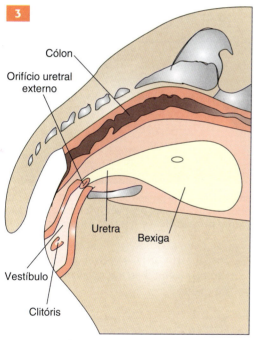

A porção caudal da vagina é o vestíbulo, que é muito inclinado dorsocranialmente, até logo após o tubérculo uretral.

4. Na cadela adulta de pequeno a médio porte, o orifício uretral externo está localizado no assoalho ventral da vagina, entre 3 e 5 cm cranial à comissura ventral da vulva.

### TÉCNICA: VISUALIZANDO O ORIFÍCIO URETRAL

1. Se necessário, sedar a cadela.
2. Conter a cadela em pé ou em decúbito esternal, com os pés afastados da extremidade da mesa.

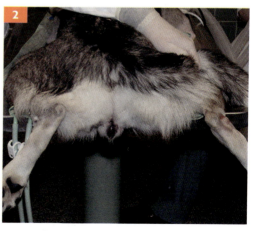

Contenção para cateterismo urinário.

3. Limpar a região perivulvar e vulva com solução antisséptica e enxaguar com soro fisiológico.

## PROCEDIMENTO 12.4 — Cateterização urinária: cadela (*continuação*)

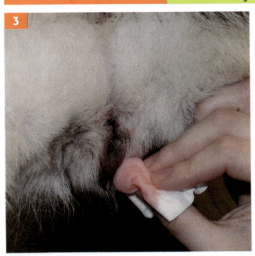

A pele perivulvar e a vulva são higienizadas com solução antisséptica e enxaguadas.

4. Lavar o vestíbulo com solução salina estéril injetada por meio de uma seringa.

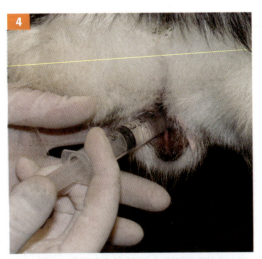

A vagina e o vestíbulo são lavados com solução salina estéril injetada por meio de uma seringa.

5. Utilizar um espéculo e uma fonte de luz para visualizar o tubérculo e o orifício uretral externo. Inicialmente, o espéculo deve estar bem dorsal após a inserção pelos lábios vulvares, para evitar a fossa clitoriana. Abrir as asas do espéculo, para distender o lúmen vaginal.

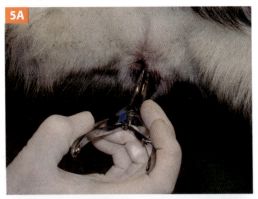

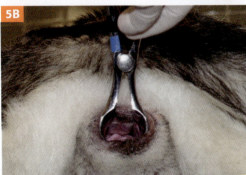

Um espéculo é direcionado dorsalmente após a inserção pelos lábios vulvares; uma vez inserido, as asas são abertas para visualizar o vestíbulo e a vagina.

6. Visualizar o orifício uretral, localizado em um pequeno tubérculo no assoalho ventral da vagina.

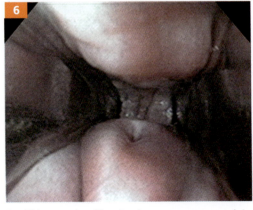

O orifício uretral está localizado em um pequeno tubérculo no assoalho ventral da vagina.

## PROCEDIMENTO 12.4 Cateterização urinária: cadela (continuação)

7. Lubrificar a ponta do cateter com lubrificante aquoso estéril.

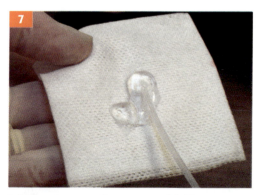

Lubrificando a ponta do cateter com lubrificante aquoso estéril.

8. Inserir gentilmente a ponta do cateter no orifício uretral externo e avançar para o lúmen da bexiga, tomando cuidado para não avançar muito.

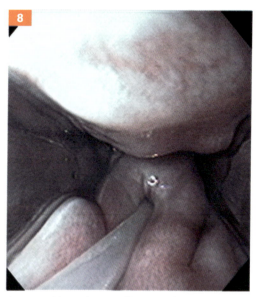

O cateter é inserido no orifício uretral externo e avançado para o lúmen da bexiga.

### TÉCNICA: ABORDAGEM DIGITAL CEGA

Em cadelas grandes, o cateter às vezes pode ser guiado digitalmente para a uretra.

1. Conter a cadela em pé ou na posição esternal; se necessário, sedar.
2. Higienizar a pele perivulvar e a vulva com uma solução antisséptica; enxaguar com soro fisiológico.
3. Lavar o vestíbulo com solução salina estéril injetada por meio de uma seringa.
4. Utilizando luvas estéreis, lubrificar o dedo indicador e inseri-lo na vagina. Em algumas cadelas, o orifício uretral externo é palpável.
5. Inserir um cateter estéril lubrificado por meio da comissura dorsal da vulva, para evitar a fossa clitoriana.
6. Guiar o cateter sob o dedo indicador, ao longo do assoalho ventral da vagina.
7. Embora o orifício uretral externo nem sempre possa ser palpado, a entrada do cateter na uretra pode ser confirmada quando o cateter desaparecer no assoalho da vagina.

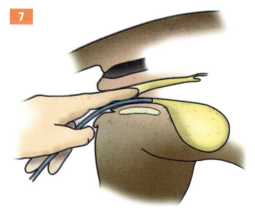

Usando a abordagem digital cega para cateterismo urinário, um cateter é inserido e guiado sob o dedo indicador ao longo do assoalho ventral da vagina, até que desapareça no orifício uretral no assoalho.

## PROCEDIMENTO 12.5 — Lavagem prostática

### OBJETIVO
Coletar uma amostra de células e fluido da próstata.

### INDICAÇÕES
1. Suspeita de doença prostática com base em infecções recorrentes do trato urinário, estrangúria ou sangramento uretral espontâneo (gotejamento de sangue).
2. Anormalidades palpáveis da próstata, incluindo aumento, assimetria, irregularidade ou dor.
3. Coleta de fluido prostático e células para citologia e cultura em um cão com possível prostatite ou infertilidade.

### CONTRAINDICAÇÕES E AVISOS
1. Quando há inflamação, as células epiteliais prostáticas podem se tornar displásicas e exibir alguns padrões de malignidade. Se a inflamação puder ser resolvida (p. ex., realizando o tratamento de uma infecção bacteriana), deve ser efetuada a reavaliação da citologia.
2. Embora a avaliação de um ejaculado seja capaz de ter uma eficiência diagnóstica maior do que a de uma lavagem prostática, a situação clínica pode dificultar a coleta de um ejaculado em um cão doente, com dor, ou de um animal castrado.
3. Outros métodos de avaliação da próstata podem incluir radiografias, ultrassom e aspiração com agulha fina.

### EQUIPAMENTO
- Cateter de polipropileno rígido de 5 a 10 Fr (dependendo do tamanho do cão) e com 70 cm de comprimento
- Solução salina estéril
- Seringas
- Luvas
- Lubrificante

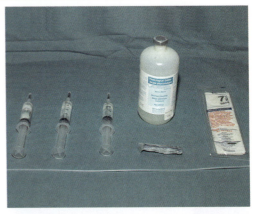

Equipamento necessário para realizar uma lavagem prostática.

### ANATOMIA ESPECIAL
A próstata normal é uma estrutura bilobada que circunda a uretra – logo, caudal ao trígono da bexiga. Na maioria dos cães, é palpável pelo reto, mas, quando aumentada, pode se mover para a frente, dificultando a palpação.

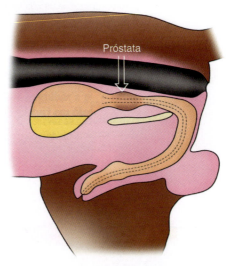

A próstata é uma estrutura bilobada que circunda a uretra – logo, caudal ao trígono da bexiga.

## PROCEDIMENTO 12.5 Lavagem prostática *(continuação)*

### TÉCNICA

1. Se necessário, sedar o cão. Esse procedimento é recomendado se o cão estiver com dores fortes ou for um animal de grande porte, dificultando a palpação da próstata.
2. Passar um cateter uretral na bexiga.

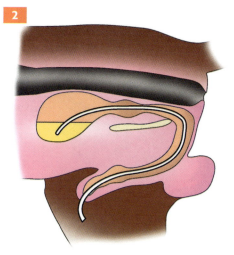

Passando um cateter uretral na bexiga.

3. Esvaziar a bexiga.

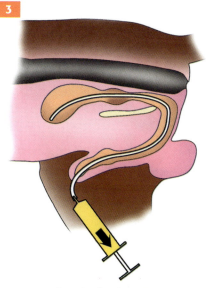

Esvaziando a bexiga.

4. Lavar a bexiga com soro fisiológico estéril e esvaziá-la repetidamente, até que o fluxo volte a ficar claro.

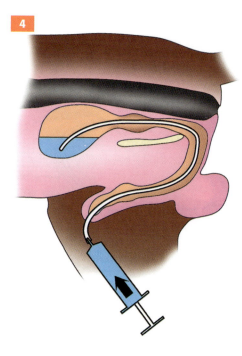

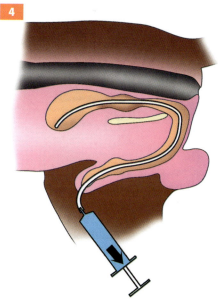

A bexiga é lavada e esvaziada repetidamente, até que o fluxo volte a ficar claro.

## PROCEDIMENTO 12.5 — Lavagem prostática (continuação)

5. Realizar a palpação retal e puxar o cateter uretral para trás, até que a ponta possa ser sentida na uretra, logo caudal à próstata.

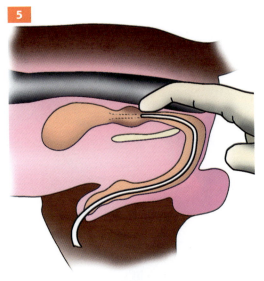

Retirar o cateter uretral até que a ponta possa ser sentida na uretra, logo caudal à próstata.

6. Realizar a palpação retal e massagear a próstata por 1 minuto.

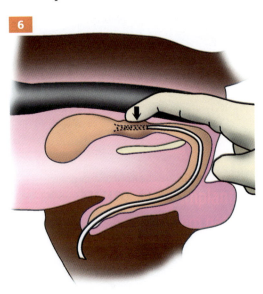

Pela palpação retal, a próstata é massageada por 1 minuto.

7. Injetar lentamente, por meio do cateter, 5 a 10 m$\ell$ de solução salina enquanto o orifício uretral externo é gentilmente ocluído ao redor do cateter (para evitar vazamento de fluido).

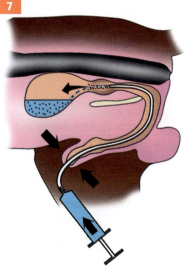

A solução salina é injetada lentamente por meio do cateter na bexiga enquanto o orifício uretral externo é gentilmente ocluído ao redor do cateter.

8. Avançar o cateter para a bexiga e aspirar o fluido.

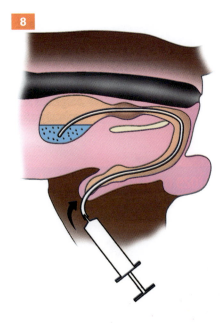

Procedimento 12.5 Lavagem prostática 243

**PROCEDIMENTO 12.5** Lavagem prostática *(continuação)*

**8**

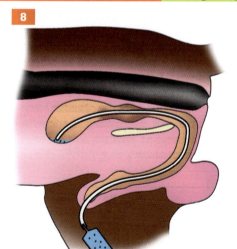

O cateter é introduzido na bexiga e o fluido de lavagem da próstata é aspirado.

9. Enviar o fluido para citologia e cultura.

### RESULTADOS

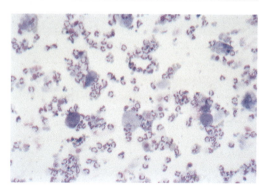

Citologia de lavagem prostática revelando inflamação séptica devido à prostatite. (Cortesia da Dra. Sherry Myers, Prairie Diagnostic Services, Saskatoon, Saskatchewan.)

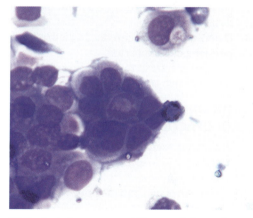

Citologia de lavagem prostática sem inflamação, mas com muitas células epiteliais anormais, indicando carcinoma prostático.

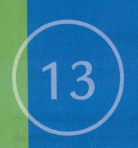

# Citologia Vaginal

| PROCEDIMENTO 13.1 | Obter amostra vaginal |

## OBJETIVO
Obter amostras da vagina para avaliação citológica.

## INDICAÇÕES
1. Determinar se uma cadela com secreção vulvar hemorrágica está "no cio".
2. Avaliar o grau de influência do estrogênio em uma cadela reprodutora durante um ciclo de cio.
3. Determinar o primeiro dia de diestro, para estimar a data do parto.
4. Diferenciar entre secreções vulvares mucoides, sépticas e não sépticas.

## CONTRAINDICAÇÕES E PREOCUPAÇÕES
1. A citologia vaginal pode determinar o grau de influência do estrogênio, mas não prevê a data da ovulação.
2. Uma técnica inadequada pode resultar em esfregaços vaginais que não são representativos da verdadeira citologia vaginal superficial.

## ANATOMIA ESPECIAL
1. A porção caudal da vagina é o vestíbulo, que se estende dos lábios vulvares até o cíngulo pélvico, um estreitamento anterior à papila uretral. O vestíbulo é extremamente angulado dorsocranialmente.

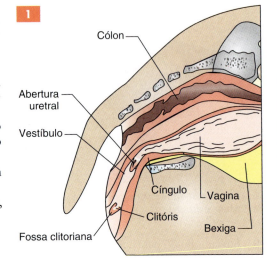

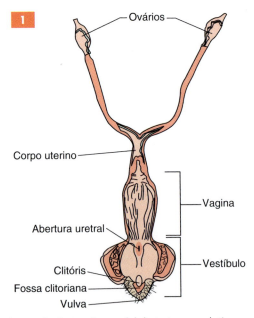

Anatomia da porção caudal do trato reprodutivo em uma cadela.

## PROCEDIMENTO 13.1 — Obter amostra vaginal *(continuação)*

2. Quando os lábios vulvares (lábios) estão separados, o clitóris pode ser visualizado dentro da comissura ventral dos lábios vulvares. Ao passar o *swab* ou um espéculo, é importante começar a inserção perto da comissura vulvar dorsal, a fim de evitar a fossa clitoriana, que é sensível.

### TÉCNICA

1. Umedecer um *swab* com soro fisiológico.

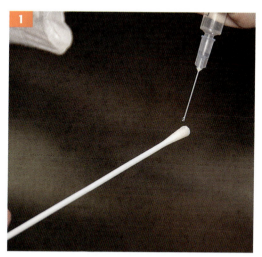

Umedecendo um *swab* com soro fisiológico.

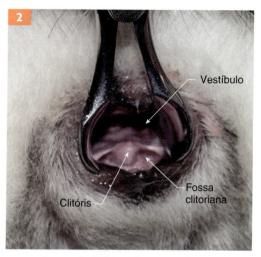

Anatomia da fossa clitoriana e clitóris.

2. Gentilmente, separar os lábios vulvares e inserir o *swab* na comissura dorsal da vulva.

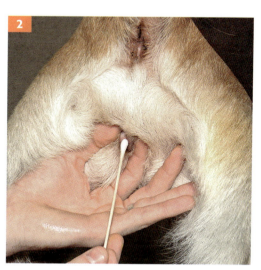

Inserção do *swab* na comissura dorsal da vulva.

3. O tubérculo uretral está localizado na parede ventral (assoalho) do vestíbulo anterior.

### EQUIPAMENTO

- Hastes flexíveis com ponta de algodão
- Cone de otoscópio
- Lâminas de vidro para microscópio
- Seringa com soro fisiológico

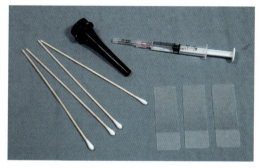

Equipamento necessário para fazer lâminas de citologia vaginal de uma cadela.

3. Avançar o *swab* de forma dorsal e inclinar ligeiramente em direção cranial, até o *swab* passar sobre o arco isquiático; em seguida, avançar ligeiramente em sentido cranial.

## PROCEDIMENTO 13.1 — Obter amostra vaginal (continuação)

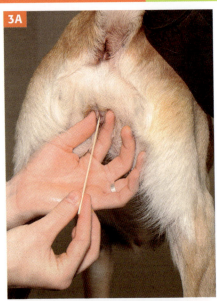

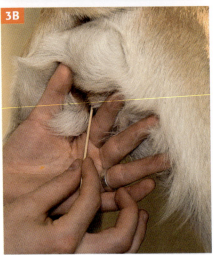

O *swab* é avançado craniodorsalmente até que passe sobre o arco isquiático, e então é avançado ligeiramente em sentido cranial.

4. Técnica alternativa: se a cadela for grande o suficiente, passe um cone de otoscópio pelo vestíbulo até a vagina, e use o cone do otoscópio como espéculo. Passe o *swab* pelo espéculo, para que entre em contato com a parede dorsal da vagina posterior. A vantagem de utilizar um espéculo é a possibilidade de coletar amostra de células apenas da vagina,

não do vestíbulo. As células da vagina respondem mais às mudanças nos níveis hormonais do que as células do vestíbulo.

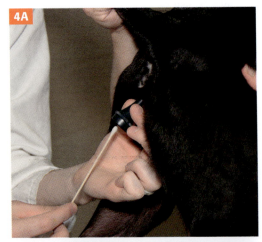

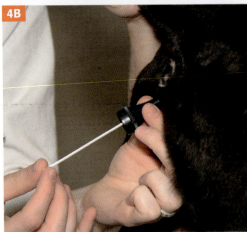

Um cone de otoscópio pode ser usado como espéculo para coleta de esfregaço de citologia vaginal, contornando o vestíbulo.

5. Esfregar suavemente, com movimentos circulares, o *swab* contra a superfície dorsal da vagina. Retirá-lo.
6. Rolar o *swab* em uma lâmina de vidro; deixar secar ao ar; corar com a técnica de Diff-Quick® ou Wright-Giemsa®.

### COMPLICAÇÃO

Nenhuma.

## PROCEDIMENTO 13.1 — Obter amostra vaginal (continuação)

### RESULTADOS

1. A citologia vaginal normalmente varia com o estágio do ciclo estral e o grau de influência do estrogênio.

   A. Durante o proestro, há células parabasais pequenas e redondas com grandes núcleos corados em escuro, bem como células intermediárias ligeiramente maiores e glóbulos vermelhos.

   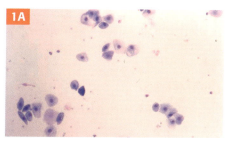

   O esfregaço vaginal de uma cadela em proestro contém hemácias, células parabasais e células intermediárias. (Cortesia do Dr. Klaas Post, Universidade de Saskatchewan.)

   B. Durante o estro, a proporção de células cornificadas maduras superficiais aumenta. As células superficiais são poligonais, com um pequeno núcleo redondo que se torna picnótico com o tempo. Eventualmente, as células tornam-se anucleares.

   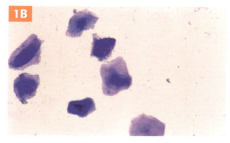

   A citologia vaginal durante o estro consiste sobretudo em células epiteliais cornificadas maduras superficiais. (Cortesia do Dr. Klaas Post, Universidade de Saskatchewan.)

2. A cornificação vaginal de 50 a 60% tem sido recomendada como o melhor momento para começar o teste sequencial de progesterona, a fim de determinar os dias ideais para a reprodução. Um aumento inicial na progesterona ($> 2$ ng/m$\ell$) é visto no momento do pico do hormônio luteinizante (LH), que geralmente precede a ovulação em 48 horas.

   Quando ocorre a ovulação, a citologia vaginal revela, quase exclusivamente, células epiteliais cornificadas maduras superficiais, e o nível de progesterona aumenta ainda mais ($> 4$ ng/m$\ell$). Os óvulos levam aproximadamente 48 horas para amadurecer, portanto o tempo ideal para a fertilização é de 2 ou 3 dias após a ovulação.

3. No início do diestro, há uma transição abrupta da citologia vaginal do estro tardio (80 a 100% de células cornificadas maduras superficiais) para o diestro (80 a 100% de células parabasais e intermediárias, além de neutrófilos). O início do diestro citológico se dá geralmente de 4 a 6 dias após a ovulação, sugerindo que é tarde demais para a cruza durante o ciclo atual. O parto, se a cadela engravidar, ocorre tipicamente 58 ($\pm 1$) dias após o primeiro dia do diestro citológico, que corresponde a 62 a 64 dias após a ovulação.

   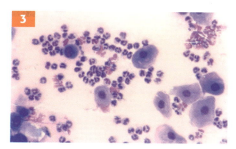

   O diestro é caracterizado por uma transição abrupta da citologia vaginal para células predominantemente parabasais e intermediárias, além de neutrófilos. (Cortesia do Dr. Klaas Post, Universidade de Saskatchewan.)

4. Quando a citologia vaginal realizada em uma cadela castrada que está aparentando sinais de estro (secreção sanguinolenta, atraente para os machos) demonstra influência do estrogênio (células cornificadas), isso sugere a possibilidade da presença de um remanescente ovariano.

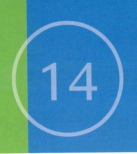

# 14 Coleta de Medula Óssea

## PROCEDIMENTO 14.1 Aspiração da medula óssea

### OBJETIVO
Coletar material da medula óssea para avaliação.

### INDICAÇÕES
1. Pancitopenia, neutropenia ou trombocitopenia persistente ou sem explicação.
2. Anemia não regenerativa.
3. Investigação de células atípicas observadas em sangue periférico.
4. Diagnóstico ou estadiamento de doença neoplásica (especialmente linfoma, mieloma de células plasmáticas, neoplasia histiocítica e mastocitoma).
5. Investigação de pacientes com hiperpotassemia ou hiperglobulinemia.
6. Avaliação de reservas de ferro.
7. Diagnóstico de doenças infecciosas específicas, como leishmaniose, erliquiose, histoplasmose e cytauxzoonose.

### CONTRAINDICAÇÕES E COMPLICAÇÕES
1. Não há. Mesmo pacientes com trombocitopenia grave ou coagulopatia grave têm menor probabilidade de sofrer sangramento excessivo nesse procedimento.
2. É importante submeter o paciente a um hemograma completo (CBC) atual e ao esfregaço sanguíneo, para facilitar a interpretação da citologia de medula óssea.

### CONTENÇÃO
1. A sedação combinada à anestesia local será adequada na maioria dos casos.
2. Solução de bloqueio de lidocaína (2% de lidocaína combinada em 9:1 a 8,4% de bicarbonato de sódio) pode ser utilizada para bloquear pele, tecidos subcutâneos e periósteo. A adição de bicarbonato reduz a sensação de picada da injeção e acelera o efeito analgésico local da lidocaína.
3. A contenção firme pode ser necessária durante a aspiração da medula óssea, pois o rompimento de nervos no endósteo causa desconforto.

### EQUIPAMENTO
Agulha para biópsia de medula óssea Illinois (15G a 18G, 1 a 1,5 polegada). Para a aspiração de medula óssea, utiliza-se uma agulha específica com um estilete interno. O estilete é útil para prevenir a oclusão da agulha com a medula. Frequentemente essas agulhas têm um mecanismo para travar o estilete no local durante a inserção, e podem ter uma tampa que se encaixa sobre a terminação proximal, para manter a esterilidade e facilitar o manuseio
- Luvas estéreis
- Solução de bloqueio de lidocaína
- Lâmina de bisturi nº 11
- Seringa de 12 mℓ

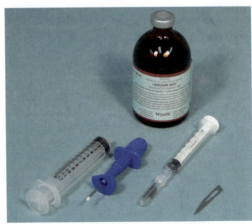

Equipamento necessário para aspiração de medula óssea.

# PROCEDIMENTO 14.1 Aspiração da medula óssea (continuação)

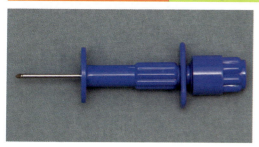

Uma agulha para biópsia de medula óssea Illinois é utilizada para a aspiração de medula óssea.

## TÉCNICA: REGIÃO PROXIMAL DO FÊMUR – ABORDAGEM DA FOSSA TROCANTÉRICA

**1.** Com esta abordagem, a agulha entra na cavidade medular da região proximal do fêmur, pela fossa trocantérica, medial ao trocanter maior, e é direcionada para baixo (distalmente) no eixo do fêmur em direção à articulação femorotíbio-patelar.

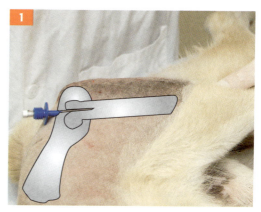

Sobreposição anatômica apresentando a posição da agulha na medula óssea inserida corretamente na fossa trocantérica do fêmur.

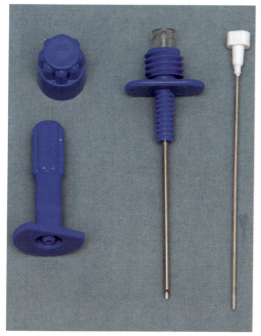

Componentes de uma agulha para biópsia de medula óssea incluem uma agulha, um estilete, um protetor de profundidade e uma tampa de rosca.

## ANATOMIA ESPECIAL

Os locais selecionados para a biópsia de medula óssea devem ser acessados facilmente e de modo seguro; em geral, devem conter medula (vermelha) ativa. Os locais de escolha em cães e gatos incluem região proximal do fêmur, região proximal do úmero e crista ilíaca da pelve. As referências anatômicas estão descritas sob cada um dos seguintes procedimentos.

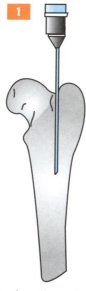

Desenho anatômico da região proximal do fêmur, com a agulha de medula óssea inserida na fossa trocantérica.

## Capítulo 14 Coleta de Medula Óssea

### PROCEDIMENTO 14.1 Aspiração da medula óssea *(continuação)*

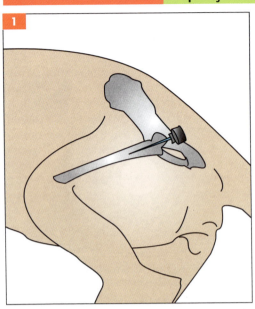

Desenho anatômico da pelve e do fêmur, apresentando o posicionamento adequado de uma agulha de medula óssea na fossa trocantérica.

2. Conter o paciente em decúbito lateral.
3. Realizar tricotomia e preparação da região. A aspiração da medula óssea deve ser realizada como um procedimento estéril.
4. Injetar a solução de bloqueio de lidocaína para bloquear pele e tecidos subjacentes na direção do osso.

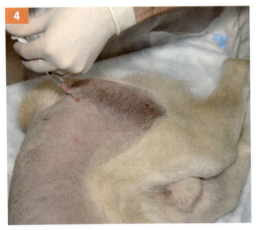

Injeção de solução de bloqueio de lidocaína para bloquear pele e tecidos subjacentes na direção do osso.

5. Palpar o trocanter maior. A ponta da agulha deve estar posicionada medial a essa proeminência.

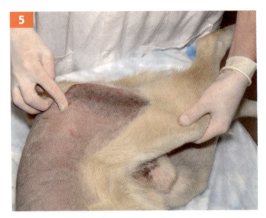

Palpação do trocanter maior.

6. Estabilizar o fêmur segurando a articulação femorotíbio-patelar; aplicar uma ligeira rotação interna (medial).
7. Utilizar uma lâmina de bisturi (nº 11) para realizar uma pequena incisão na pele.

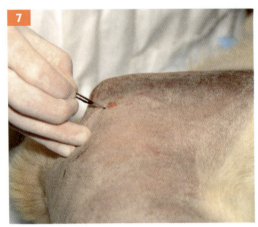

Realizar uma pequena incisão na pele utilizando uma lâmina de bisturi nº 11.

8. Garantir que a articulação femorotíbio-patelar esteja devidamente encaixada na agulha e, (se disponível) a tampa, rosqueada na agulha. Segurar a agulha utilizando um adaptador

**PROCEDIMENTO 14.1** Aspiração da medula óssea (continuação)

modificado da agulha Illinois, com a terminação proximal da agulha contra a palma ou contra a primeira articulação metacarpofalangeana. Inserir a agulha pelo orifício na pele e avançá-la em direção à medula, até encontrar o córtex.

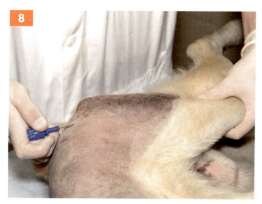

Inserção da agulha na medula, medial ao trocanter maior.

9. Utilizando um movimento de rotação, aplicar pressão e avançar a agulha vigorosamente, rotacionando em direção à cavidade medular no eixo do fêmur.

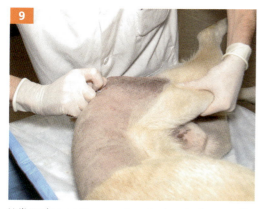

Utilizando pressão e movimento de rotação, a agulha é avançada na direção do eixo do fêmur para a cavidade medular.

10. A entrada e a inserção da agulha devem manter o eixo da agulha paralelo ao centro do eixo femoral, com a ponta no centro da cavidade medular direcionada para a articulação femorotíbio-patelar. É importante lembrar que o nervo ciático está localizado caudal ao fêmur e pode ser lesionado se a agulha deslizar caudal ao fêmur.

11. Avançar a agulha até que esteja encaixada firmemente no osso. Uma vez que a agulha estiver bem-encaixada, ela se moverá com o fêmur.

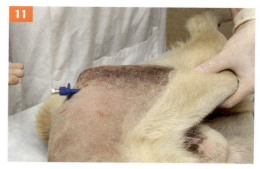

Encaixando a agulha de medula óssea firmemente no osso.

12. Remover o estilete e acoplar uma seringa de 12 m$\ell$.

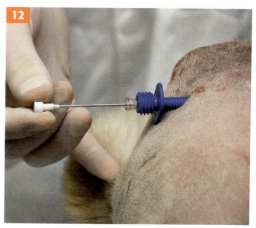

Remover o estilete.

13. Retirar o êmbolo da seringa, aplicando pressão negativa (6 a 8 m$\ell$) rápida e vigorosamente, até que o sangue entre no canhão da agulha.

## PROCEDIMENTO 14.1 — Aspiração da medula óssea *(continuação)*

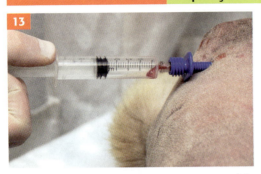

Aspirar vigorosamente até que o sangue entre no canhão da agulha.

14. Assim que o sangue for observado no canhão da agulha, interromper a sucção, para minimizar a hemodiluição da amostra.
15. Desconectar rapidamente a seringa da agulha e preparar lâminas para análise, conforme descrito posteriormente.

### TÉCNICA: REGIÃO PROXIMAL DO FÊMUR – ABORDAGEM LATERAL

1. Com esta abordagem, a agulha entra diretamente na cavidade medular na região proximal do fêmur, do aspecto lateral. Esse método é mais útil em gatos e cães muito pequenos.

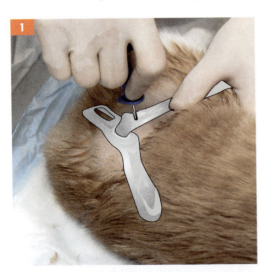

Sobreposição anatômica apresentando a posição de uma agulha para biópsia de medula óssea inserida adequadamente na região proximal do fêmur, por meio de uma abordagem lateral.

2. Conter o paciente em decúbito lateral.

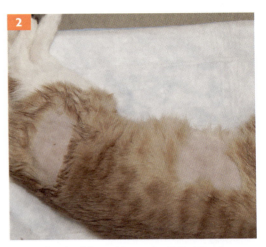

O animal é contido em decúbito lateral.

3. Realizar a tricotomia e preparar a região cirurgicamente.
4. Injetar solução de bloqueio de lidocaína, para bloquear pele e tecidos subjacentes, até o osso.

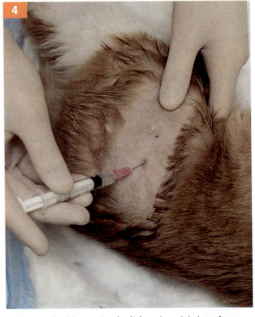

Solução de bloqueio de lidocaína é injetada para bloquear pele e tecidos subjacentes.

Procedimento 14.1 Aspiração da medula óssea  253

## PROCEDIMENTO 14.1  Aspiração da medula óssea (continuação)

5. Utilizar uma lâmina de bisturi (nº 11) para fazer uma pequena incisão na pele.

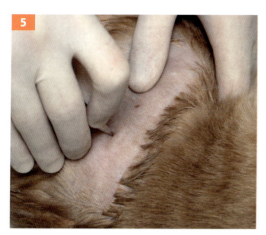

Uma lâmina de bisturi de nº 11 é utilizada para fazer uma pequena incisão na pele.

6. Estabilizar o fêmur, segurando firmemente a articulação femorotíbio-patelar.
7. Utilizando um adaptador modificado da agulha Illinois, inserir a agulha pelo orifício na pele e avançá-la diretamente, perpendicular à região proximal do fêmur, até que se alcance o córtex.

8. Utilizando um movimento de rotação, aplicar pressão e avançar a agulha vigorosamente por rotação, pelo córtex, em direção à cavidade medular. Geralmente, haverá uma perda palpável de resistência ao penetrar a cavidade medular.

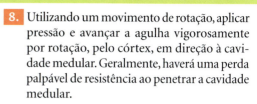

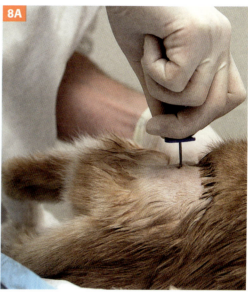

A agulha é avançada vigorosamente por rotação, pelo córtex, em direção à cavidade medular.

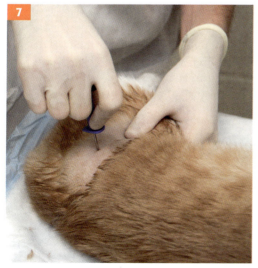

A agulha é avançada diretamente, perpendicular à região proximal do fêmur.

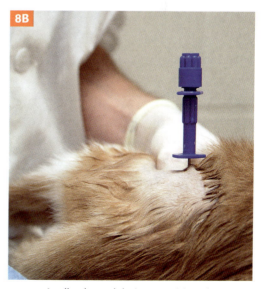

Agulha de medula óssea posicionada.

## PROCEDIMENTO 14.1 — Aspiração da medula óssea (continuação)

9. Remover o estilete e acoplar uma seringa de 12 mℓ.

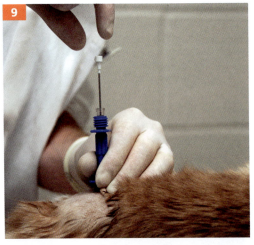

O estilete é removido.

10. Retrair o êmbolo da seringa, aplicando uma pressão negativa (6 a 8 mℓ) rápida e vigorosamente, até que o sangue entre no canhão da agulha.

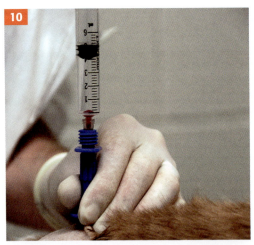

A pressão negativa completa é aplicada repetidamente até que o sangue entre no canhão da agulha.

11. Assim que o sangue for observado no canhão da agulha, deve-se descontinuar a sucção, para minimizar a hemodiluição da amostra.

12. Desconectar a seringa da agulha rapidamente, e preparar lâminas para avaliação, conforme descrito posteriormente.

### TÉCNICA: REGIÃO PROXIMAL DO ÚMERO – ABORDAGEM LATERAL

1. Com esta abordagem, a agulha penetra diretamente na cavidade medular da região proximal do úmero, a partir do aspecto craniolateral.

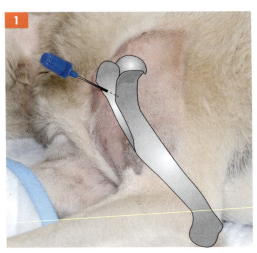

Sobreposição anatômica apresentando uma agulha de medula óssea inserida adequadamente na região proximal do úmero, por uma abordagem lateral.

2. Conter o paciente em decúbito lateral.
3. Realizar a tricotomia e preparar a pele, para a cirurgia, na região lateral ao ombro e na região proximal do úmero.

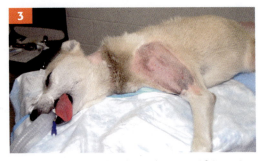

O animal é posicionado adequadamente; é feita a tricotomia e o preparo cirúrgico da pele.

Procedimento 14.1 Aspiração da medula óssea | 255

**PROCEDIMENTO 14.1** Aspiração da medula óssea *(continuação)*

4. O local de entrada para o osso é a área plana sobre a porção craniolateral da região proximal do úmero, distal ao tubérculo maior. Esse local pode ser identificado por meio da palpação da espinha da escápula – a primeira proeminência óssea palpada é o acrômio, a próxima é o tubérculo maior do úmero.

5. Injetar solução de bloqueio de lidocaína para bloquear pele e tecidos subjacentes na região do osso.

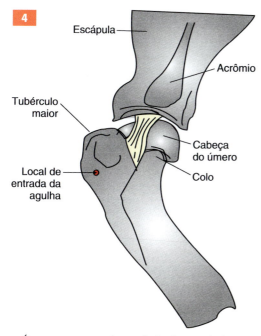

Úmero apresentando as referências anatômicas.

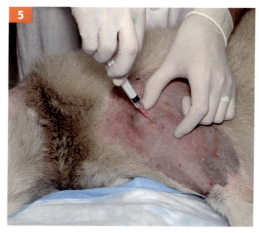

Solução de bloqueio de lidocaína é injetada para bloquear pele e tecidos subjacentes na região do osso.

6. Utilizar uma lâmina de bisturi (nº 11) para realizar uma pequena incisão na pele.

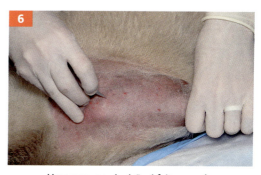

Uma pequena incisão é feita na pele.

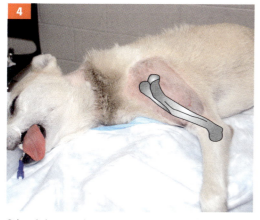

O local de entrada para o osso é a área plana sobre a região craniolateral do úmero proximal, distal ao tubérculo maior.

7. Segurar o cotovelo, a fim de estabilizar o membro e manter o úmero em uma posição em estação no cão, enquanto se contém a pressão aplicada à região proximal do úmero.

8. A agulha é inserida distal ao tubérculo maior, perpendicular ao eixo longo do úmero, e é avançada vigorosamente por rotação, lateral e medial, até que esteja firmemente assentada no osso. Pode haver uma perda palpável de resistência quando a cavidade medular é

## PROCEDIMENTO 14.1 — Aspiração da medula óssea (continuação)

penetrada. A penetração do córtex medial deve ser evitada, pois isso pode resultar na entrada da Bursa bicipital, que se comunica com a articulação escapuloumeral sobre o lado medial do membro.

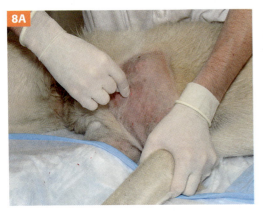

A agulha é inserida distal ao tubérculo maior, perpendicular ao longo eixo do úmero, e avançada vigorosamente, por rotação lateral e medial.

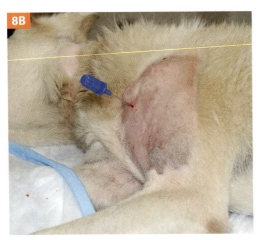

Quando a cavidade medular é alcançada, há uma perda da resistência, porém a agulha está firmemente posicionada no osso.

9. Remover o estilete e acoplar uma seringa de 12 m$\ell$.
10. Recuar o êmbolo da seringa, aplicando uma pressão negativa completa (6 a 8 m$\ell$) rápida e vigorosa, até que o sangue penetre o canhão da agulha.

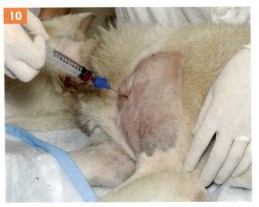

A pressão negativa completa é aplicada rápida e vigorosamente sobre a seringa, até que o sangue penetre o canhão da agulha.

11. Assim que se observa o sangue no canhão da agulha, deve-se descontinuar a sucção, para minimizar a hemodiluição da amostra.
12. Desconectar rapidamente a seringa da agulha e preparar lâminas para análise, conforme apresentado posteriormente.

### TÉCNICA: REGIÃO PROXIMAL DO ÚMERO – ABORDAGEM ANGULAR

1. Esta abordagem alternativa para coletar medula óssea da região proximal do úmero tem o mesmo local de entrada da abordagem lateral, porém direciona a agulha ao cotovelo, coletando a medula óssea em uma região 2 a 4 cm mais distal do úmero.

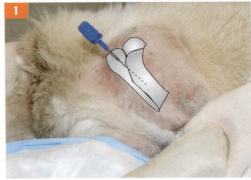

Sobreposição anatômica apresentando uma agulha inserida adequadamente na medula óssea na região proximal do úmero, por meio da abordagem angular.

## PROCEDIMENTO 14.1 Aspiração da medula óssea (continuação)

2. Conter o paciente em decúbito lateral. Segurar o cotovelo para estabilizar o membro e manter o úmero em uma posição em estação no cão, enquanto se é capaz de conter a pressão aplicada à região proximal do úmero.
3. Realizar a tricotomia e preparar cirurgicamente a pele, lateral ao ombro e proximal ao úmero.
4. O local de entrada para o osso será o mesmo para a abordagem lateral – a região plana da porção craniolateral da região proximal do úmero, distal ao tubérculo maior.
5. Injetar solução de bloqueio de lidocaína, para bloquear pele e tecidos subjacentes abaixo do osso.
6. Utilizar uma lâmina de bisturi (nº 11) para realizar uma incisão na pele.
7. A agulha é inserida distal ao tubérculo maior, e a ponta da agulha é direcionada distal ao cotovelo, em um ângulo de 45°, a partir do eixo longo do úmero. É importante manter o controle da agulha à medida que está sendo posicionada no osso, pois ela pode escorregar para baixo da superfície do osso em lugar de penetrar no córtex, resultando em dano aos tecidos moles subjacentes.

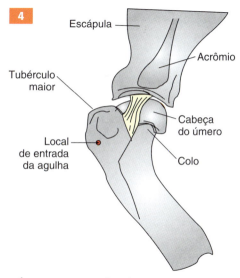

Úmero apresentando referências anatômicas.

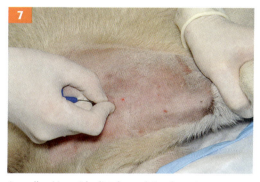

A agulha é inserida distal ao tubérculo maior, e a ponta da agulha é direcionada ao cotovelo.

8. Uma vez que o córtex é penetrado, a agulha é avançada vigorosamente por rotação, até que esteja firmemente posicionada dentro da cavidade medular.

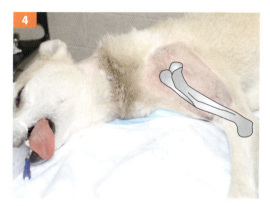

O local de entrada para o osso é a região plana sobre a porção craniolateral da região proximal do úmero, distal ao tubérculo maior.

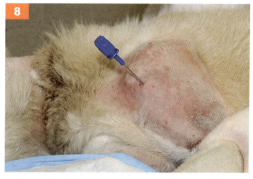

A agulha posicionada de forma adequada está assentada firmemente dentro da cavidade medular.

## PROCEDIMENTO 14.1 — Aspiração da medula óssea (continuação)

9. Remover o estilete e acoplar uma seringa de 12 mℓ.

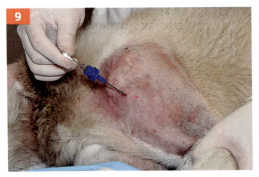

O estilete é removido.

10. Remover o êmbolo da seringa, aplicando uma pressão negativa completa (6 a 8 mℓ) rápida e vigorosamente, até que o sangue penetre o canhão da agulha.

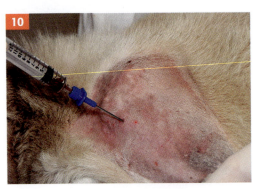

Aspiração da medula óssea.

11. Assim que o sangue for observado no canhão da agulha, deve-se interromper a sucção para minimizar a hemodiluição da amostra.
12. Desconectar rapidamente a seringa da agulha e preparar lâminas para análise, conforme descrito posteriormente.

### TÉCNICA: CRISTA ILÍACA

1. Com esta abordagem, a agulha é inserida na posição mais larga da espinha ilíaca dorsal e direcionada caudal e ventralmente para a cavidade medular.

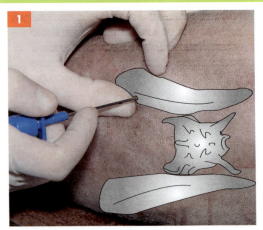

Sobreposição anatômica apresentando uma agulha na medula óssea posicionada adequadamente para a inserção. O cão está em decúbito lateral esquerdo, com a cabeça voltada para a esquerda.

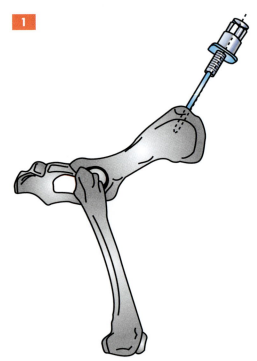

Pelve apresentando referências para a inserção da agulha.

2. Conter o animal em decúbito lateral. De modo alternativo, o paciente pode ser posicionado em decúbito esternal com os

## PROCEDIMENTO 14.1 Aspiração da medula óssea (continuação)

membros posteriores sob seu corpo, para maximizar a protrusão da crista ilíaca.
3. Realizar a tricotomia e preparar cirurgicamente a pele na região da crista ilíaca.
4. A porção de entrada da agulha é a mais ampla e o aspecto mais dorsal da asa do ílio. Injetar solução de bloqueio de lidocaína para bloquear pele e tecidos subjacentes abaixo do osso nesse local.
5. Utilizar uma lâmina de bisturi (nº 11) para fazer uma incisão na pele.
6. Palpar e localizar a proeminência da crista ilíaca, posicionando um dedo de cada lado do osso. A agulha deve entrar no aspecto mais amplo e mais dorsal da asa do ílio.
7. Inserir a agulha pelo orifício na pele, até que o córtex do ílio seja alcançado. O eixo longo da agulha deve estar paralelo ao eixo longo da asa do ílio, com a ponta direcionada caudal e ventralmente para o ílio.

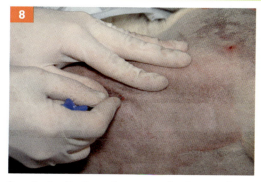

Pressão é aplicada conforme a agulha é avançada por rotação para o osso.

9. Remover a tampa e o estilete.

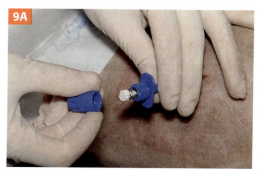

A tampa é removida.

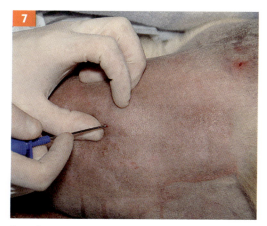

A agulha entra no aspecto mais amplo e mais dorsal da asa do ílio, e é direcionada caudal e ventralmente para a cavidade medular.

8. Enquanto aplica-se uma pressão moderada na agulha com o estilete no local, a agulha deve ser rotacionada com movimentos curtos, alternados, no sentido horário, até que esteja firmemente posicionada no osso. Uma vez que a agulha está firmemente assentada, é comum que esteja dentro da cavidade medular.

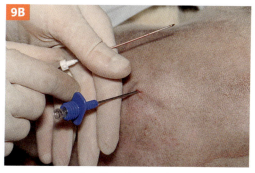

O estilete é removido.

10. Acoplar uma seringa de 12 m$\ell$ e retirar o êmbolo, aplicando uma pressão negativa completa (6 a 8 m$\ell$) rápida e vigorosamente, até que o sangue penetre o canhão da agulha.

## PROCEDIMENTO 14.1 — Aspiração da medula óssea (continuação)

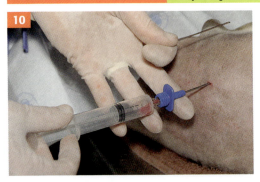

A sucção é aplicada até que a medula óssea apareça no canhão da agulha.

11. Assim que o sangue for observado no canhão da agulha, deve-se interromper a sucção, para minimizar a hemodiluição da amostra.
12. Desconectar rapidamente a seringa da agulha e preparar lâminas para análise, conforme descrito posteriormente.

imediatamente após a desconexão da agulha na seringa, coloca-se 1 gota do material coletado em 10 a 12 lâminas, e são realizados esfregaços. Os esfregaços devem ser feitos muito brevemente, pois a medula coagula rápido. Se o material coletado estiver com muito sangue, um pouco desse excesso pode ser removido ao inclinar-se a lâmina lateralmente, permitindo que o sangue periférico em excesso role para fora; então, posiciona-se uma segunda lâmina limpa sobre o topo do material de medula óssea remanescente da primeira lâmina, e puxar as lâminas, separando-as.

### MANUSEIO DA AMOSTRA

#### EQUIPAMENTO
- Várias lâminas de vidro limpas
- Pequenas placas de Petri de plástico
- Solução de ácido etilenodiaminotetracético (EDTA) 2 a 3%
- Pinça de polegar

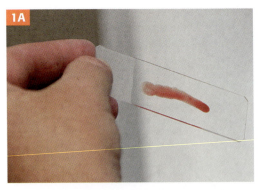

Uma gota da medula é posicionada sobre uma lâmina, e a lâmina é inclinada, para permitir que o excesso de sangue seja removido.

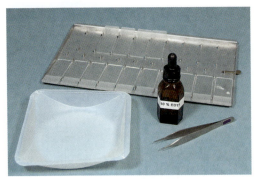

Equipamento necessário para preparo de lâminas da aspiração de medula óssea.

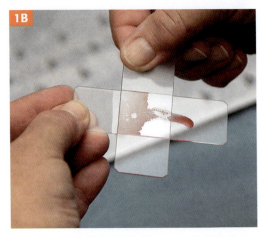

### TÉCNICA

1. Se a medula óssea é coletada sem o uso de EDTA como fator anticoagulante, então,

Uma segunda lâmina é utilizada para comprimir suavemente a gota de medula óssea.

## PROCEDIMENTO 14.1 — Aspiração da medula óssea *(continuação)*

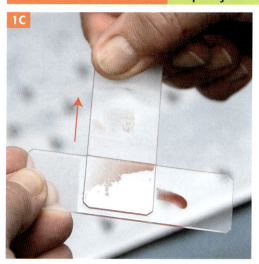

O topo da lâmina é puxado para baixo, promovendo o esfregaço da amostra de medula óssea sobre a segunda lâmina.

2. Quando se utiliza o EDTA, deve-se ter mais cuidado para fazer as lâminas. Após desacoplar a seringa da agulha para medula óssea, é preciso esguichar o conteúdo da seringa em uma placa de Petri de plástico resfriada contendo uma ou duas gotas de EDTA a 10% e movimentar a placa de modo circular, para misturar. Uma vez que a amostra com fator anticoagulante está na placa, inclinar a placa, para que o sangue livre vá para a lateral, deixando partículas amareladas brilhantes de medula óssea visíveis no fundo. Tentar diferenciar as espículas levemente opacas, ligeiramente granulares, de medula óssea (que apresentarão muitas células), dos glóbulos de gordura (que apresentarão poucas células). Utilizar uma pinça ou uma agulha para coletar as partículas de medula óssea visíveis; deve-se colocá-las em lâminas de microscópio. Posicionar suavemente uma segunda lâmina perpendicular à primeira sobre o topo da partícula de medula, e então puxar as lâminas, separando-as.

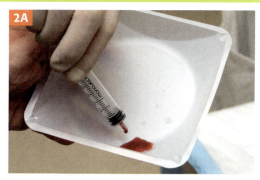

A medula óssea pode ser colocada em uma placa de Petri de plástico contendo 1 ou 2 gotas de EDTA a 10%, movimentada circularmente, para misturar.

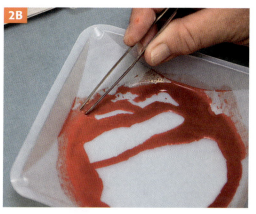

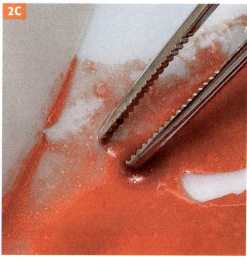

## PROCEDIMENTO 14.1 — Aspiração da medula óssea (continuação)

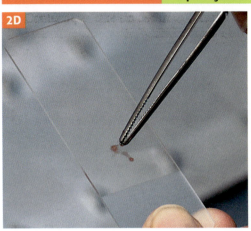

Espículas granulares de medula óssea são coletadas com pinça e transferidas para uma lâmina.

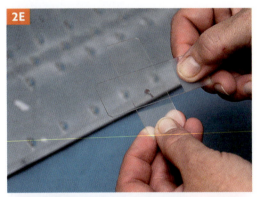

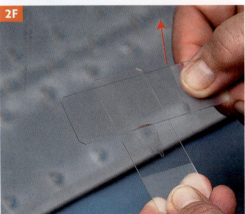

Posicionar suavemente uma segunda lâmina, perpendicular à primeira, sobre o topo da partícula de medula óssea; então, puxar as lâminas, separando-as.

3. Secar as lâminas rapidamente (secador de cabelo ou fritadeira elétrica) e submeter ao menos 4 lâminas não coradas ao laboratório.
4. Se desejado, com o fim de avaliar a conformidade da amostra, uma lâmina pode ser corada imediatamente com corante panóptico rápido. As espículas devem corar em azul-escuro e estar microscopicamente cercadas por uma única camada de células hematopoéticas.

### RESULTADOS

Ao realizar uma avaliação completa, os esfregaços devem ser examinados de um modo sistemático, analisando-se os seguintes componentes:

1. Celularidade da medula óssea
2. Reservas de ferro
3. Número e sequência de maturação de megacariócitos (formas maduras normalmente excedem as formas imaturas)
4. Linhagem e sequência de maturação eritroide
5. Linhagem e sequência de maturação mieloide
6. Proporção entre células mieloides e eritroides – normalmente é de 1:1 a 2:1
7. Contagem diferencial, presença de blastócitos

## PROCEDIMENTO 14.2 — Núcleo da medula óssea

### OBJETIVO
Coletar um tecido do núcleo da medula óssea para avaliação.

### INDICAÇÕES
1. As mesmas indicações de aspiração da medula óssea.
2. A análise do núcleo da medula óssea permite a avaliação da sua arquitetura e da celularidade da amostra, sem interferência por hemodiluição.
3. Amostras do núcleo da medula óssea podem ser superiores a aspirados de medula óssea em relação ao diagnóstico de neoplasia, mielofibrose e necrose de medula.
4. Qualquer paciente cuja amostra obtida durante a aspiração da medula óssea foi inadequada.
5. Lesões ósseas líticas focais ou proliferativas (para biópsia óssea).

### CONTRAINDICAÇÕES E COMPLICAÇÕES
1. Não há. Mesmo pacientes com trombocitopenia grave ou coagulopatia grave têm menor probabilidade de sangramentos excessivos nesse procedimento.
2. É importante submeter CBC e esfregaço sanguíneo atuais, além de um aspirado de medula óssea, a fim de facilitar a interpretação do núcleo da medula óssea. A arquitetura é mais bem avaliada na amostra do núcleo, ao passo que o detalhe celular é mais bem avaliado utilizando a citologia do aspirado de medula óssea.

### CONTENÇÃO
1. Sedação e anestesia local são adequadas na maioria dos casos.
2. Para obter um núcleo do ílio, deve-se posicionar o animal em decúbito lateral ou decúbito esternal, com os membros posteriores sob seu corpo, para maximizar a protrusão das cristas ilíacas.
3. Para obter um núcleo da região proximal do úmero, deve-se posicionar o animal em decúbito lateral.
4. Pode ser utilizada solução de bloqueio de lidocaína (2% de lidocaína misturada em 9:1 com bicarbonato de sódio a 8,4%) para bloquear pele, tecidos subjacentes e periósteo. A adição de bicarbonato reduz a picada da injeção e acelera o efeito anestésico local da lidocaína.

### EQUIPAMENTO
- Agulha de biópsia de medula óssea Jamshidi® 9 cm, com estilete (13G para cães pequenos e gatos; 11G para cães maiores). Essa agulha tem diâmetro externo e construção tubular uniformes, exceto para a porção distal cônica. A ponta distal tem um bisel e uma margem de corte afiada. A terminação distal é radicalmente cônica em direção à ponta cortante, para auxiliar na retenção da amostra, dentro do calibre da agulha; além disso, previne a compressão da amostra. Para remover a amostra da biópsia, um fio tortuoso é inserido retrogradamente na agulha, a fim de empurrar o núcleo para fora, pela terminação proximal mais ampla
- Luvas estéreis
- Solução de bloqueio de lidocaína (lidocaína a 2% misturada em 9:1 com bicarbonato de sódio a 8,4%)
- Lâmina de bisturi nº 11
- Lâminas de vidro limpas
- Recipiente com formaldeído

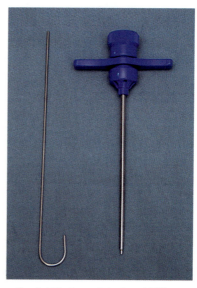

Uma agulha de biópsia medular Jamshidi® com estilete e fio tortuoso, utilizada para empurrar o núcleo para fora pela terminação proximal mais ampla.

## PROCEDIMENTO 14.2 — Núcleo da medula óssea (continuação)

### ANATOMIA ESPECIAL

As amostras de núcleo de medula óssea podem ser retiradas do mesmo osso do aspirado de medula óssea, demandando tricotomia e preparação de somente uma região. O local da coleta do núcleo deve estar a poucos milímetros de distância do local da aspiração. As amostras de núcleo são coletadas mais frequentemente do ílio (amostra completa da asa do ílio) ou da região proximal do úmero.

### PREPARAÇÃO

Realizar a tricotomia e preparar cirurgicamente a região. A coleta do núcleo da medula óssea deve ser realizada como um procedimento estéril.

### TÉCNICA: ÍLIO

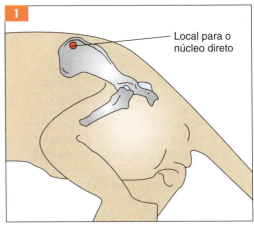

Referências anatômicas para obtenção da biópsia do núcleo da medula óssea a partir da asa do ílio.

1. Amostras do núcleo podem ser obtidas diretamente do núcleo, do aspecto dorsal da asa do ílio.

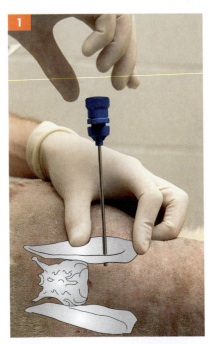

Agulha no local, para amostra do núcleo da medula óssea a partir da asa do ílio esquerdo.

2. Ter cautela ao coletar uma amostra do núcleo nesse local. É importante garantir que a entrada para a agulha esteja dorsal à coluna vertebral, para prevenir dano espinal inadvertido, após a penetração de ambos os córtices do ílio.
3. Conter o paciente em decúbito lateral.
4. Palpar e localizar a proeminência da crista ilíaca.

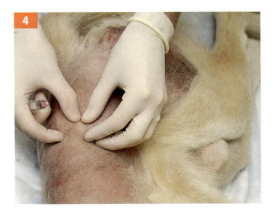

5. A amostra será obtida como um núcleo direto da lateral à medial, pelo aspecto dorsal da asa do ílio.

**PROCEDIMENTO 14.2** **Núcleo da medula óssea** *(continuação)*

6. Injetar solução de bloqueio de lidocaína, para bloquear pele e tecidos subcutâneos abaixo, até o periósteo.

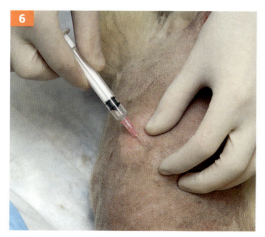

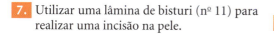

Solução de bloqueio de lidocaína é injetada para bloquear pele e tecidos subcutâneos abaixo, até o periósteo.

7. Utilizar uma lâmina de bisturi (nº 11) para realizar uma incisão na pele.

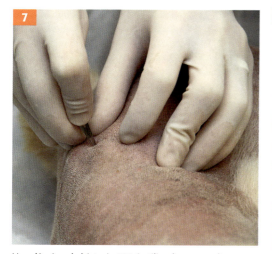

Uma lâmina de bisturi nº 11 é utilizada para realizar uma incisão na pele.

8. Inserir a agulha pelo orifício na pele e avançá-la em direção ao osso, perpendicular ao ílio, até alcançar o córtex.

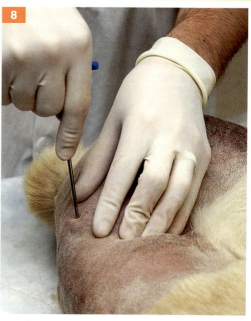

A agulha é avançada em direção ao osso, perpendicular ao ílio, até alcançar o córtex.

9. Remover o estilete.

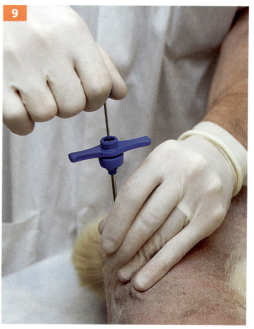

O estilete é removido.

## PROCEDIMENTO 14.2 — Núcleo da medula óssea (continuação)

10. Com um movimento de torção e pressão para frente, avançar a agulha para o canal. Continuar até alcançar e penetrar o córtex oposto.

11. Balançar a agulha para frente e para trás; "circular" a agulha ao longo do eixo, para soltar o núcleo.

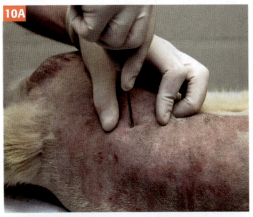

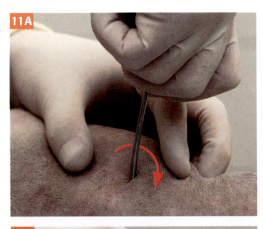

A agulha é balançada para frente e para trás em um movimento circular, para soltar o núcleo do osso.

12. Com um movimento de torção em uma direção (sentido horário ou anti-horário), retirar a agulha do osso.

### TÉCNICA: ÚMERO

1. Amostras do núcleo podem ser obtidas da cavidade medular do úmero, utilizando as mesmas referências da abordagem angular de aspirados da medula óssea da região proximal do úmero.

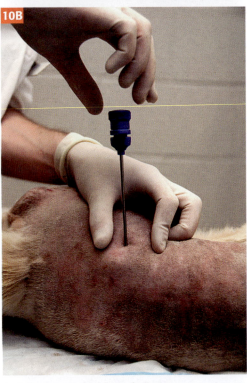

A agulha é avançada pela asa do ílio, com um movimento de torção e pressão para frente, até que o córtex oposto seja alcançado e penetrado. Ter cautela, para garantir que a agulha esteja localizada dorsal ao canal espinal, a fim de prevenir dano espinal acidental.

## PROCEDIMENTO 14.2 — Núcleo da medula óssea (continuação)

2. Conter o paciente em decúbito lateral.
3. Segurar o cotovelo, a fim de estabilizar o membro; flexionar o ombro, para que o úmero esteja paralelo à lateral do corpo.
4. Palpar a região plana da porção craniolateral do úmero, distal ao tubérculo maior. Esse será o local de entrada da agulha.

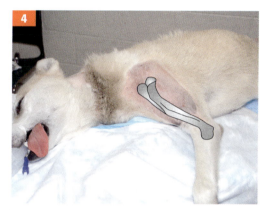

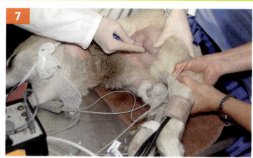

A ponta da agulha deve ser direcionada distalmente ao cotovelo.

8. Remover o estilete assim que o córtex tiver sido penetrado.

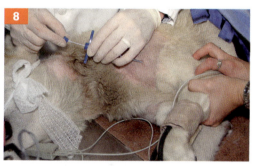

Remover o estilete assim que o córtex tiver sido penetrado.

9. Avançar vigorosamente a agulha para baixo no canal, com um movimento de torção e pressão para frente, até que esteja firmemente assentada.

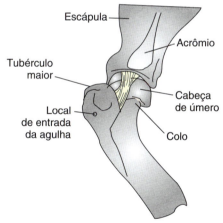

A entrada da agulha ocorre na região plana sobre a porção craniolateral do úmero, distal ao tubérculo maior.

5. Injetar a solução de bloqueio de lidocaína para bloquear pele e tecidos subcutâneos abaixo do osso.
6. Utilizar uma lâmina de bisturi para realizar uma incisão sobre o local da biópsia.
7. Inserir a agulha pela incisão, distal ao tubérculo maior; direcionar a ponta da agulha distalmente em direção ao cotovelo, em um ângulo de 45° a partir do eixo longo do úmero.

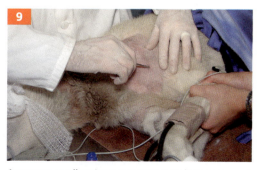

Avançar a agulha vigorosamente para baixo no canal, com um movimento de torção e pressão para frente, até que esteja firmemente assentada.

## PROCEDIMENTO 14.2 — Núcleo da medula óssea (continuação)

10. Balançar a agulha para frente e para trás e movimentá-la "circularmente" ao longo de seu eixo, para soltar o núcleo.

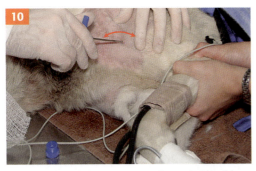

Movimentar circularmente a agulha ao longo de seu eixo, para soltar o núcleo.

11. Retrair ligeiramente a agulha, redirecioná-la e avançá-la novamente, para cortar o tecido do núcleo.
12. Retirar a agulha do osso com um movimento de torção em uma direção (sentido horário ou anti-horário).

### MANUSEIO DA AMOSTRA

1. Utilizar um estilete ou um fio-guia para expelir a amostra pelo canhão proximal da agulha em uma lâmina.

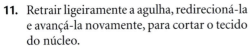

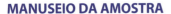

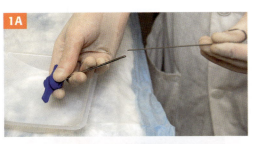

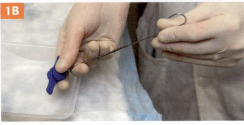

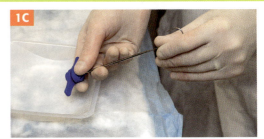

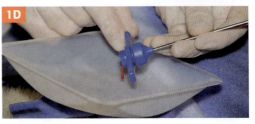

Utilizar um fio-guia tortuoso para expelir a amostra pelo canhão proximal da agulha em uma lâmina.

2. Amostras do núcleo geralmente aparecem como um núcleo róseo ou vermelho de tecido adjacente a uma peça branca do córtex ósseo.

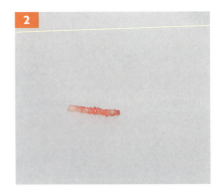

3. Rolar o núcleo suavemente sobre uma lâmina, para submeter à análise citológica.
4. Colocar o núcleo em formaldeído.
5. Idealmente, deve-se repetir o procedimento e obter dois ou três núcleos para avaliação.

*Nota: nunca colocar recipiente de formaldeído ou amostras próximos aos esfregaços citológicos, pois os vapores do formaldeído podem interferir na coloração das lâminas citológicas.*

# Artrocentese

## PROCEDIMENTO 15.1 Artrocentese

### OBJETIVO
Coletar líquido sinovial para análise.

### INDICAÇÕES
1. Qualquer cão ou gato com inchaço ou dores articulares em uma ou várias articulações.
2. Cães ou gatos com claudicação nas patas ou um andar como se estivesse "andando sobre cascas de ovo".
3. Cães com febre de origem desconhecida (FUO). A poliartrite é uma das causas mais comuns de FUO em cães.
4. Cães com exames de sangue sugestivos de inflamação (leucocitose, hiperglobulinemia), sem nenhum local conhecido de infecção ou inflamação.
5. Sempre que um cão é avaliado para poliartrite, é importante considerar pelo menos cinco articulações. As pequenas articulações (carpos e tarsos) têm maior probabilidade de ser afetadas por doenças imunomediadas.

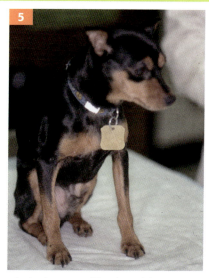

Carpos inchados em um Pinscher miniatura com poliartrite imunomediada.

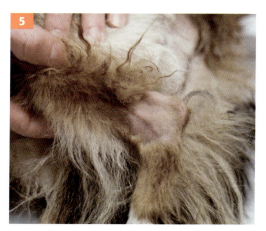

Tarso inchado em um cão Pastor Shetland com poliartrite imunomediada. O cão não queria andar por causa da dor e foi encaminhado por suspeita de paralisia.

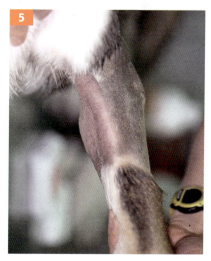

Cotovelo inchado e dolorido em um cão da raça Husky, com artrite séptica causada pela migração de um espinho de porco-espinho para a articulação.

## PROCEDIMENTO 15.1 — Artrocentese *(continuação)*

### CONTRAINDICAÇÃO E AVISO
Coagulopatia significativa.

### POSICIONAMENTO E CONTENÇÃO
1. Conter o paciente e administrar sedação, para evitar movimentos. A coleta de fluido de carpo, tarso e joelhos causa desconforto mínimo em um paciente relaxado, ao passo que puncionar cotovelos, ombros e quadris requer mais analgesia e sedação. É muito importante evitar a movimentação do paciente, o que pode ocasionar a contaminação sanguínea da amostra.
2. Sedação e analgesia adequadas para artrocentese geralmente podem ser obtidas usando acepromazina e hidromorfona injetáveis. A anestesia geral é recomendada para punção no quadril.

### EQUIPAMENTO
- Agulhas calibre 25G
- Agulhas de 3,8 cm e calibre 22G
- Seringas de 3 m$\ell$
- Lâminas de vidro para microscópio
- Frasco de hemocultura

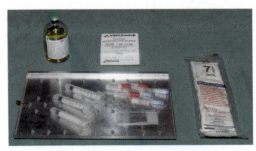

Equipamento necessário para coletar líquido sinovial em cães e gatos.

### TÉCNICA GERAL
1. Raspar e preparar assepticamente o local; utilizar luvas esterilizadas.
2. Pedir a um assistente para segurar o membro; flexionar e estender a articulação conforme as instruções.
3. Palpar a articulação, manipulando-a de forma que espaços articulares e pontos de referência possam ser apreciados. Examinar um esqueleto, se necessário, para se familiarizar com os marcos anatômicos.
4. Conectar uma agulha a uma seringa de 3 m$\ell$. O tamanho da agulha dependerá do tamanho do cão e da articulação que será aspirada. O carpo e os tarsos de todos os cães e gatos podem ser acessados com uma agulha de calibre 25G, assim como as articulações maiores em cães pequenos. Quando um cão ultrapassa os 10 kg, uma agulha de calibre 22G mais longa e mais resistente é necessária para puncionar joelho, cotovelo e ombro. Em cães grandes, uma agulha raquidiana pode ser necessária para puncionar a articulação do quadril.
5. Inserir a agulha no espaço articular e aplicar uma sucção suave.

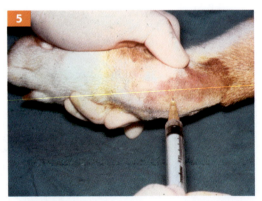

Sucção suave é aplicada assim que a agulha é inserida no espaço articular.

6. Assim que uma gota de líquido sinovial estiver visível no canhão da agulha, liberar a sucção e retirar a agulha da articulação e da pele. Apenas uma pequena quantidade de fluido articular (1 a 3 gotas) é necessária para a análise – o risco de contaminação do sangue aumenta se for amostrado líquido sinovial adicional. Além disso, a falha em liberar a sucção antes da retirada da agulha pode causar contaminação sanguínea da amostra pelos vasos cutâneos.
7. Desconectar a agulha da seringa, colocar ar na seringa e reconectar a agulha.

## PROCEDIMENTO 15.1 Artrocentese (continuação)

**7**

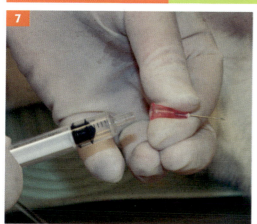

A agulha é desconectada, o ar é colocado na seringa e a agulha é reconectada.

**8.** Expulsar uma gota de líquido sinovial em uma lâmina de microscópio. Avaliar cor, clareza e viscosidade do fluido.

**8A**

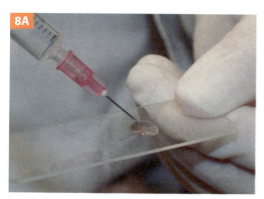

**8B**

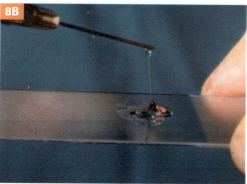

Expulsando uma gota de líquido sinovial em uma lâmina de microscópio e avaliando cor, clareza e viscosidade.

**9.** Gentilmente, colocar uma segunda lâmina de microscópio em cima da primeira, comprimindo a gota de fluido articular e deslizando em sentidos opostos as duas lâminas, para fazer um esfregaço. Deixar secar e corar para avaliar a citologia.

**9A**

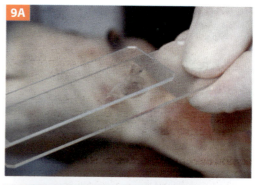

**9B**

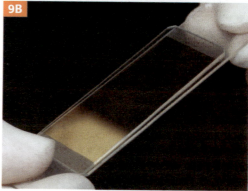

**9C**

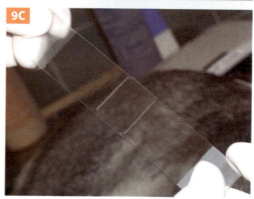

Uma segunda lâmina de microscópio é colocada em cima da primeira, comprimindo a gota de fluido articular, e as duas lâminas são deslizadas em sentidos opostos, espalhando o líquido sinovial.

## PROCEDIMENTO 15.1 — Artrocentese (continuação)

10. Depois que todas as articulações foram puncionadas para avaliação citológica, puncionar novamente uma articulação para obter 0,5 a 1 m$\ell$ para cultura bacteriológica. Inocular essa amostra em um frasco de hemocultura e incubar em temperatura corporal por 24 horas antes de plaquear para cultura. Isso aumenta a probabilidade de uma cultura positiva em uma articulação infectada.

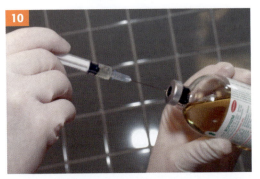

O líquido sinovial para cultura é inoculado em um frasco de hemocultura.

### RESULTADOS

1. O fluido sinovial normal é límpido e incolor.

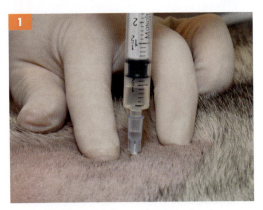

O fluido sinovial normal é claro e incolor.

2. O fluido sinovial normal também é muito viscoso (pegajoso) devido ao alto teor de ácido hialurônico. A inflamação e a infecção diminuem a viscosidade do fluido articular, fazendo com que pareça mais líquido.

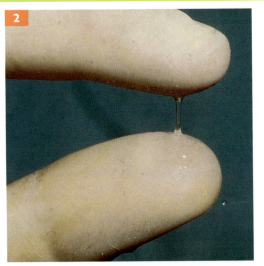

O fluido sinovial normal é viscoso.

3. O fluido sinovial normal apresenta um alto conteúdo de proteína (fundo pontilhado) e não contém neutrófilos, mas apenas algumas células mononucleares ($< 3000/\mu\ell$; 1-5/campo de grande aumento).

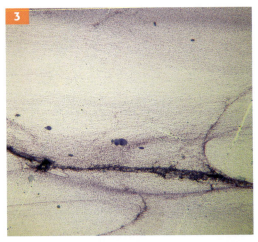

Um esfregaço de fluido sinovial normal tem um fundo pontilhado e baixa celularidade.

4. Fluido articular inflamatório (aumento de neutrófilos) pode ser observado em cães com doenças infecciosas ou imunomediadas que afetam as articulações.

# Procedimento 15.1 Artrocentese 273

## PROCEDIMENTO 15.1 Artrocentese (continuação)

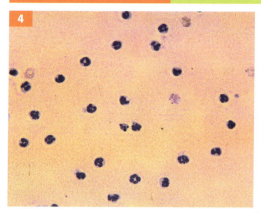

O líquido sinovial de um cão com poliartrite contém muitos neutrófilos.

5. O líquido sinovial de alguns cães com poliartrite contém neutrófilos que ingeriram um material nuclear opsonizado. Essas células são células do lúpus eritematoso (LE), e sua presença sugere que o cão pode ter lúpus eritematoso sistêmico (LES).

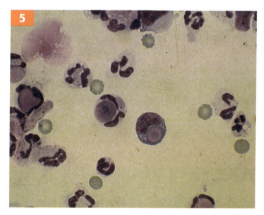

As células do lúpus eritematoso são neutrófilos que ingeriram material nuclear opsonizado. Sua presença no líquido sinovial sugere o diagnóstico de lúpus eritematoso sistêmico.

### TÉCNICA ESPECÍFICA: CARPO

1. O líquido articular pode ser coletado da articulação do radiocarpo ou da articulação intercarpal no carpo. Radiocarpo é a articulação mais fácil de palpar e é o local mais comum para artrocentese.

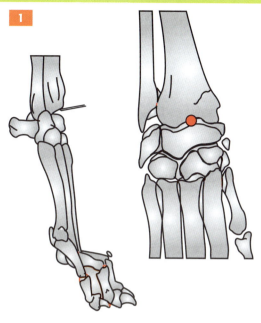

2. Flexionar parcialmente a articulação, palpando e inserindo a agulha no espaço radiocarpal – o aspecto anteromedial geralmente é o melhor.

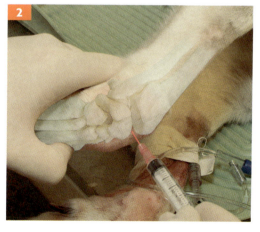

3. O rádio distal tem contorno complexo, com proeminências ósseas projetando-se no espaço articular, ocasionalmente impossibilitando o avanço da agulha, mesmo quando o espaço parece limpo à palpação externa. Se a agulha atingir o osso, tentar outro local.

## PROCEDIMENTO 15.1  Artrocentese *(continuação)*

4. Assim que a agulha entrar no espaço articular, aplicar uma sucção suave.

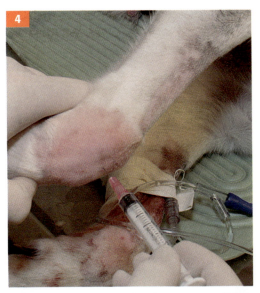

Coleção de líquido sinovial na face anteromedial do espaço radiocarpal.

5. A articulação radiocarpal não se comunica com as demais articulações do carpo – se ocorrer contaminação por sangue durante a coleta de fluido da articulação radiocarpal, tentar puncionar a articulação intercarpal para obter uma amostra. As articulações intercarpais e carpometacarpianas comunicam-se.

### TÉCNICA ESPECÍFICA: JARRETE

Existem três abordagens diferentes para puncionar a articulação do jarrete (tarsal). Todas são eficazes; portanto, a preferência do operador é o principal motivo para selecionar uma abordagem em vez de outra.

### ABORDAGEM ANTERIOR

1. Alternativamente, flexionar e estender a articulação para palpar os pontos de referência.
2. Palpar o espaço entre a tíbia distal e o osso tibiotársico na superfície anterolateral da articulação.

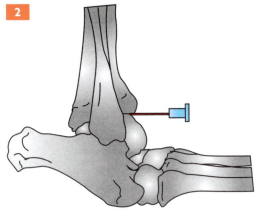

3. Segurar a articulação em extensão total extrema para que a tíbia distal seja palpável como uma crista óssea.

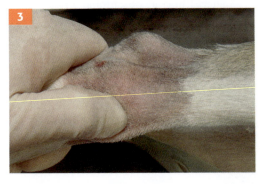

4. Inserir a agulha distal a essa crista. A agulha atingirá o osso quase imediatamente. Aplicar uma sucção suave.

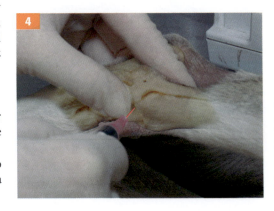

# PROCEDIMENTO 15.1 Artrocentese (continuação)

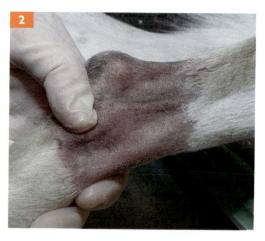

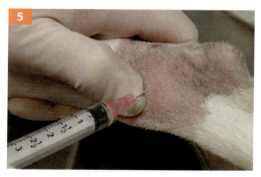

2. Segurar a articulação em flexão parcial e palpar o maléolo lateral da fíbula.

5. A agulha atingirá o osso quase imediatamente. Aplicar uma sucção suave.

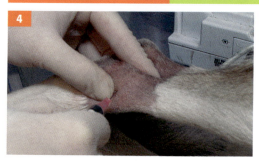

3. Inserir a ponta da agulha na pele no aspecto distal do maléolo lateral da fíbula.

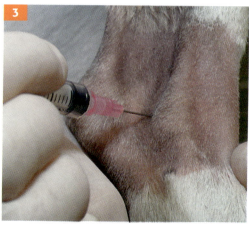

A abordagem anterior para coleta de líquido sinovial do jarrete envolve a passagem da agulha entre a tíbia distal e o osso tibiotársico na superfície anterolateral da articulação.

## ABORDAGEM LATERAL

1. A abordagem lateral é frequentemente utilizada para coletar fluido articular do jarrete.

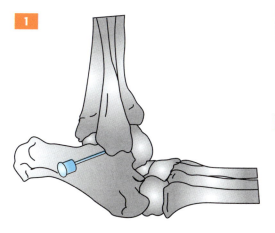

4. Utilizar a agulha para empurrar a pele no sentido caudal (com o ramo caudal da veia safena).
5. Uma vez que a pele estiver deslocada caudalmente, avançar a agulha para entrar na articulação logo distal e caudal ao maléolo, direcionando a ponta da agulha medial, ligeiramente cranial e ligeiramente proximal. Isso pode exigir "andar fora do osso" até que o espaço articular seja identificado.

## PROCEDIMENTO 15.1 — Artrocentese (continuação)

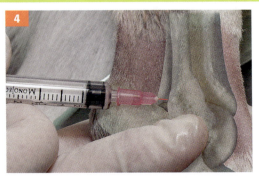

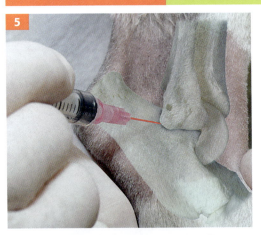

Durante a abordagem lateral do jarrete, a agulha é inserida logo distal e caudal ao maléolo da fíbula e direcionada medialmente e ligeiramente proximal.

6. Aplicar uma sucção suave.

### ABORDAGEM CAUDAL

1. Flexionar e estender a articulação para sentir caudalmente o movimento da tíbia em relação à tróclea do tálus. A ponta da agulha será inserida nessa junção.

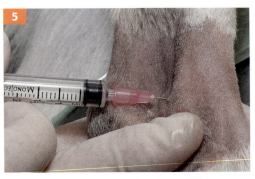

5. Aplicar uma sucção suave.

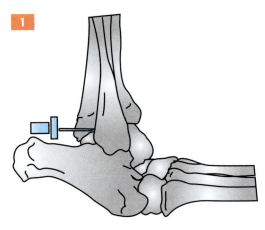

A abordagem caudal para coleta de líquido sinovial do jarrete envolve a passagem da agulha no espaço articular palpável entre a tíbia e a tróclea do tálus caudal e medial ao maléolo lateral da fíbula.

### TÉCNICA ESPECÍFICA: JUNTA DO COTOVELO

1. Segurar o cotovelo em flexão parcial.
2. Direcionar a agulha logo acima da borda dorsal do olécrano e mantê-la paralela à borda dorsal do olécrano.

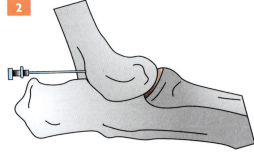

2. Segurar a articulação em flexão parcial.
3. Inserir a ponta da agulha na pele caudal à fíbula ao nível da articulação.
4. Direcionar a agulha anteriormente, deslizando-a medialmente ao maléolo lateral da fíbula.

## PROCEDIMENTO 15.1 Artrocentese (continuação)

3. A ponta da agulha deve entrar na pele logo atrás do epicôndilo lateral do úmero.

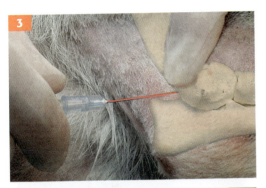

3

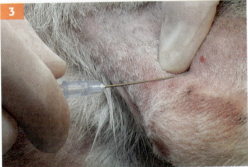

3

4. A ponta da agulha precisará estar posicionada medialmente à crista epicondilar lateral do úmero distal. Essa é uma ampla crista óssea; portanto, para conseguir isso, é necessário (uma vez que a agulha atravesse a pele) aplicar pressão para baixo (medial) na haste da agulha com o polegar enquanto ela avança em direção ao espaço articular. Esse procedimento é

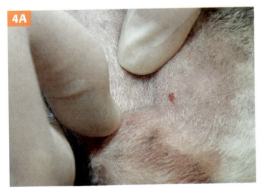

4A

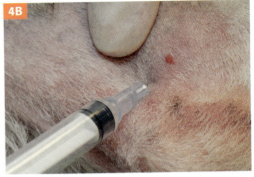

4B

A pressão para baixo (*medial*) na haste da agulha durante a inserção é necessária para direcionar a agulha medial ao epicôndilo lateral espesso do úmero no espaço articular.

necessário para manter a orientação caudal a cranial da agulha paralela ao olécrano e diretamente na articulação. A ponta da agulha não deve ser direcionada medialmente.

5. Se a agulha avançar um pouco, mas não avançar mais, aspirar suavemente. Se nenhum líquido sinovial estiver evidente, tentar avançar mais a agulha enquanto o cotovelo é mantido estendido. Na maioria dos casos, a agulha precisa ser inserida profundamente na articulação antes que o fluido articular possa ser aspirado.

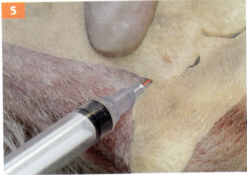

5

Ao coletar o líquido sinovial do cotovelo, a agulha deve ser direcionada paralela à borda dorsal do olécrano, com a ponta da agulha inserida medialmente à crista epicondilar lateral do úmero.

6. Aplicar uma sucção suave.

## PROCEDIMENTO 15.1 — Artrocentese *(continuação)*

### TÉCNICA ESPECÍFICA: ARTICULAÇÃO DE OMBRO

1. O cão deve estar em decúbito lateral.
2. Segurar a articulação do ombro em flexão parcial e manter o membro paralelo à mesa, como se o cão estivesse de pé e carregando peso.

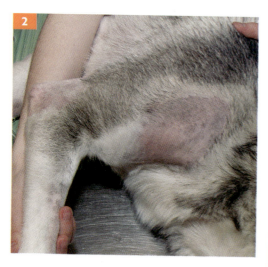

3. Entrar na articulação imediatamente cranial ao ligamento glenoumeral, pouco distal ao processo acromial da escápula.

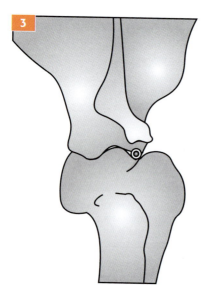

4. Direcionar a agulha para medial (direto para dentro).

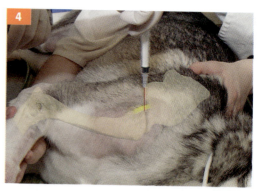

5. Se encontrar o osso, avaliar se a agulha está atingindo a escápula distal ou o úmero proximal, retirar a agulha até o nível da pele e redirecioná-la.
6. Assim que a agulha estiver inserida profundamente, aplicar uma sucção suave.

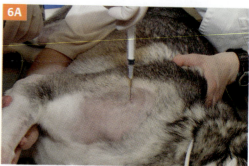

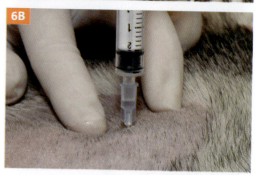

O líquido sinovial pode ser coletado da articulação do ombro inserindo a agulha medialmente cranial ao ligamento glenoumeral, quase distal ao processo acromial da escápula.

# PROCEDIMENTO 15.1 Artrocentese (continuação)

### TÉCNICA ESPECÍFICA: ARTICULAÇÃO DO JOELHO

1. Flexionar e estender a articulação, palpando para identificar o centro da articulação – é onde a ponta da agulha deve estar durante a coleta do fluido.
2. Flexionar levemente a articulação.
3. Identificar o ponto médio do comprimento do tendão patelar "livre" entre a patela distal e a tuberosidade tibial. Inserir a agulha nesse ponto, apenas um pouco para a lateral ao tendão patelar, na metade da distância entre a patela e a tíbia proximal.

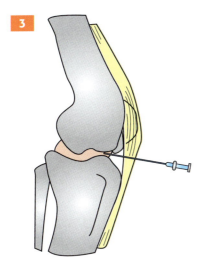

4. Direcionar a ponta da agulha ligeiramente para medial à medida que a agulha é inserida no sentido caudal em direção ao centro da articulação.

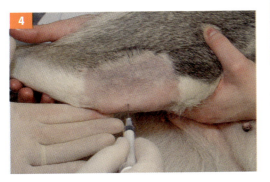

5. A agulha deve avançar sem dificuldade até que a ponta esteja no centro da articulação.

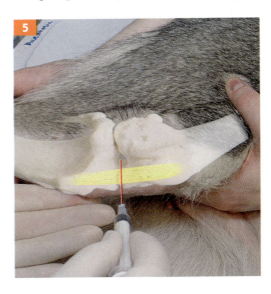

6. Aplicar uma sucção suave.

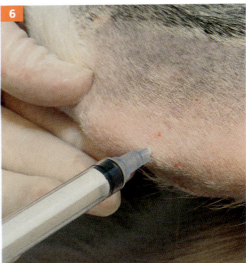

Para coletar o líquido sinovial da articulação do joelho, a agulha é inserida quase lateralmente ao ponto médio do comprimento do tendão patelar livre em direção ao centro da articulação.

7. Os espaços articulares medial e lateral se comunicam.

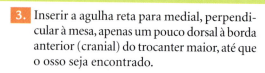

## PROCEDIMENTO 15.1 — Artrocentese *(continuação)*

### TÉCNICA ESPECÍFICA: ARTICULAÇÃO DO QUADRIL

1. A artrocentese da articulação do quadril geralmente requer anestesia geral.

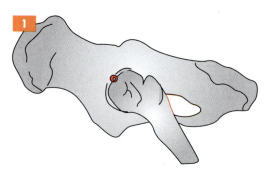

2. Posicionar o animal em decúbito lateral, com o membro posterior apoiado paralelo à mesa, como se o paciente estivesse em pé, e palpar o trocanter maior do fêmur.

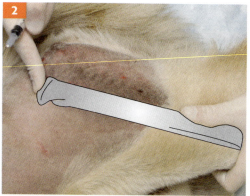

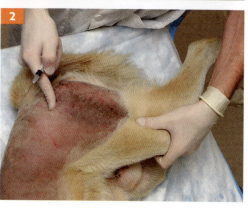

3. Inserir a agulha reta para medial, perpendicular à mesa, apenas um pouco dorsal à borda anterior (cranial) do trocanter maior, até que o osso seja encontrado.

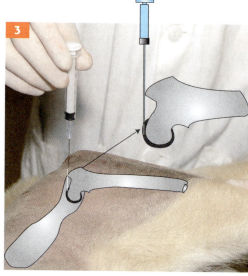

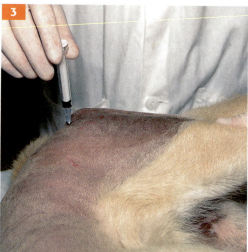

4. Abduzir e girar medialmente o membro enquanto avança a agulha ligeiramente ventral e cranialmente no espaço articular.

## PROCEDIMENTO 15.1 Artrocentese *(continuação)*

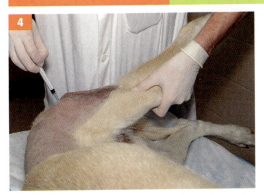

Para coletar o líquido sinovial da articulação do quadril, a agulha é inserida dorsal à borda anterior do trocanter maior, até que o osso seja encontrado, então a agulha é avançada ventral e cranialmente enquanto o membro é abduzido e girado medialmente.

5. Esteja ciente de que o nervo ciático se encontra interno aos músculos glúteos, dorsal ao trocanter maior do fêmur e, em seguida, passa caudal ao trocanter maior antes de cursar distalmente no membro atrás da diáfise do fêmur, entre o bíceps femoral e o músculo semitendíneo.

# 16 Exame Neurológico

## PROCEDIMENTO 16.1 Exame neurológico

### OBJETIVO
Identificar anormalidades do sistema nervoso e localizar lesões que o envolvam.

### INDICAÇÕES
1. Um exame neurológico completo deve ser realizado em todos os pacientes com marcha ou estado de consciência anormais, e em todos os animais com histórico ou resultado de exame físico que sugiram um problema do sistema nervoso.

### CONTRAINDICAÇÕES E AVISOS
1. Devem ser utilizadas luvas e observados cuidados extras para evitar ferimentos por mordida ao examinar cães e gatos com causa desconhecida de sinais neurológicos progressivos, devido ao risco de exposição ao vírus da raiva.
2. Evitar a manipulação da coluna quando houver suspeita de instabilidade.
3. Os achados neurológicos observados durante minutos e horas após uma crise epiléptica (fase pós-ictal) podem não ser confiáveis.

### EQUIPAMENTO
- Lanterna ou ponto de luz
- Pinça hemostática
- Martelo de reflexo

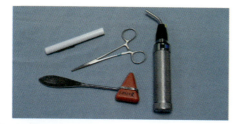

Equipamento necessário para realizar um exame neurológico.

### ANATOMIA ESPECIAL
1. Para localizar lesões neurológicas, é necessário algum conhecimento de neuroanatomia e função neurológica.
2. O sistema nervoso é dividido em neurônios motores superiores (NMSs) e neurônios motores inferiores (NMIs).

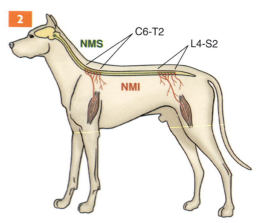

O sistema nervoso é dividido em neurônios motores inferiores (NMIs), que inervam os músculos, e neurônios motores superiores (NMSs), que controlam os NMIs.

3. NMIs são os neurônios que inervam diretamente os músculos. Os componentes incluem corpos celulares nervosos na substância cinzenta ventral de cada segmento da medula espinal e nos núcleos dos nervos cranianos, raízes nervosas que saem da medula espinal, nervos periféricos e junção neuromuscular. Danos em qualquer parte do NMI causarão sinais de NMIs nos músculos inervados por ele. Os sinais de NMIs incluem fraqueza, diminuição do tônus muscular, perda de reflexos e atrofia muscular (Boxe 16.1). Os NMSs se originam no cérebro e controlam os NMIs.

## PROCEDIMENTO 16.1 Exame neurológico (continuação)

### BOXE 16.1 Resumo dos sinais do neurônio motor superior e do neurônio motor inferior

| Características | Neurônio motor superior | Neurônio motor inferior |
|---|---|---|
| Função motora | Paresia espástica a paralisia em todos os membros caudais à lesão | Paresia flácida ou paralisia no local da lesão |
| Reações posturais (teste de posição da pata) | Frequentemente atrasado | Geralmente normal, a menos que grave |
| Marcha | Postura de base ampla, ataxia, passadas longas, protração retardada do membro | Passadas curtas, fraqueza, membros mantidos sob o centro de gravidade |
| Tônus muscular | Normal ou aumentado | Reduzido |
| Atrofia muscular | Moderada | Rápida e grave |
| Reflexos espinais | Normais ou aumentados | Reduzidos ou ausentes |

Os corpos celulares estão localizados no cérebro; os longos tratos ou vias espinais percorrem o tronco cerebral e a medula espinal, conectando os centros de controle NMSs aos NMIs, que são regulados por eles. Essas vias espinais cruzam a linha média no tronco encefálico; portanto, danos aos núcleos do NMS no cérebro causarão sinais de NMSs nos membros contralaterais (lado oposto), enquanto danos às vias espinais no tronco encefálico ou medula espinal causarão sinais de NMSs nos membros ipsilaterais (mesmo lado) caudais ao local da lesão. Os sinais de NMSs incluem ataxia, reações posturais anormais, aumento do tônus muscular e reflexos normais a aumentados.

4. Anatomicamente, a medula espinal é organizada em porções ou segmentos, e cada segmento tem um par de nervos espinais (direito e esquerdo) que apresenta uma raiz ventral (motora) e uma raiz dorsal (sensorial). Como sabemos quais segmentos da medula espinal inervam os músculos de cada membro, podemos usar nosso exame neurológico para localizar lesões da medula espinal.
5. Com o exame neurológico, é possível determinar se cada membro é neurologicamente normal, NMIs ou NMSs, permitindo a localização das lesões em uma região clinicamente significativa da medula espinal (Boxe 16.2).
6. Animais com distúrbios cerebrais desenvolvem sinais neurológicos específicos para a região do cérebro que está alterada. Uma vez que as anormalidades tenham sido descobertas durante o exame neurológico, a localização da lesão é direta (Boxe 16.3).

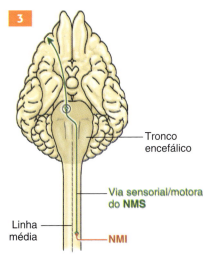

Vias ascendente (*sensorial*) e descendente (*motora*) dos NMSs cruzam a linha média no tronco encefálico rostral.

### BOXE 16.2 Localizar lesões da medula espinal

| Segmentos da medula espinal afetados | Membros anteriores | Membros pélvicos |
|---|---|---|
| C1-C5 | NMS | NMS |
| C6-T2 | NMI | NMS |
| T3-L3 | Normal | NMS |
| L4-S2 | Normal | NMI |

*NMI*, neurônio motor inferior; *NMS*, neurônio motor superior.

Capítulo 16 Exame Neurológico

## PROCEDIMENTO 16.1 Exame neurológico *(continuação)*

### BOXE 16.3 Sinais causados por lesões cerebrais

**Prosencéfalo**

Convulsões
Alteração de estado de consciência/comportamento
Marcha normal
Movimento circular, andando em direção à lesão
Reflexos normais dos membros

**Contralateral**

Cego e com reflexos pupilares normais ao estímulo
luminoso
Diminuição sutil de sensibilidade na pele/face
Déficits de reação postural leves e inconsistentes

**Tronco encefálico**

Estado de consciência alterado: depressão, estupor, coma

**Ipsilateral**

Déficits de nervos cranianos
Paresia/paralisia do neurônio motor superior
Déficits de reação postural
Reflexos normais ou aumentados dos membros

**Lesões cerebelares**

Estado de consciência normal
Tremor de intenção
Andar hipermétrico, movimentos exagerados
Força normal
Reações posturais e reflexos dos membros normais
± Síndrome vestibular paradoxal

### BOXE 16.4 Achados clínicos em doenças vestibulares

**Doença vestibular central e periférica**

Incoordenação, perda de equilíbrio
*Head tilt* em direção à lesão
Movimentos em círculo/de queda/de rolamento em direção
à lesão
± Estrabismo ventral no lado da lesão
Vômito, salivação
Nistagmo espontâneo ou posicional (fase rápida de
afastamento da lesão)

**Achados que sugerem doença vestibular periférica**

Nistagmo horizontal ou rotativo
Reações posturais normais
Déficit de NC7, síndrome de Horner com lesão na orelha
média/interna
Outros nervos cranianos normais

**Achados específicos para doença vestibular central**

Nistagmo com mudança de direção
Nistagmo vertical
Reações posturais anormais no lado da lesão
Déficits de múltiplos nervos cranianos

**Síndrome vestibular paradoxal (lesão cerebelar)**

*Head tilt* oposto ao lado da lesão
Nistagmo vertical, horizontal ou rotativo em direção à lesão
± Reações posturais anormais no lado da lesão
± Múltiplos déficits de nervos cranianos no lado da lesão
± Hipermetria, tremor da cabeça

7. Os sinais do sistema vestibular, como *head tilt*, movimento circular e nistagmo, podem surgir de lesões centrais que afetam os núcleos vestibulares no tronco encefálico ou cerebelo, ou de lesões periféricas que afetam o nervo craniano (NC) 8, o nervo vestibulococlear, ou seus receptores (Boxe 16.4).

### TÉCNICA: EXAME NEUROLÓGICO

Um exame neurológico completo leva apenas alguns minutos.

### AVALIAR ESTADO MENTAL

A. Perguntar aos tutores se notaram alguma mudança no comportamento de seu animal de estimação ou a ocorrência de crise epiléptica.

B. Observar o comportamento do animal durante o exame.

### AVALIAR A POSTURA

A. Uma postura de base ampla é comum em animais atáxicos (incoordenados), particularmente aqueles com perda de equilíbrio devido a anormalidades vestibulares ou cerebelares.

B. A presença de *head tilt* contínuo da cabeça com resistência ao endireitamento geralmente está associada a uma anormalidade do sistema vestibular.

## PROCEDIMENTO 16.1   Exame neurológico *(continuação)*

### AVALIAR MARCHA

A. Observar os movimentos do animal durante o passo, se possível com voltas e círculos frequentes.
B. Se o animal for incapaz de andar sem ajuda, ele deve ser sustentado por um arreio ou tipoia.
C. Todo paciente deve ser avaliado quanto à paresia (fraqueza), ataxia, claudicação e aos movimentos circulares.
D. Paresia é definida como fraqueza ou incapacidade de gerar uma marcha normal. A marcha resultante da doença de NMI difere de forma considerável da marcha decorrente de distúrbios de NMS (Boxe 16.1).
E. A ataxia, ou incoordenação, é causada por lesões do cerebelo, do sistema vestibular e do trato sensorial proprioceptivo geral na medula espinal e no tronco encefálico caudal. As características da ataxia decorrentes de lesões em cada um desses locais são diferentes e reconhecíveis (Boxe 16.5).

### REAÇÕES POSTURAIS

A. O teste de reação postural é usado para determinar se os animais podem reconhecer a posição de seus membros no espaço (propriocepção).

### BOXE 16.5   Localizar ataxia

**Ataxia da medula espinal (proprioceptiva)**
Paresia do neurônio motor superior dos membros afetados
Reações posturais anormais
Postura de base ampla
Passos largos
Abdução excessiva de membros durante curvas

**Ataxia vestibular**
*Head tilt*
Postura ampla e agachada
Problema de equilíbrio
Periférico: reações posturais normais
Central: reações posturais anormais

**Ataxia cerebelar**
Força normal
Postura de base ampla
Movimentos de membros hipermétricos e exagerados
Ataxia do tronco
Reações posturais normais
Tremor de intenção da cabeça

B. As anormalidades são geralmente interpretadas como sinais de NMSs. Devem ser confirmadas com testes de tônus muscular e reflexos espinais.
C. O teste de reação postural deve incluir o exame de posição da pata, saltar, carrinho de mão e hemilocomoção. Utilizados juntos, os testes são indicadores sensíveis de disfunção neurológica.
D. Para o **teste de posição da pata**, o paciente é mantido em estação e é avaliada a resposta ao virar de cada pata em sua superfície dorsal. A resposta normal é o imediato endireitamento da pata.

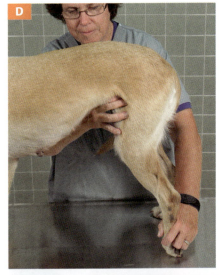

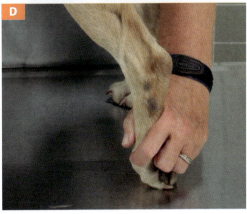

Avaliação da posição da pata do membro posterior.

## PROCEDIMENTO 16.1 Exame neurológico (continuação)

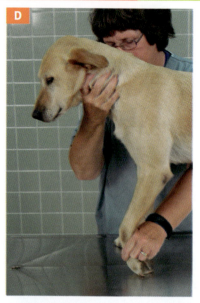

Avaliação da posição da pata dos membros anteriores.

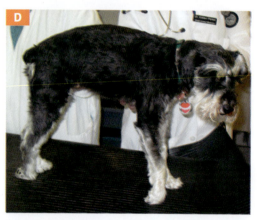

Teste de posição da pata anormal dos membros anteriores e posteriores em um Schnauzer miniatura com hemiparesia e propriocepção diminuída devido à embolia fibrocartilaginosa (*infarto*) cervical direita (C1-C5).

**E.** Durante o **teste de salto**, o animal é apoiado, de forma a suportar o peso em um membro; seu corpo é inclinado lateralmente, de modo que seu centro de gravidade seja deslocado. A resposta normal é levantar o membro de imediato e recolocá-lo diretamente sob seu centro de gravidade (saltar). Qualquer atraso nessa resposta é anormal.

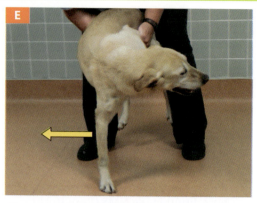

Teste de salto do membro anterior em um cachorro.

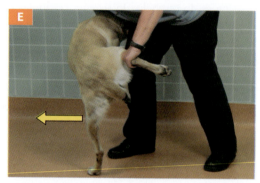

Teste de salto do membro pélvico em um cachorro.

**F.** Para o **teste de hemilocomoção**, os membros dianteiros e traseiros de um lado são levantados do solo enquanto o animal é guiado lateralmente ou para frente. Lesões unilaterais da medula espinal ou tronco encefálico dificultam a hemilocomoção no lado afetado.

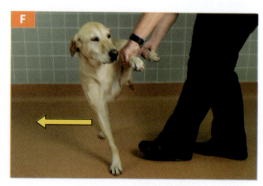

Teste de hemilocomoção.

## PROCEDIMENTO 16.1 Exame neurológico *(continuação)*

G. Para o **teste do carrinho de mão**, o animal é apoiado pelo abdome com todo o peso sobre os membros torácicos enquanto é levado para a frente. O arrasto de membros, o apoio sobre o dorso das patas e o retardo de protração da pata são observações de anormalidade. A cabeça pode ser elevada ou o animal vendado para privar a visão e acentuar as anormalidades proprioceptivas.

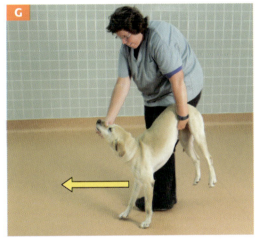

Elevar a cabeça durante o carrinho de mão para diminuir a percepção visual pode acentuar as anormalidades (*seta*).

### AVALIAR TÔNUS MUSCULAR E ATROFIA

A. O tônus muscular e a atrofia devem ser avaliados por meio da palpação cuidadosa e pelo movimento de cada membro, em uma variedade de exercícios.
B. Atrofia muscular grave generalizada com perda de reflexos sugere alteração difusa de NMI envolvendo nervos periféricos ou raízes nervosas ventrais.
C. Atrofia muscular grave com reflexos normais pode ocorrer na doença muscular difusa.
D. O tônus do músculo extensor está geralmente aumentado em lesões de NMSs.

### REFLEXOS DE MEMBROS

A. Os reflexos dos membros são mais bem avaliados quando o animal está relaxado e contido em decúbito lateral.

B. Cada reflexo é avaliado como normal (+2), ausente ou diminuído (0 ou +1), ou aumentado (+3 ou +4).
C. Lesões de NMIs graves o suficiente para causar fraqueza e marcha anormal certamente causarão ausência ou diminuição do reflexo na perna afetada.
D. As lesões de NMSs resultarão em reflexos normais ou aumentados nos membros caudais à lesão.

### A. REFLEXO PATELAR

Com o animal contido em decúbito lateral, segurar o joelho do membro superior em flexão parcial e golpear a porção livre do tendão patelar com a superfície plana do martelo de reflexo, o que alongará o músculo quadríceps. A resposta normal é a contração reflexa do músculo quadríceps e um movimento de chute com o membro.

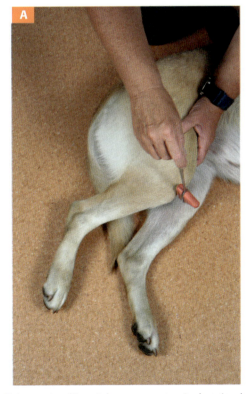

Golpear o tendão patelar causa contração do músculo quadríceps e estiramento do joelho.

## PROCEDIMENTO 16.1 — Exame neurológico (continuação)

### B. REFLEXO DE RETIRADA DE MEMBRO PÉLVICO (FLEXOR)

Com o animal contido em decúbito lateral, apertar um dígito com pressão suficiente para provocar a flexão de quadril, joelho, jarrete e dígitos.

### C. REFLEXO DO CIÁTICO

Com o animal contido em decúbito lateral, palpar a incisura formada pelo trocanter maior do fêmur e a tuberosidade isquiática. Golpear essa depressão com a extremidade cônica do martelo de reflexo provoca uma breve flexão de jarrete e joelho.

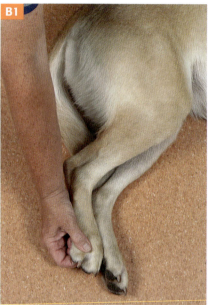

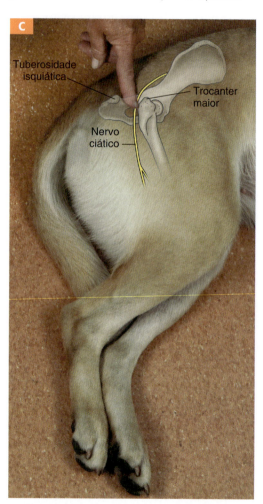

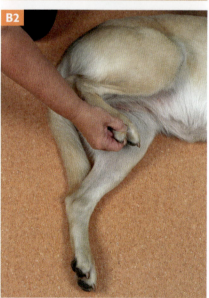

O reflexo de retirada normal é a flexão de todas as articulações do membro quando o dígito da pata é pinçado.

O nervo ciático encontra-se na incisura palpável entre o trocanter maior do fêmur e a tuberosidade isquiática.

| Procedimento 16.1 | **Exame neurológico** (continuação) |

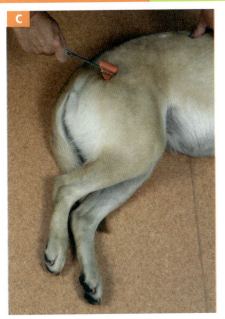

Golpear o nervo ciático provoca flexão de jarrete e joelho.

**D. REFLEXO DE REMOÇÃO DE MEMBRO TORÁCICO (FLEXOR)**

Com o animal em decúbito lateral, apertar um dígito para provocar a flexão de ombro, cotovelo, carpo e dedos.

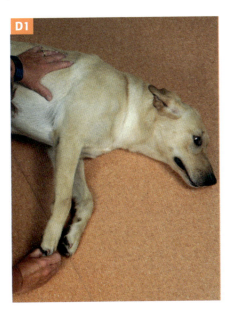

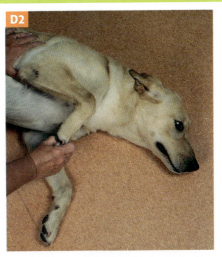

O reflexo normal de retirada envolve a flexão de todas as articulações do membro quando um dígito da pata é pinçado.

## REFLEXOS PERINEAIS

A. Os reflexos perineal e bulbouretral servem para avaliar o nervo pudendo (sensorial e motor) e os segmentos S1-S3 da medula espinal sacral.

B. No reflexo perineal, a pele perineal é pinçada com uma pinça hemostática, causando a contração do esfíncter anal e a ventroflexão da cauda.

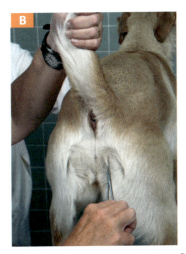

Pinçar a pele do períneo causa contração reflexa do esfíncter anal e ventroflexão da cauda.

## PROCEDIMENTO 16.1 — Exame neurológico (continuação)

C. Para o reflexo bulbouretral, apertar suavemente a vulva ou o bulbo do pênis, causando a contração reflexa do esfíncter anal.

### REFLEXO CUTÂNEO DO TRONCO (PANÍCULO)

A. Pinçar a pele das costas lateralmente à coluna, para causar a contração reflexa dos músculos subcutâneos bilateralmente, produzindo uma contração da pele.

B. O teste inicia-se na coluna lombar caudal e, em seguida, avança-se a pinça progressivamente, até que uma contração seja observada, em geral na região médio-lombar.

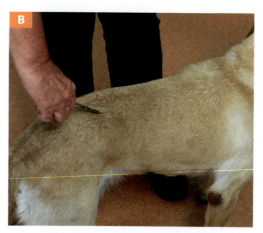

Pinçar a pele adjacente à coluna vertebral normalmente causa contração bilateral reflexa do músculo subcutâneo.

C. O estímulo sensorial passa pelo nervo sensorial até a medula espinal, e então ascende nos tratos sensoriais até os segmentos da medula espinal C8 e T1, onde o nervo torácico lateral surge, causando a contração do músculo subcutâneo.

D. Em animais com lesões graves entre T3 e L3 da medula espinal, a via sensorial ascendente será interrompida, de modo que nenhum reflexo de panículo seja eliciado quando a pele é pinçada caudal ao nível da lesão, mas o estímulo da pele cranial à lesão provoca uma contração, permitindo a localização bastante precisa das lesões da coluna vertebral.

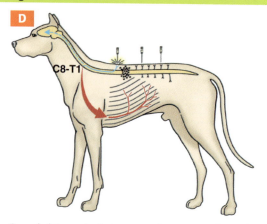

Quando há uma lesão transversal grave entre T3-L3 da medula espinal, as informações sensoriais não ascendem pela medula além da lesão; portanto, o ato de pinçar a pele não provocará uma contração dos troncos cutâneos até que a pinça seja aplicada cranial à lesão.

### SENSAÇÃO SUPERFICIAL

A. A capacidade de sentir um beliscão na pele pode ser usada para ajudar a localizar lesões em animais com paresia de NMI ou paralisia de um membro.

B. As regiões de anestesia local ou diminuição da sensação devem ser identificadas e comparadas com mapas estabelecidos de enervação do nervo sensorial para a pele do membro (dermátomos).

B. Inervação sensorial do membro anterior

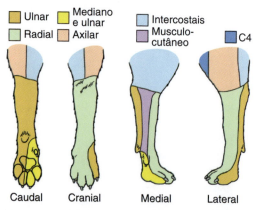

Mapa sensorial do membro anterior mostrando regiões da pele supridas por nervos individuais (*dermátomos*).

## PROCEDIMENTO 16.1  Exame neurológico *(continuação)*

### SENSAÇÃO DE DOR PROFUNDA (NOCICEPÇÃO)

**A.** Quando há uma lesão transversal grave entre T3 e L3 da medula espinal causando paralisia de NMS dos membros pélvicos, deve ser testada a capacidade do animal de sentir um estímulo nocivo grave, como o de uma pinça hemostática presa na base da unha do dedo da pata. Essa é uma sensação de dor profunda.

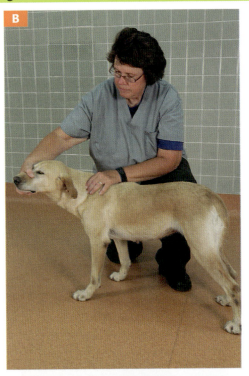

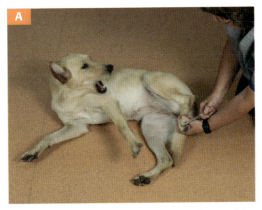

Pinçando o dígito da pata com uma pinça hemostática para avaliar a capacidade do cão de sentir o estímulo.

**B.** Os tratos espinais que conduzem a sensação de dor profunda são pequenos, múltiplos e localizados no interior da substância branca da medula espinal. Apenas uma lesão medular muito grave vai interrompê-los, tornando a capacidade de perceber a dor profunda um importante indicador de prognóstico em animais paralisados.

### AVALIAÇÃO DE ÁREAS DOLOROSAS

**A.** Pescoço, coluna, membros, músculos, ossos e articulações devem ser palpados e manipulados para detectar dor ou restrição de mobilidade.

**B.** Com uma mão no pescoço, para sentir espasmos musculares, o pescoço deve ser gentilmente manipulado em todas as direções, visando avaliar dor ou resistência ao movimento. Na possibilidade da existência de fraturas ou luxações cervicais, essa manipulação deve ser evitada.

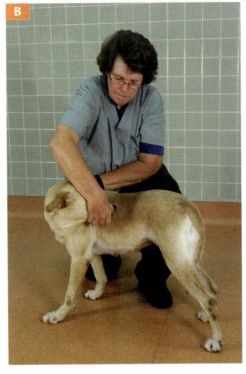

## PROCEDIMENTO 16.1 Exame neurológico (continuação)

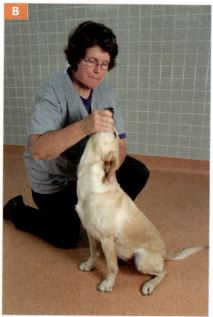

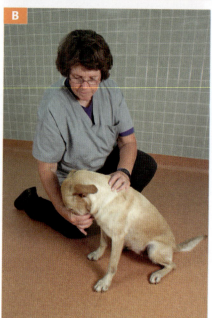

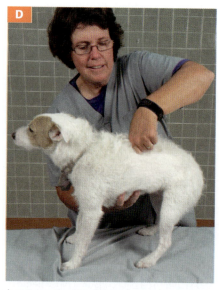

**D.** Animais com dor na coluna torácica ou lombar geralmente ficam em estação com as costas arqueadas. A palpação profunda sobre cada corpo vertebral pode ajudar a determinar o local da dor.

A palpação profunda sobre cada corpo vertebral pode ajudar a determinar o local da dor na coluna.

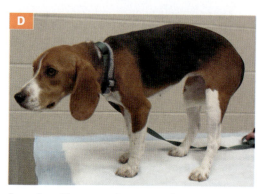

Esse cão está em estação com a coluna arqueada e a cabeça baixa devido à dor no pescoço e na coluna vertebral causada por meningite asséptica.

**C.** Animais com compressão da raiz do nervo cervical por um disco intervertebral ou tumor estão frequentemente claudicantes e podem manter afastada a pata dianteira do lado da compressão – isso é chamado de *sinal de raiz*.

**E.** Cães com compressão dos nervos da cauda equina na região lombossacral apresentam dor quando uma pressão direta é aplicada sobre a junção lombossacral ou quando a tração dorsal é aplicada à cauda.

# PROCEDIMENTO 16.1 Exame neurológico (continuação)

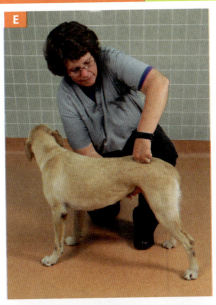

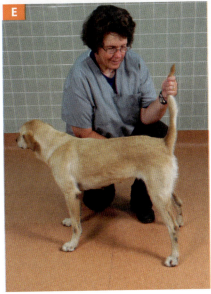

A palpação profunda da junção lombossacral e a dorsi-flexão da cauda causam dor em cães com compressão dos nervos da cauda equina.

## FUNÇÃO DO TRATO URINÁRIO

A. Palpar a bexiga e aplicar um pouco de pressão.
B. Em lesões de NMI (segmentos S1-S3 da medula espinal, nervo pudendo, nervo pélvico), é esperada uma bexiga flácida e compressível, com reflexos perineais e bulbouretrais ausentes ou diminuídos, além de tônus anal reduzido (Boxe 16.6).
C. Lesões de NMSs craniais aos segmentos sacrais causam diminuição do controle voluntário da micção e hiperexcitabilidade reflexa do esfíncter uretral, resultando em uma bexiga distendida e tensa, que é difícil de comprimir.

### EXAME RÁPIDO DE NERVOS CRANIANOS REGIONAIS

A. A disfunção de nervo craniano pode resultar de um distúrbio que afeta um único nervo, de uma lesão de vários nervos de determinada região anatômica, de uma polineuropatia difusa que afeta vários nervos ou de um distúrbio que afeta vários núcleos de nervos cranianos dentro do tronco encefálico.
B. Animais com doenças do tronco encefálico que causam disfunção dos nervos cranianos geralmente apresentam sinais adicionais, como déficits de reação postural, ataxia ou alteração do estado de consciência.
C. Os nervos cranianos que são afetados com mais frequência podem ser avaliados prontamente com um rápido exame neurológico regional.

### BOXE 16.6 Segmentos da medula espinal, raízes nervosas e nervos periféricos que contribuem para os reflexos dos membros

| Reflexo | Segmentos/Raízes da medula espinal | Nervo(s) periférico(s) |
|---|---|---|
| Reflexo patelar | L4, L5, L6 | Nervo femoral |
| Reflexo ciático | L6, L7, S1, S2 | Nervo ciático |
| Retirada do membro pélvico | L6, L7, S1, S2 | Nervo ciático |
| Retirada do membro torácico | C6, C7, C8, T1, T2 | Todo o plexo braquial |

## PROCEDIMENTO 16.1 — Exame neurológico (continuação)

**AVALIAR OLHOS E PUPILAS**

**A.** Elicitar uma **resposta à ameaça**, fazendo um gesto brusco em direção ao olho, evitando ao máximo o contato do fluxo de ar com a córnea. Cubra o olho contralateral, para evitar que a visão nesse olho contribua para a resposta. A resposta normal é o ato de piscar do olho testado. A resposta sensorial requer a utilização da retina medial, do nervo óptico (NC2) para a visão e do prosencéfalo contralateral para interpretar os estímulos visuais. O ato de piscar requer o nervo facial (NC7).

Se houver uma resposta diminuída ou ausente, é importante descartar excitação excessiva, medicamentos e distúrbios oculares, como atrofia da íris, antes de considerar as causas neurológicas. A entrada sensorial requer a retina e o nervo óptico (NC2). A constrição da pupila requer o nervo oculomotor (NC3).

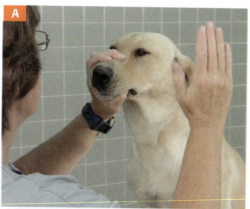

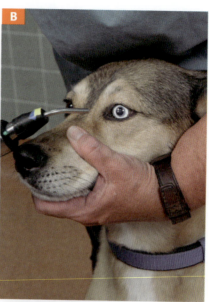

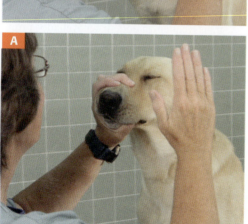

Avaliar a resposta à ameaça, fazendo um gesto brusco em direção ao olho.

**B.** Testar o **reflexo pupilar à luz** (RPL) iluminando o olho de teste e avaliando a constrição da pupila naquele olho (RPL direta) e no olho oposto (RPL consensual).

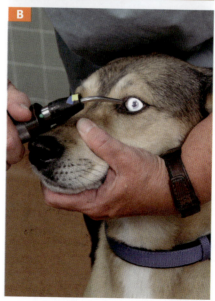

Iluminar o olho para avaliar os reflexos pupilares à luz.

Procedimento 16.1 Exame neurológico 295

## PROCEDIMENTO 16.1 Exame neurológico (continuação)

C. Avaliar cada olho quanto à síndrome de Horner (perda de estímulo simpático no olho). Essa síndrome se manifestará como uma pupila miótica que não dilata com luz difusa, fissura palpebral menor do que o normal (ptose), globo afundado (enoftalmia) e prolapso de membrana nictitante.

### AVALIAR HEAD TILT

A. O sistema vestibular é responsável por manter a posição correta de olhos, pescoço, tronco e membros em relação à cabeça. A inclinação da cabeça é comum em lesões vestibulares centrais (tronco encefálico) ou periféricas (NC8). Lesões do sistema vestibular geralmente causam uma inclinação da cabeça em direção ao lado da lesão.

B. **Sinais do sistema vestibular paradoxal** podem ocorrer quando há perda da inibição tônica normal do sistema vestibular do cerebelo. Em alguns pacientes com doença cerebelar focal, o *head tilt* será em direção ao lado oposto à lesão, e a fase rápida do nistagmo será em direção à lesão. Os déficits de reação postural, se presentes, serão no lado da lesão.

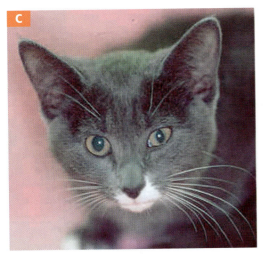

Síndrome de Horner no olho esquerdo de um gato filhote após lesão por estrangulamento.

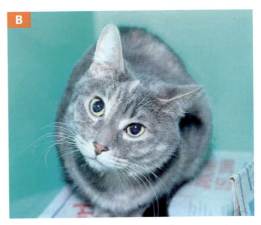

Inclinação da cabeça para a esquerda em um gato com doença vestibular periférica causada por otite média/interna do lado esquerdo.

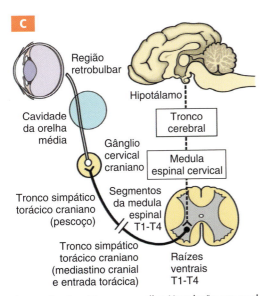

Inervação simpática para o olho. Uma lesão em qualquer região ao longo dessa via resultará na síndrome de Horner.

### AVALIAR POSIÇÃO E MOVIMENTO DOS OLHOS

A. Observar a posição de cada olho conforme a cabeça se move para várias posições. Normalmente, os dois olhos devem estar orientados na mesma direção, olhando para frente.

B. Posição anormal do olho (**estrabismo**) sugere dano aos nervos que inervam os músculos extraoculares (NC3, NC4, NC6) ou um problema do sistema vestibular que afeta a coordenação da posição do olho.

**PROCEDIMENTO 16.1** **Exame neurológico** *(continuação)*

C. Os distúrbios vestibulares geralmente causam um estrabismo ventral (olho caído) no lado da lesão, que é evidente apenas durante a extensão da cabeça e pescoço.

D. Outros déficits de nervos cranianos geralmente causam estrabismo persistente. O desvio se apresenta ventrolateral com disfunção do nervo oculomotor (NC3), medial com disfunção do nervo abducente (NC6) e dorsolateral com disfunção do nervo troclear (NC4).

E. Examinar os olhos para verificar se há **nistagmo** em repouso e quando a cabeça é movida de um lado para o outro. O nistagmo é uma oscilação rítmica involuntária dos olhos, com uma fase lenta e uma fase rápida. O nistagmo pode ser horizontal, rotativo ou vertical, e sua direção (direita *vs*. esquerda) é atribuída na direção da fase rápida.

F. O nistagmo nunca deve ocorrer quando a cabeça do animal está em repouso; portanto, a detecção de nistagmo espontâneo em repouso sugere um problema vestibular.

G. O nistagmo fisiológico (normal) deve ocorrer sempre que a cabeça de um animal estiver se movendo rapidamente para o lado ou dorsalmente, com a fase rápida desse nistagmo normal na direção do movimento.

H. Uma parte importante do exame neurológico é avaliar o **nistagmo posicional** que ocorre quando o animal é colocado em certas posições, como de costas, com o pescoço estendido. Esse achado é anormal e deve ser interpretado, semelhantemente ao nistagmo espontâneo, como um problema vestibular.

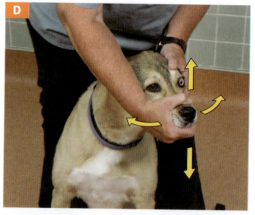

Avaliar a posição de cada olho conforme a cabeça é movida para diferentes posições.

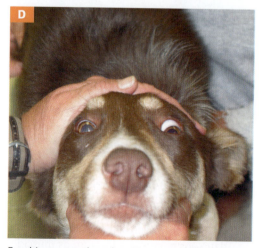

Estrabismo ventrolateral posicional em um Border Collie jovem com doença vestibular central causada pela compressão do tronco encefálico e cerebelo por hidrocefalia progressiva e hidromielia.

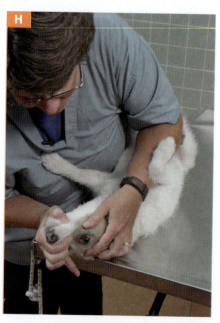

Virar o animal de costas para procurar nistagmo posicional. Mesmo que haja apenas três ou quatro batidas sutis de nistagmo, isso é anormal.

## PROCEDIMENTO 16.1 Exame neurológico (continuação)

I. Uma mudança de direção do nistagmo espontâneo ou posicional (ou seja, a fase rápida à esquerda mudando para a fase rápida à direita) sugere uma lesão vestibular central no tronco encefálico ou cerebelo, assim como o nistagmo que ocorre na direção vertical.

### AVALIAR A SENSAÇÃO FACIAL

A. O nervo trigêmeo (NC5) fornece inervação sensorial para pele da face, córnea, mucosa do septo nasal, mucosas das membranas nasofaríngeas e dentes e gengivas da mandíbula superior e inferior.

B. Avaliar o reflexo palpebral (NC5 sensorial, NC7 motor) e a capacidade do animal de sentir o ato de pinçar a pele do rosto e o ar de sopro na córnea; estimular a mucosa do septo nasal com uma pinça hemostática.

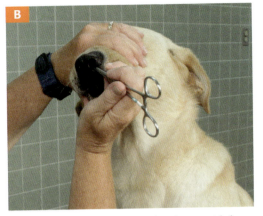

A mucosa do septo nasal, inervada pelo nervo trigêmeo (NC5), é, em geral, muito sensível.

### AVALIAR OS MÚSCULOS DA MASTIGAÇÃO

A. O nervo trigêmeo (NC5) fornece inervação motora para os músculos da mastigação.

B. Palpar os músculos mastigatórios para ver se há atrofia e testar a resistência da mandíbula ao abrir a boca. A paralisia motora bilateral do nervo trigêmeo resulta na incapacidade de fechar a boca e na mandíbula caída.

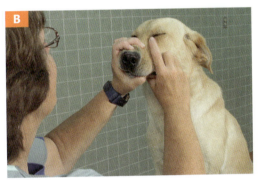

O reflexo palpebral avalia a sensação facial (NC5) e a capacidade de piscar (NC7).

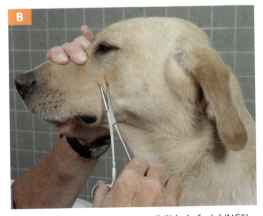

Pinçar a face, para avaliar a sensibilidade facial (NC5).

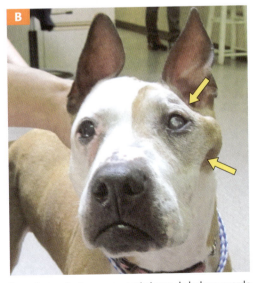

Esse cão tem lesão no nervo trigêmeo do lado esquerdo, resultando em atrofia grave dos músculos temporal e masseter ipsilateral.

## PROCEDIMENTO 16.1 — Exame neurológico (continuação)

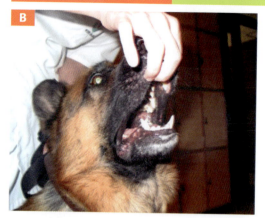

Esse cão tem a mandíbula caída, causada por paralisia motora bilateral do nervo trigêmeo.

### AVALIAR A SIMETRIA FACIAL

A. O nervo facial (NC7) fornece inervação motora para os músculos da face.

B. A função motora é avaliada examinando a simetria do rosto e observando o piscar espontâneo e os movimentos de orelha, bem como eliciando o reflexo palpebral e a resposta à ameaça, avaliando a capacidade do lábio de conduzir uma contração muscular em resposta a uma pinça (NC5 sensorial, NC7 motor).

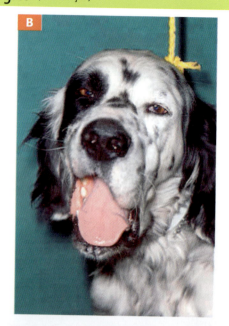

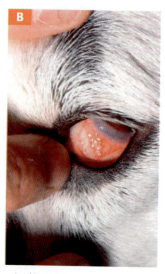

Esse Setter Inglês apresenta paralisia do nervo facial esquerdo (NC7), resultando em lábios e orelhas caídos e incapacidade de piscar o olho esquerdo.

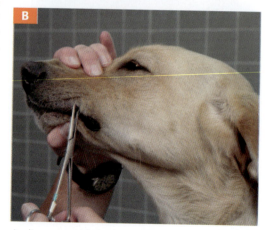

Avaliar a capacidade de contrair a face em resposta a uma pinça (NC5 sensorial, NC7 motor).

### AVALIAR O REFLEXO DE DEGLUTIÇÃO E A CAPACIDADE DE COMER E BEBER

A. Os nervos glossofaríngeo (NC9) e vago (NC10) são, geralmente, avaliados juntos, como componentes do reflexo de vômito e da alimentação e bebida normais.

B. Observar o animal comer e deglutir ajudará a avaliar os nervos glossofaríngeo (NC9), vago (NC10) e hipoglosso (NC12).

**PROCEDIMENTO 16.1** | **Exame neurológico** *(continuação)*

## AVALIAR A LÍNGUA

A. O nervo hipoglosso (NC12) fornece inervação motora para a língua.

B. Inspecionar a língua para ver se há atrofia ou assimetria e observar os movimentos da língua ao comer e beber ou ao lamber uma pasta de comida colocada no nariz.

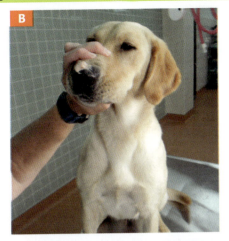

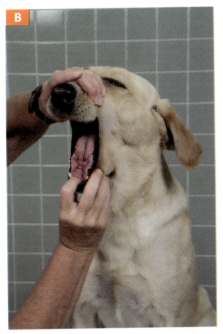

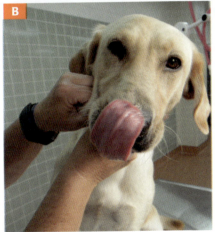

Inspecionar a língua em busca de atrofia ou de desvio para um dos lados, como seria de esperar em um problema decorrente do nervo hipoglosso (NC12).

Avaliar a capacidade do animal de lamber o alimento colocado em seu nariz.

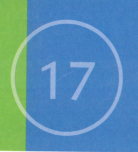

# Coleta de Líquido Cefalorraquidiano

## PROCEDIMENTO 17.1 — Coleta de líquido cefalorraquidiano

### OBJETIVO
Coletar líquido cefalorraquidiano (LCR) para análise.

### INDICAÇÕES
1. Animais com doença progressiva do cérebro ou da medula espinal.
2. Animais com febre e dores no pescoço.
3. Qualquer animal antes da injeção de meio de contraste radiográfico no espaço subaracnóideo espinal para mielografia.

### CONTRAINDICAÇÕES E PREOCUPAÇÕES
1. A coleta de LCR requer anestesia geral, por isso é contraindicada em animais que apresentem sério risco anestésico.
2. A coleta de LCR deve ser evitada em animais com coagulopatia grave.
3. Quando houver suspeita de aumento da pressão intracraniana, medidas devem ser tomadas para diminuir a pressão intracraniana e o risco de hérnia cerebral antes da anestesia para coleta de LCR (Boxe 17.1).
4. Deve-se ter cuidado para avançar a agulha lentamente durante a coleta cisternal do LCR, para diminuir o risco de punção do parênquima com agulha, pois o dano neurológico nesse local pode ser fatal.

### ANATOMIA ESPECIAL
1. O LCR é um fluido transparente e incolor contido no sistema ventricular do cérebro e nos espaços subaracnóideos do cérebro e da medula espinal.

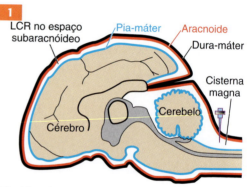

O líquido cefalorraquidiano (LCR) está contido no sistema ventricular do cérebro e nos espaços subaracnóideos do cérebro e da medula espinal.

### BOXE 17.1 — Sinais que sugerem aumento da pressão intracraniana

Consciência deprimida ou comportamento anormal
Pupilas contraídas, dilatadas ou não responsivas
Bradicardia
Aumento da pressão arterial
Padrão de respiração alterado

#### Etapas do tratamento para diminuir a pressão intracraniana
Oxigenar
Administrar 20% de manitol: 1 g/kg IV durante 15 min
Administrar furosemida: 1 mg/kg IV

#### Anestesia de pacientes com suspeita de aumento da pressão intracraniana
Indução rápida: intubar e ventilar para manter a $PaCO_2$ em 30 a 40 mmHg

## PROCEDIMENTO 17.1 — Coleta de líquido cefalorraquidiano (continuação)

2. O cérebro e a medula espinal são cercados por três camadas de meninges. A fina camada interna, a pia-máter, está intimamente ligada aos tecidos subjacentes do Sistema Nervoso. O espaço subaracnóideo é o espaço preenchido pelo LCR entre a pia-máter e a próxima camada das meninges, a aracnoide. A aracnoide está ligada à espessa membrana externa – a dura-máter, que está ligada ao crânio e aos ossos do canal vertebral.

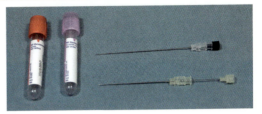

Equipamento necessário para coleta de LCR.

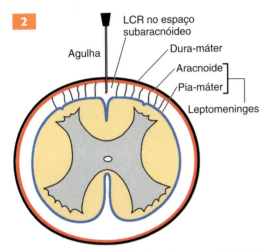

Diagrama mostrando a relação entre as meninges e o LCR ao redor da medula espinal.

### ESCOLHER O LOCAL

Em cães e gatos, a fonte mais confiável de LCR não contaminado para análise é a cisterna cerebelomedular (cisterna magna). Embora seja frequentemente afirmado que o LCR da cisterna reflete melhor a doença intracraniana e o LCR lombar reflete a doença da medula espinal, do ponto de vista diagnóstico as amostras dos dois locais não são muito diferentes. A coleta de LCR na lombar é mais difícil, e a contaminação sanguínea é mais frequente.

### EQUIPAMENTO

- Agulha espinal com estilete de calibre 20G ou 22G, 1 1/2 ou 3 polegadas (3,75 a 7,5 cm)
- Luvas estéreis
- Ácido etilenodiaminotetracético (EDTA) e tubo com tampa vermelha para coleta de fluido

### TÉCNICA: COLETA DE LÍQUIDO CEFALORRAQUIDIANO DA CISTERNA

1. O animal deve ser colocado sob anestesia geral, com um tubo endotraqueal, para evitar a oclusão do fluxo de ar durante o posicionamento para o procedimento.
2. Raspar uma área retangular na parte de trás do pescoço centralizada sobre o local de inserção da agulha. A região raspada deve se estender de 2 cm rostral à protuberância occipital externa a 2 cm caudal à face cranial das asas do atlas. Lateralmente, a região tricotomizada deve incluir os aspectos mais laterais das asas do atlas. Toda a região raspada deve ser preparada como para uma cirurgia.
3. A pessoa que segura a cabeça do animal deve ficar em frente à mesa da pessoa que coleta a amostra. Se o clínico for destro, o animal deve ser colocado em decúbito lateral direito, com a coluna cervical na borda da mesa. O pescoço deve ser flexionado de forma que o eixo mediano da cabeça fique perpendicular à coluna. O nariz do paciente deve ser elevado ligeiramente, de modo que sua linha média fique paralela à superfície da mesa.

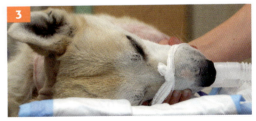

Para coleta de LCR cisternal, o pescoço é flexionado de modo que o eixo mediano da cabeça seja perpendicular à coluna e o nariz do paciente esteja ligeiramente elevado, de forma que sua linha média fique paralela à superfície da mesa.

**PROCEDIMENTO 17.1** **Coleta de líquido cefalorraquidiano** (continuação)

4. A pessoa que realizar a punção no LCR deve ajoelhar-se no chão ou sentar-se em uma cadeira, de modo que o ponto de inserção da agulha esteja no nível dos olhos.
5. Usando luvas esterilizadas, a pessoa que realizar a coleta do LCR deve palpar o local e ter certeza de que o posicionamento está correto e simétrico. Às vezes, um acolchoamento precisa ser inserido sob a escápula, para garantir que uma linha conectando a parte mais cranial das asas esquerda e direita do atlas (C1) esteja perpendicular à mesa e à coluna vertebral. Dedicar algum tempo para estabelecer o posicionamento adequado é um passo importante para o sucesso na coleta de LCR.

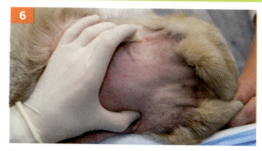

Com o polegar e o terceiro dedo da mão esquerda, o clínico palpa as bordas craniais das asas do atlas e desenha uma linha imaginária em sua porção mais cranial.

7. O examinador pode usar o dedo indicador esquerdo para palpar a protuberância occipital externa e traçar uma segunda linha imaginária caudal a esse local ao longo da linha média dorsal. A agulha é inserida no local em que as duas linhas imaginárias se cruzam.

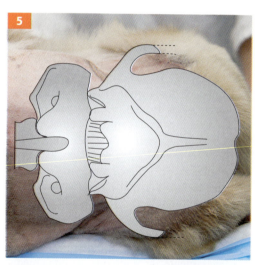

O posicionamento está correto e simétrico, com uma linha conectando a face mais cranial das asas esquerda e direita do atlas (C1) perpendicular à mesa e à coluna vertebral.

6. Com o polegar e o terceiro dedo da mão esquerda, o clínico deve palpar as bordas craniais das asas do atlas e desenhar uma linha imaginária em sua porção mais cranial.

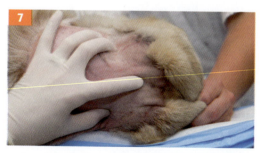

A protuberância occipital externa é identificada.

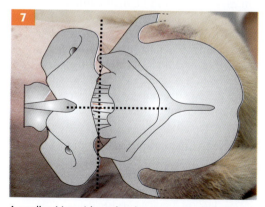

A agulha é inserida no local em que uma linha imaginária conectando os aspectos mais craniais das asas do atlas cruza uma linha descendo na linha média caudalmente a partir da protuberância occipital.

**PROCEDIMENTO 17.1** Coleta de líquido cefalorraquidiano *(continuação)*

8. Enquanto os pontos de referência são palpados com a mão esquerda, a agulha é inserida com a mão direita. Durante a inserção da agulha, a mão direita deve estar apoiada na cabeça do animal ou na borda da mesa, para maior estabilidade. A agulha raquidiana com o estilete inserido é direcionada diretamente pela pele, perpendicular à coluna vertebral e nos tecidos subjacentes. Para coleta de LCR em pacientes com doença cerebral, o bisel da agulha é direcionado cranialmente; para aqueles com suspeita de doença da medula espinal, o bisel é direcionado caudalmente.

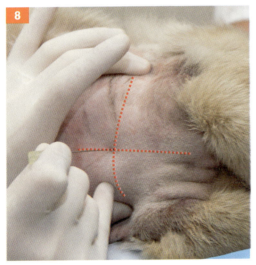

Enquanto os pontos de referência são palpados com a mão esquerda, a agulha é inserida na intersecção das duas linhas imaginárias.

9. Assim que a ponta da agulha passar pela pele, a agulha é inserida de modo lento através dos tecidos subjacentes. Resistência variável é observada conforme diferentes planos fasciais e musculares são encontrados. Avance a agulha apenas alguns milímetros de cada vez e, em seguida, remova o estilete, a fim de verificar se há LCR. O polegar e o indicador da mão esquerda, que está apoiada contra a coluna para apoio, devem segurar e estabilizar a agulha enquanto a mão direita é usada para remover o estilete.

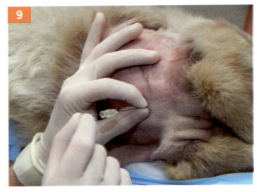

Ao remover o estilete para verificar se há LCR, o polegar e o indicador da mão esquerda, que está apoiada na coluna para sustento, seguram e estabilizam a agulha.

10. Se não houver fluido visível, o estilete deve ser reinserido e a agulha, avançada alguns milímetros novamente.

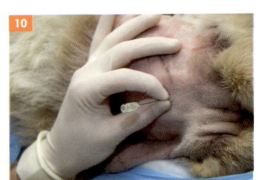

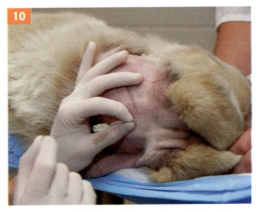

Se não houver fluido visível, o estilete é reinserido e a agulha, avançada alguns milímetros, antes de verificar novamente a presença do LCR.

## PROCEDIMENTO 17.1   Coleta de líquido cefalorraquidiano (continuação)

11. A cada vez que a agulha for avançada alguns milímetros, ela deve ser estabilizada, e o estilete precisa ser removido, para verificar o fluxo de LCR. Se nenhum fluxo for observado, o estilete é reinserido e a agulha é avançada mais alguns milímetros, antes de verificar o LCR.
12. Um "estalo" pode ser sentido quando a membrana atlanto-occipital dorsal, a dura-máter e a aracnoide são penetradas. Esse não é um sinal confiável; entretanto, o nível em que o espaço subaracnoide é alcançado varia muito de acordo com a raça e o indivíduo. Geralmente está muito próximo da superfície da pele em raças do grupo Toy e em alguns gatos.
13. Se a agulha atingir o osso, ela deve ser retirada, a posição do paciente e os pontos de referência precisam ser reavaliados e o procedimento, repetido com uma nova agulha.
14. Se sangue venoso escuro aparecer na agulha raquidiana, a agulha deve ser retirada e o procedimento precisa ser repetido com outra agulha estéril. É mais provável que as estruturas venosas laterais à linha média e externas à dura-máter tenham sido puncionadas, portanto o LCR não deve estar contaminado.
15. Quando o LCR é observado, o líquido deve pingar diretamente da agulha para um tubo.
16. Retire a agulha após a coleta do LCR, sem recolocar o estilete. O LCR da agulha pode ser gotejado em um segundo tubo para testes adicionais.

### TÉCNICA: PUNÇÃO LOMBAR PARA COLETA CEREBROSPINAL

1. Colocar o animal sob anestesia geral ou sedação pesada.
2. Segurar o animal em decúbito lateral com o tronco flexionado. Toalhas são colocadas entre seus membros e abaixo da região lombar, conforme necessário, para atingir o posicionamento lateral verdadeiro, com a coluna vertebral paralela à mesa.

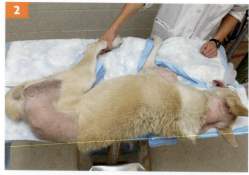

Para punção lombar, o animal é posicionado em decúbito lateral, com o tronco flexionado.

3. Realizar ampla tricotomia e preparar cirurgicamente a pele sobre a coluna lombar inferior dorsal e a coluna lombossacra. Usar luvas cirúrgicas.
4. Pedir a um assistente que esteja de pé sobre o lado esternal do animal, para flexionar a coluna lombar aproximando as patas dianteiras e traseiras.
5. O pequeno processo espinhoso dorsal de L7 fica entre as asas do ílio, e o maior processo dorsal de L6 é palpável de forma mais fácil imediatamente cranial a esse local. A coleção lombar geralmente ocorre em L5-6 ou L4-5, em cães, e em L6-7, em gatos.

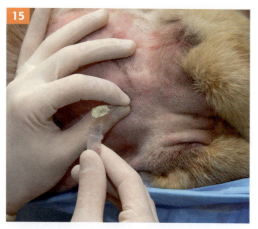

O LCR é gotejado diretamente da agulha para um tubo.

**PROCEDIMENTO 17.1** **Coleta de líquido cefalorraquidiano** *(continuação)*

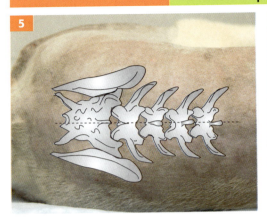

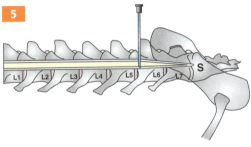

Marcações para coleção cefalorraquidiana lombar do sítio L5-6.

6. Palpar e identificar o processo dorsal de L7 entre as asas do ílio.

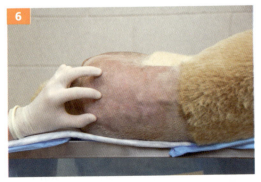

O pequeno processo espinhoso dorsal de L7 pode ser palpado entre as asas do ílio.

7. Para punção lombar em L5-6, palpar o processo espinhoso dorsal de L6. A entrada é cranial a esse processo espinal dorsal na linha média.

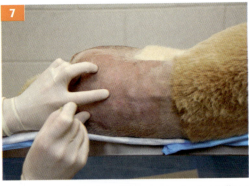

Para punção lombar em L5-6, a entrada da agulha é localizada cranial ao processo espinhoso dorsal de L6 na linha média.

8. Inserir uma agulha raquidiana pela pele na linha média na face cranial do processo espinal dorsal no local desejado. Avançar a agulha verticalmente até encontrar a lâmina dorsal da coluna; a seguir, caminhar a ponta da agulha ligeiramente à cranial até o ligamento flavum no espaço intervertebral.

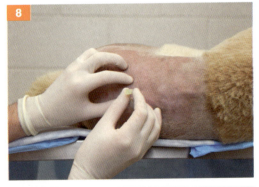

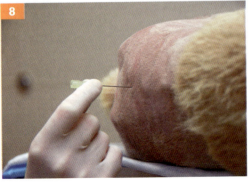

## PROCEDIMENTO 17.1 — Coleta de líquido cefalorraquidiano (continuação)

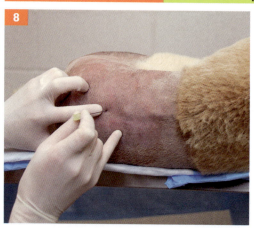

A agulha espinal é avançada em direção à coluna vertebral cranial ao processo espinal dorsal de L6; quando a lâmina dorsal é encontrada, a ponta da agulha é movida ligeiramente cranialmente, para penetrar o ligamento flavum no espaço intervertebral.

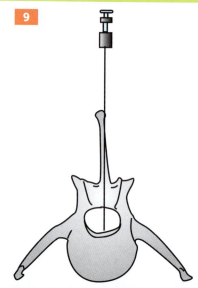

9. O ligamento flavum no espaço intervertebral pode ser duro, mas não é duro como o osso. Haverá uma resistência considerável à passagem da agulha. Avançar a agulha em um movimento suave pelos tecidos neurológicos até o assoalho do canal espinal. Uma leve contração da cauda ou das pernas pode ser observada quando a cauda equina é penetrada. Assim que o assoalho ósseo do canal vertebral for encontrado, remova o estilete. Se não houver fluxo do LCR, retire cuidadosamente a agulha 1 a 2 mm para obter fluxo de fluido.

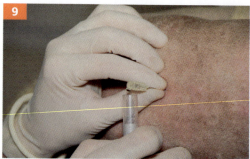

A agulha é avançada pelos tecidos neurológicos até o assoalho do canal espinal e, em seguida, retirada 1 a 2 mm para obter o fluxo do líquido cefalorraquidiano.

10. Quando o LCR for observado, o fluido deve pingar diretamente da agulha para um tubo.
11. Retirar a agulha após a coleta do LCR, sem recolocar o estilete. O LCR de dentro da agulha pode ser recolhido em um segundo tubo para testes adicionais.

### COLETA DE AMOSTRAS E MANUSEIO

1. A quantidade de LCR coletada varia de 0,5 a 3 mℓ (não mais que 1 mℓ/5 kg de peso corporal), dependendo do tamanho do animal. A compressão simultânea da veia jugular acelera o fluxo de uma punção cisternal, mas aumenta temporariamente a pressão intracraniana.

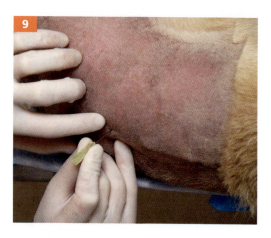

## PROCEDIMENTO 17.1 — Coleta de líquido cefalorraquidiano (continuação)

2. O LCR é rotineiramente coletado em um tubo estéril que está vazio ou que contém EDTA. O clínico deve verificar com o laboratório para determinar o tubo preferido.
3. Sangue no LCR pode ser resultante de uma doença ou da coleta. A contaminação leve do LCR com sangue (< 500 glóbulos vermelhos/$\mu\ell$) não alterará substancialmente as determinações de proteínas e leucócitos no LCR. O LCR com hemorragia grave deve sempre ser coletado em um tubo contendo EDTA, para evitar a coagulação.

### RESULTADOS

1. O LCR normal é límpido e incolor e tem celularidade muito baixa (< 5 células/$\mu\ell$).

4. Uma gota de formalina tamponada a 10% adicionada para cada 0,25 m$\ell$ de LCR também preserva as características citológicas sem alterar significativamente a medição da proteína.
5. A maioria das células no LCR normal é de linfócitos pequenos e bem diferenciados e de grandes fagócitos mononucleares. Um procedimento de concentração geralmente é necessário para obter células suficientes para uma avaliação citológica.
6. Um diagnóstico citológico específico raramente é obtido, mas os achados típicos do LCR foram estabelecidos para uma série de condições inflamatórias neoplásicas, infecciosas e não infecciosas em cães e gatos.

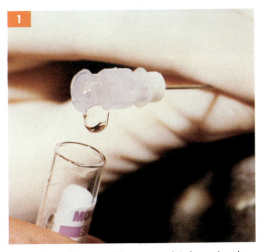

O líquido cefalorraquidiano normal é claro e incolor.

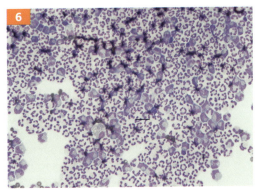

Líquido cerebrospinal de uma Boxer de 14 meses com dor no pescoço e febre. A contagem de células nucleadas é alta (7.330 células brancas/$\mu\ell$), com predominância de pleocitose neutrofílica. A cadela apresentava meningite asséptica.

2. As células no LCR se deterioram rapidamente, portanto a contagem de células e as preparações citológicas devem ser preparadas de pronto. Quando a amostra tiver que ser armazenada por mais de 1 hora antes da análise, a refrigeração é recomendada.
3. Adicionar soro autólogo (0,1 m$\ell$ para cada 0,9 m$\ell$ de LCR) preserva a citologia no LCR refrigerado por 24 a 48 horas após a coleta, mas uma amostra separada deve ser guardada para análise de proteína.

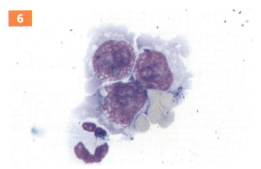

Linfócitos atípicos são identificados nesse líquido cerebrospinal de um gato de 2 anos com paresia progressiva do membro posterior causada por linfoma espinal.

# 18 Testes para Avaliação da Coagulação

## PROCEDIMENTO 18.1 — Tempo de sangramento da mucosa bucal

### OBJETIVO
Avaliar a hemostasia primária.

### INDICAÇÕES
1. Avaliar a hemostasia primária em animais que têm evidências de sangramento excessivo, apesar de uma aparente contagem de plaquetas adequada.
2. Teste de triagem para doenças hereditárias e adquiridas de função plaquetária.

### FISIOLOGIA ESPECIAL
1. O tempo de sangramento da mucosa bucal (TSMB) testa a hemostasia primária, a interação entre os vasos sanguíneos e as plaquetas para formar um tampão na parede do vaso rompido. O TSMB é influenciado por todos os aspectos da hemostasia primária, incluindo vasoconstrição, aderência plaquetária e agregação plaquetária.
2. Os distúrbios que causam um TSMB prolongado incluem trombocitopenia grave (contagem de plaquetas < 50.000/µℓ), alterações dos vasos sanguíneos, como vasculite e função plaquetária defeituosa devido a defeitos congênitos (doença de von Willebrand), distúrbios adquiridos (como coagulação intravascular disseminada) ou administração de drogas.
3. O TSMB é um teste muito grosseiro; seus resultados não são totalmente confiáveis, mas ele é rápido e fácil de executar. Resultados anormais devem ser confirmados com testes específicos de função plaquetária, realizados por laboratórios especializados.

### EQUIPAMENTO
- Dispositivo de punção Surgicutt®
- Cronômetro
- Filtro de papel

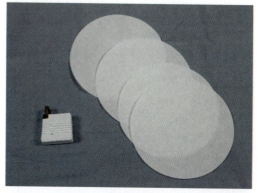

Equipamento necessário para medir o tempo de sangramento da mucosa bucal.

### TÉCNICA
1. O paciente é ligeiramente sedado e contido em decúbito lateral.
2. O lábio superior é evertido e preso no lugar com uma gaze amarrada com força suficiente para resultar em ingurgitamento mucoso leve a moderado.

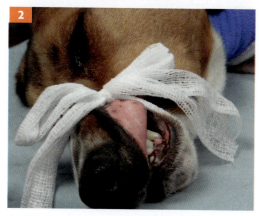

O lábio superior é evertido e preso com uma atadura de gaze.

## PROCEDIMENTO 18.1 — Tempo de sangramento da mucosa bucal (continuação)

3. É utilizado um dispositivo com mola (dispositivo com mola Surgicutt® adulto; International Technidyne Corp.). Prepará-lo para uso removendo a proteção de forma que, ao pressionar o gatilho, a lanceta se projete brevemente através da fenda, na parte inferior do dispositivo.
4. Colocar o dispositivo firmemente na parte interna do lábio e pressionar o gatilho, causando uma laceração de 5 × 1 mm. Remover o dispositivo do lábio e, simultaneamente, ativar um cronômetro.

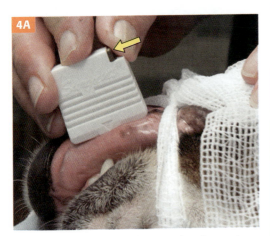

Colocar o dispositivo contra a mucosa bucal e pressionar o gatilho.

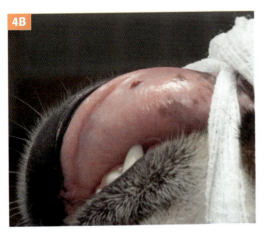

A lanceta provoca uma pequena laceração na parte interna do lábio.

5. Após 30 segundos, secar o fluxo de sangue com papel-filtro, aproximando o papel-filtro da incisão (1 a 2 mm de distância), sem tocar na borda da ferida.
6. Secar a cada 15 ou 30 segundos, até que o sangue não manche mais o papel-filtro.

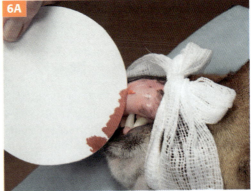

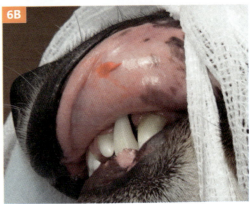

Usando papel-filtro, secar o sangue adjacente à ferida a cada 15 a 30 segundos, até que o fluxo pare.

7. Parar o cronômetro e registrar o TSMB para os 30 segundos inicias.
8. Remover a amarração do lábio.

### INTERPRETAÇÃO

1. O TSMB normal é inferior a 4 minutos em cães e menor do que 3 minutos em gatos.
2. Quando o número de plaquetas é adequado para prevenir sangramento, um TSMB aumentado sugere função plaquetária anormal.

## PROCEDIMENTO 18.2 — Tempo de coagulação ativado

### OBJETIVO
Avaliar a hemostasia secundária.

### INDICAÇÕES
1. Para avaliar a capacidade de formação de coágulo em animais que apresentam evidências de sangramento excessivo ou distúrbios conhecidos por interferirem na coagulação.
2. Para monitorar o tratamento com anticoagulantes.
3. Como um teste de triagem para deficiências hereditárias do fator de coagulação.

### FISIOLOGIA ESPECIAL
1. O tempo de coagulação ativado (TCA) testa a hemostasia secundária, a formação de uma rede de fibrina reticulada em um coágulo sanguíneo. As anormalidades ocorrem se houver fatores de coagulação insuficientes ou se os fatores estiverem inativados ou inibidos.
2. Os distúrbios que causam um TCA prolongado incluem:
   - Deficiência superior a 90% de qualquer fator de coagulação na via intrínseca ou comum
   - Deficiências congênitas de fator VIII (hemofilia A) ou fator IX (hemofilia B)
   - Intoxicação por antagonista da vitamina K (semelhante à varfarina)
   - Deficiências adquiridas de fato causadas por doença hepática ou coagulação intravascular disseminada
   - A presença de inibidores da coagulação, como heparina ou produtos de degradação da fibrina
   - Trombocitopenia grave, que pode prolongar o TCA, interferindo na formação inicial do coágulo.
3. O TCA é um teste com sensibilidade relativamente baixa. Um teste mais sensível para deficiências ou inibição dos fatores de coagulação nas mesmas vias é o tempo de tromboplastina parcial ativada (TTPa).

### EQUIPAMENTO
- Tubos TCA
- Seringa e agulha
- Banho-maria ou bloco de aquecimento
- Cronômetro ou temporizador

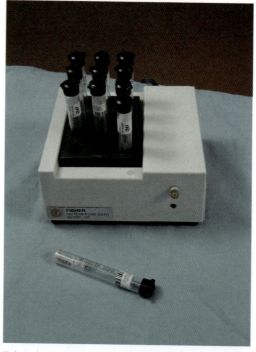

Tubos de TCA em um bloco de aquecimento são usados para medir o tempo de coagulação ativado. Os tubos de TCA contêm terra diatomácea ou caulim, que atuam como um ativador químico do fator XII.

### TÉCNICA
1. Incubar um tubo de TCA vazio a 37° por 5 a 10 minutos.
2. Retirar o sangue de forma mais calma e sem trauma possível da veia do paciente. Se houver suspeita de coagulopatia, a punção venosa deve ser limitada às veias nas quais a pressão pode ser aplicada para atingir a hemostasia.
3. Remover a agulha, abrir o tubo e transferir o sangue (2 m$\ell$) para o tubo de TCA preaquecido. Iniciar o cronômetro.
4. Tampar novamente o tubo, inverter suavemente cinco vezes e colocá-lo de volta no bloco de aquecimento.
5. Após 60 segundos – e, posteriormente, a cada intervalo de 5 segundos –, remover o tubo do bloco de aquecimento e incliná-lo suavemente para que o sangue flua ao longo de seu comprimento; procurar por coágulos.

## PROCEDIMENTO 18.2 — Tempo de coagulação ativado *(continuação)*

**5**

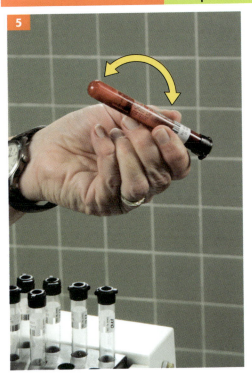

Inverter o tubo a cada 5 segundos, procurando por coágulo. Esses tubos têm uma divisória de plástico projetada para conter um coágulo quando ele se forma, tornando o ponto-final da análise mais óbvia.

**6.** O ponto-final é o tempo decorrido até que seja observado espessamento ou aglomeração inconfundíveis de sangue.

**6**

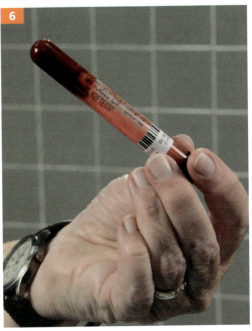

Um coágulo é formado, indicando o ponto-final do teste de TCA.

**7.** Pode decorrer algum tempo entre o primeiro coágulo visível e a solidificação do coágulo.

### INTERPRETAÇÃO

O TCA normal é de 90 a 120 segundos em cães e < 75 segundos em gatos, mas isso pode variar de acordo com a técnica e os tubos utilizados.

# Índice Alfabético

## A

Abdominocentese, 222
Ácaros
- *Cleyletiella*, 82
- da sarna sarcóptica, 79
- *Demodex*, 79
Acesso(s)
- central, 64
- vascular, 64
- venoso, 67
Acidose, 54
Aderência plaquetária, 308
Agregação plaquetária, 308
Alcalose, 54
Alças intestinais, 25
Alopecia, 79
- periocular, 80
Amostra
- de sangue, 38
- vaginal, 244
Ânus, 30
Arritmia sinusal, 181, 189
Artéria
- dorsal pedal, 51
- femoral, 49
- metatarsal, 52
Articulação(ões), 26
- do joelho, 279
- do ombro, 277
- do quadril, 280
- lombossacral, 29
Artrocentese, 269
Asma, 54
Aspiração, 84
- da medula óssea, 248
- pulmonar transtorácica, 162
Ataxia
- cerebelar, 285
- da medula
    espinal, 285
- vestibular, 285
Atrofia, 287
- de íris, 11
Auscultação
- cardíaca, 176
- do coração, 23
- respiratória, 118
Avaliação
- citológica, 87
- de áreas
    dolorosas, 291
- geral, 9

## B

Baço, 25
Baia de oxigênio, 121
Bexiga, 234
Biópsia
- de fígado, 219
- de pele, 93
- nasal, 135
- óssea, 263
Bloqueio AV, 189
Bolsa
- de gato, 37
- de oxigênio, 120
*Bolus*, 207
Bradicardia, 184
- sinusal, 189
Broncoscopia, 160

## C

Canal(is)
- auricular externo, 104
- da orelha externa, 11
Caquexia, 9
Carpo, 273
Cartilagem cricoide, 144
Cataratas, 11
Cateter(es)
- de multilúmen com
    fio-guia, 68
- intraósseos, 64
- nasal de oxigênio, 121
- urinários, 231, 234
- venosos
- - centrais, 64
- - - na veia jugular, 65
- - periféricos, 64
- - - na veia cefálica, 65
Cateterização
- intraóssea, 73
- urinária
- - cadela, 236
- - cão macho, 234
- - gato macho, 231
Cauda, 27
Cavidade oral, 195
Células epiteliais
    prostáticas, 240
Cérebro, 301
Cianose, 124, 176
Cinomose, 116
Cintura, 6

## C (continuação)

Cistocentese, 227
- cega, 229
- guiada por ultrassom, 229
Citologia vaginal, 247
Clamídia, 116
Clitóris, 245
Coagulopatias, 64, 87, 300
Colar de oxigênio, 120
Colecistocentese percutânea, 220
Coleta
- de células com agulha fina, 87
- de líquido cefalorraquidiano, 300
- - da cisterna, 301
- de sangue, 45
- - arterial, 47
- de urina por cistocentese, 227
Cólon, 25
Coloração com fluoresceína, 110
Complexo(s)
- atriais prematuros, 190
- QRS, 187
- ventriculares prematuros, 181, 190
Comportamento, 3
Concavidade abdominal, 6
Condições dermatológicas, 93
Conjuntivite crônica grave, 109
Coração, 177
Córnea, 11
Cornificação vaginal, 247
Corpos celulares, 283
Corte de unhas, 101
Costelas, 6
Cripta tonsilar, 198
Crista ilíaca, 258
Cultura
- bacteriana de pústula cutânea, 85
- conjuntival, 109

## D

Decúbito
- dorsal, 38
- esternal, 40, 132, 202
- lateral, 42, 50, 102, 226, 278, 280
Defeito(s)
- cardíacos congênitos, 178
- no septo
- - atrial, 184
- - ventricular, 184
Déficit de pulso, 23
Dentição
- canina, 14
- felina, 15

## 314 Índice Alfabético

Descamação, 79
Descarga ocular, 124
Desequilíbrios ácido-básicos, 54
Desidratação, 9
Deslizamento da tireoide, 20
Despigmentação do
  plano nasal, 123
Diestro, 244
Dificuldade respiratória, 176
Dilatador vascular, 71
Disfunção hepática, 219
Distensão abdominal, 25
Dobra alar, 132
Doença
- de von Willebrand, 308
- periodontal, 15
- prostática, 240
- vestibular
- - central, 284
- - periférica, 284
Dor
- na articulação
    temporomandibular, 16
Drenagem do saco anal, 217

## E

Efusão abdominal, 222
Eixo elétrico, 188
Eletrocardiograma, 184
Endoscópio, 139
Enoftalmia, 295
Envenenamento, 201
Epífora, 124
Epistaxe, 123
Eritema, 80
Erosão da narina, 123
Escore de condição
  corporal, 6
Esfregaço
- preparação do, 91
- vaginal, 247
Espaço
- interdigital, 28
- pleural, 170
Espéculo, 203
Espirro(s), 12
- reverso, 126
Estado mental, 3, 284
Estenose
- nasofaríngea, 140
- pulmonar, 183
- subaórtica, 183
Estertor, 126
Estímulo sensorial, 290
Estrabismo, 295
Estridor, 126
- respiratório, 140
Estro, 247
Exame
- cardíaco, 23, 176
- da faringe, 136
- de lâmpada de Wood, 99
- do pescoço, 19

- espinal, 26
- físico, 1
- laríngeo, 140, 142
- manual, 4
- musculoesquelético, 26
- nasal, 12
- - interno, 130
- neurológico, 282, 284
- ocular, 9
- oral, 12, 195
- otológico, 11, 104
- peritoneal, 29
- rápido de nervos cranianos
    regionais, 293
- retal, 32
- respiratório, 21, 118, 122
- urogenital externo, 29

## F

Faringe, 198
Fator de coagulação, 310
Fibrilação atrial, 181, 189
Fibrose pulmonar, 54
Fístula oronasal, 195
Fluído
- pericárdico, 192
- peritoneal, 221
Fluoresceína, 110
Fluorescência, 100
Fluxo de ar, 124
Fossa trocantérica, 74, 249
Fraqueza muscular, 3
Frênulo, 198
Frequência cardíaca, 180, 187
Função
- do trato unitário, 293
- respiratória, 51

## G

Gasometria arterial, 53
Glândula(s)
- anal, 32
- mamárias, 31
- salivares, 19
Glicosímetro, 45
Glicosúria, 227

## H

*Head tilt*, 295
Hematoma, 51
- subcutâneo, 33, 36, 39, 41, 43
Hemofilia, 310
Hemorragia, 33, 36, 39, 41, 43
Hemostasia
- primária, 308
- secundária, 310
Hidratação, 5
- avaliação do estado de, 6
Hiperpneia, 126
Hiperpotassemia, 191

Hipertireoidismo, 179
Hiperventilação, 54
Hiponíquio, 102
Hipoventilação, 54
Hipoxemia, 55
Hormônio luteinizante, 247
Humor aquoso, 11

## I

Ílio, 264
Injeções
- intramusculares, 57
- intravenosas, 56
- subcutâneas, 61
Insuficiência
- aórtica, 183
- mitral, 183
- tricúspide, 184
Insuflação de
  oxigênio, 120
Intubação
- gástrica de neonatos, 204
- nasoesofágica, 207
- nasogástrica, 207
- orotraqueal, 201

## J

Jarrete, 274
Junta do cotovelo, 276

## L

Lábios vulvares, 245
Lâmpada de Wood, 100
Laringe, 142
Lavado
- broncoalveolar, 160
- endotraqueal, 158
- nasal, 134
- peritoneal diagnóstico, 225
- transtraqueal, 143
Lavagem
- dos ductos
    nasolacrimais, 113
- gástrica, 201
- prostática, 240
- transtraqueal, 145
Lesões
- cerebelares, 284
- na medula espinal, 283
- neurológicas, 282
- ósseas líticas, 263
- ulceradas, 93
Linfonodos, 17, 87
Língua, 199, 299
Líquido
- articular, 273
- cefalorraquidiano, 300
- sinovial, 269
Lobos pulmonares, 119
Lúpus eritematoso, 93, 273

# Índice Alfabético

## M

Mancha
- crostosa, 99
- pruriginosa, 99
Manobra vagal, 187
Manúbrio, 105
Marcha, 5, 285
Máscara de
   oxigênio, 120
Massa
- gengival, 197
- muscular, 6
Meatos nasais, 132
Medula
- espinal, 301
- óssea, 248
Membrana(s)
- mucosas, 5, 124, 177
- - pálidas, 13, 197
- - róseas, 197
- nictitante, 116
- timpânica, 105
Membros
- pélvicos, 27
- torácicos, 26
Método
- apenas agulha, 90
- burrito, 38
- cirúrgico, 173
- da agulha com
   aspiração, 89
- da fita de celofane, 82
- trocarte, 171
Mucosa bucal, 309
Músculos da mastigação, 297

## N

Nasofaringe, 139
Neonato, 204
Neoplasia
- cutânea, 93
- pulmonar, 54
Nervo
- facial, 298
- trigêmeo, 297
Neurônios motores
- glossofaríngeo, 298
- hipoglosso, 298
- inferiores, 282
- superiores, 282
Neutropenia, 248
Nistagmo posicional, 296
Núcleo da medula óssea, 263

## O

Obstrução uretral, 31
Oclusão dentária, 13
Olhos, 294
Orifício uretral, 237
Ovulação, 247
Oxigenoterapia, 120

## P

Padrões respiratórios, 126
Palato duro, 198
Palidez, 124
Palpação
- abdominal, 24
- do saco anal, 217
- do tórax, 22
- retal, 31
- traqueal, 22
Pancitopenia, 248
Papilas, 199
Patas, 28
Pavilhão auricular, 104
Pele, 9
Película lacrimal pré-craniana, 107
Pênis, 30
Percussão, 23
Perda muscular, 8
Pericardiocentese, 192
Períneo, 30
Persistência do
   ducto arterioso, 184
Pescoço, 28
Petéquias, 197
Pneumonia, 54
Pododermatite, 80
Poliartrite, 269
Postura, 284
Pressão intracraniana, 300
Prosencéfalo, 284
Próstata, 32, 240
Prurido, 79
Ptose, 295
Pulsos femorais, 23, 180
Punção
- arterial, 49, 51
- lombar para coleta
   cerebrospinal, 304
- venosa
- - cefálica, 39
- - da jugular, 33
- - - técnica invertida, 36
- - da safena medial, 43
- - de safena lateral, 41
Pupilas, 294
Pústula cutânea, 85

## Q

Quadrantes torácicos, 22

## R

Rânula, 19
Raspagem
- conjuntival, 116
- de pele, 79
Reabsorção dentária, 15
Reflexo(s)
- cutâneo do tronco, 290
- de deglutição, 298
- de membros, 287
- de remoção de
   membro torácico, 289
- de retirada do
   membro pélvico, 288
- do ciático, 288
- hepatojugular, 178
- patelar, 287
- perineais, 298
- pupilar à luz, 294
Região proximal
- do fêmur, 249, 252
- - abordagem
- - - da fossa trocantérica, 249
- - - lateral, 252
- do úmero, 254
- - abordagem
- - - angular, 256
- - - lateral, 254
Respiração ofegante, 126
Resposta à ameaça, 294
Rima glótica, 141
Rinoscopia, 130, 132
Rins, 25
Ritmo
- cardíaco, 23, 180
- irregular, 184
- sinusal, 180, 187, 189

## S

Saco anal, 217
Sarna sarcóptica, 79
Secreção
- nasal, 13
- ocular, 10, 116
- vulvar hemorrágica, 244
Sensação
- de dor profunda, 291
- facial, 297
- superficial, 290
Shunt cardíaco, 54
Simetria facial, 298
Sinais vitais, 4
Síndrome
- de Horner, 295
- vestibular paradoxal, 284
Sistema
- de condução do
   coração, 185
- gastrintestinal, 195
- nervoso, 282
- numérico Triadan, 196
- urinário, 227
- vestibular, 295
Sonda
- gástrica, 201
- para alimentação
   esofágica, 210
Sopros
- cardíacos, 182
- fisiológicos, 183
- inocentes, 183
Sutura de armadilha de
   dedo chinesa, 215

## Índice Alfabético

### T

Tamponamento cardíaco, 193
Taquicardia, 184
- atrial, 189
- sinusal, 181, 189
- supraventricular, 189
- ventricular, 191
Taquipneia, 126
Técnica
- de esmagamento, 91
- de espalhamento, 92
- de Seldinger, 68
Temperatura retal, 31
Tempo
- de coagulação ativado, 310
- de preenchimento
    capilar, 5, 178
- de sangramento da
    mucosa bucal, 308
Teste
- de hemilocomoção, 286
- de lágrima de Schirmer, 107
- de reação postural, 285
- de salto, 286
- do carrinho
    de mão, 287
Testículos, 30
Tetralogia de Fallot, 184
Tíbia proximal, 75
Tímpano, 104
Toalha, 38
Tonsilas, 137, 198
Tônus muscular, 287
Toracocentese, 166
Tosse, 21, 176
Trombocitopenia, 64, 123, 248, 310
Tromboflebite, 64
Tromboplastina
    parcial ativada, 310
Tronco encefálico, 284
Tubérculo uretral, 245
Tubo torácico, 170
Turgor da pele, 5

### U

Úlceras linguais, 199
Úmero, 266
- proximal, 77
Unhas, 101
Uveíte anterior, 11

### V

Válvulas cardíacas, 177
Vasoconstrição, 308
Veia
- cefálica, 39, 64
- central, 65
- jugular, 33, 36, 67
- marginal da orelha, 45
- safena
- - lateral, 41
- - medial, 43
Vesícula biliar, 220
Visão, 9
Vulva, 30